高等职业教育养老服务类示范专业系列教材

老年服务与管理专业改革创新教材

老年中医养生

主　　编　刘云云

副 主 编　刘世鹏　程桂玲　刘　爽

参　　编　杜　庆　侯晓霞　王　允　马庆平

李　莹

机械工业出版社
CHINA MACHINE PRESS

科学技术文献出版社
SCIENTIFIC AND TECHNICAL DOCUMENTATION PRESS

本教材以提高老年养生保健应用能力为目标，从专业培养角度出发，确定教材的具体内容。本教材共分为十二个学习单元，包括中医养生基本知识、精神养生、环境养生、起居养生、睡眠养生、饮食养生、运动养生、雅趣养生、按摩养生、药物养生、四时养生、部位养生。每个项目包括学习目标、情景导入、小链接、案例思考、案例分析、实践训练、知识拓展、课后练习、拓展阅读等部分。

本教材突出理论与实践技能相结合，采用情景导入法，注重学生专业核心能力的培养，力求适应高职教学创新的需求。

本教材可作为高职高专老年服务与管理、社区服务与管理、社区康复、康复治疗技术专业教材，还可以作为涉老行业员工培训教材。本书通俗易懂，也可作为老年人预防、保健、养生书籍。

图书在版编目（CIP）数据

老年中医养生/刘云云主编．—北京：科学技术文献出版社：机械工业出版社，2017.9（2022.1重印）

高等职业教育养老服务类示范专业系列教材．老年服务与管理专业改革创新教材

ISBN 978-7-5189-3188-0

Ⅰ．①老… Ⅱ．①刘… Ⅲ．①老年人—养生（中医）—高等职业教育—教材 Ⅳ．①R161.7

中国版本图书馆CIP数据核字（2017）第188045号

机械工业出版社（北京市百万庄大街22号 邮政编码100037）

策划编辑：聂志磊　　责任编辑：聂志磊

责任校对：张　力　　封面设计：马精明

责任印制：单爱军

北京虎彩文化传播有限公司印刷

2022年1月第1版第5次印刷

184mm×260mm・13.75印张・338千字

标准书号：ISBN 978-7-5189-3188-0

定价：45.00元

电话服务

客服电话：010-88361066

010-88379833

010-68326294

网络服务

机　工　官　网：www.cmpbook.com

机　工　官　博：weibo.com/cmp1952

金　　书　　网：www.golden-book.com

机工教育服务网：www.cmpedu.com

高等职业教育养老服务类示范专业系列教材
老年服务与管理专业改革创新教材

编审委员会

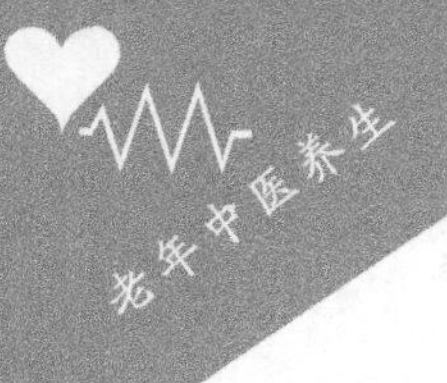

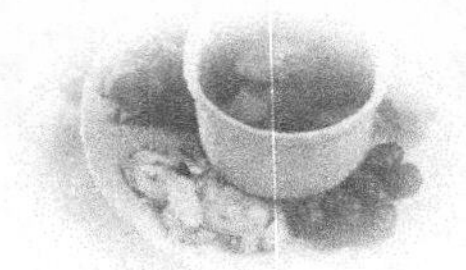

潘美意　广东开放大学、广东理工职业学院健康产业学院院长
王友顺　钟山职业技术学院现代服务与管理学院副院长
刘德禄　山东商业职业技术学院人文学院院长
李朝鹏　邢台医学高等专科学校副校长
孙书勤　滨州医学院老年医学院院长
胡月琴　皖北卫生职业技术学院副院长
方士英　皖西卫生职业学院副院长
艾旭光　许昌学院医学院院长
余运英　北京社会管理职业学院老年福祉学院教授
刘利君　北京社会管理职业学院老年福祉学院副教授
袁光亮　北京青年政治学院社会工作系主任
臧少敏　北京劳动保障职业学院老年服务与管理教研室主任
阮　利　天津城市职业学院社会事业系副教授
孙剑宏　中山市博睿社会工作服务中心理事长
杨　敏　湖北省中医院康复科副主任
林咸明　浙江中医药大学第三临床医学院副院长，浙江省中山医院副院长
封　敏　湖南医药学院针灸教研室主任
刘利丹　大连医科大学医学博士

序

进入新世纪以来，随着我国人口老龄化形势的日益严峻，老年人的服务需求越来越多样化，养老服务成为关乎老年人晚年生活质量及每个家庭福祉的民生事业。以习近平同志为核心的党中央，高度关注人口老龄化问题，并对加快发展养老服务业做出了系统安排和全面部署。自2013年《老年人权益保障法》《国务院关于加快发展养老服务业的若干意见》颁发实施以来，国务院各部门密集出台了近40项政策规定和标准规范。2015年10月，习近平总书记在加强老龄工作的重要指示中强调："有效应对我国人口老龄化，事关国家发展全局，事关亿万百姓福祉。要立足当前、着眼长远，加强顶层设计，完善生育、就业、养老等重大政策和制度，做到及时应对、科学应对、综合应对。"仅在2016年间，习近平总书记对养老问题就有四次重要批示和讲话，其中两次提出"人才队伍建设"。习近平总书记的讲话不仅体现了大国领袖对老年人的关爱，更是对今后养老服务发展和为老服务人才工作政策的顶层设计。2016年5月27日，习近平总书记在就我国人口老龄化的形势和对策举行第三十二次集体学习时强调，人口老龄化是世界性问题，对人类社会产生的影响是深刻持久的，提出："制定家庭养老支持政策、农村留守老人关爱服务政策、扶助老年人慈善支持政策、为老服务人才激励政策，促进各种政策制度衔接，增强政策合力。"2016年10月11日，习近平总书记主持中央全面深改领导小组会议时提出"推动养老服务业技术、设施、标准、人才建设"。

"十三五"期间，我国处于经济体制深刻变革、社会结构深刻变动、利益格局深刻调整、思想观念深刻变化的阶段，老龄化进程与家庭小型化、空巢化相伴随，与经济社会转型期的矛盾相交织，社会养老保障和养老服务的需求将急剧增加，这给应对人口老龄化增加了新难度。为应对这些新的变化趋势，我国提出推进养老服务社会化的政策。

社会化养老服务一方面带来全社会共同参与养老服务的良好局面，另一方面也面临着人才队伍严重短缺的困境。目前，我国养老服务人才队伍的问题突出表现在人才严重短缺、队伍不稳定、文化程度偏低、服务技能和专业知识差、年龄老化等方面。这些困难严重制约着我国养老服务水平的提高，严重影响老年人多样化的养老服务需求的实现。发展人口老龄化社会迫切需要大量专业化的养老服务与管理专业人才。

"行业发展、教育先行"，人才队伍建设离不开教育，大力推进老年服务与管理相关专业的发展是未来一个历史时期民政部和教育部的重点工作之一。在这样的社会背景下，由全国民政行指委老年专指委、中国养老产业和教育联盟、机械工业出版社组织全国多所大专院校联合开发的"高等职业教育养老服务类示范专业规划教材 老年服务与管理专业改革创新教材"，旨在以教材推进课程建设和专业建设，进而提高老年服务与管理人才培养质量。

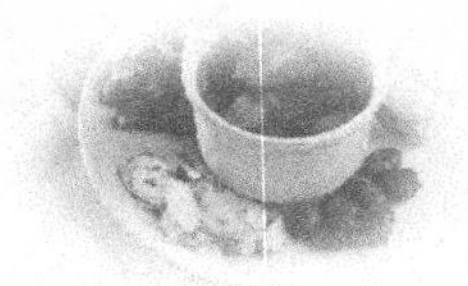

在编写思想上，本系列教材充分体现工学结合教学改革思路，突出“做中学、做中教、教学做合一，理论实践一体化”的特点；体现专业教学要求和养老护理员、养老事务员职业标准；注重职业精神、素养（尊老敬老、爱岗敬业、爱心奉献等）和能力的培养，以及健康心理、完善人格、良好卫生与生活习惯的养成。

在编写形式上，本系列教材应用创新的编写体例：采用情境导入、案例分析、项目式编写模式，紧密联系生产生活实际；设计新颖、活泼的学习栏目，图文并茂，可读性强，利于激发学生的学习兴趣。

在编写内容上，本系列教材立足老年服务与管理岗位需求，内容涵盖老年服务与管理岗位人才需要掌握的多项技能，包括老年服务沟通技巧、老年服务伦理、老年服务礼仪、老年人生活照护、老年常见病的预防与照护、老年康复护理、老年心理护理、老年运动与保健、老年人活动策划与组织、老年膳食与营养配餐等多个方面。

在配套资源上，本系列教材力求为用书教师配备演示文稿等资源，并依托养老专业教学资源库，在重点知识处嵌入二维码，以呈现教学资源库成果，以利于教师教学和学生学习。

“十年树木，百年树人”，人才队伍建设非一朝一夕可实现。在此，我要感谢参与编写本系列教材的所有编写人员和出版社，是你们的全心投入和努力，让我看到这样一系列优秀教材的出版。我要感谢各院校以及扎根于一线老年服务与管理人才培养战线的广大教师，是你们的默默奉献，为养老服务行业输送了大量的高素质人才。当然，我还要感谢有志于投身养老服务事业的青年学子们，是你们让我对养老服务事业的发展充满信心。

我相信，在教育机构和行业机构的共同努力下，在校企共育的合作机制下，我国的养老服务人才必定不断涌现，推动养老服务行业走上规范、健康、持续发展的道路。

2017 年春节于北京

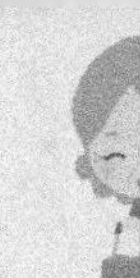
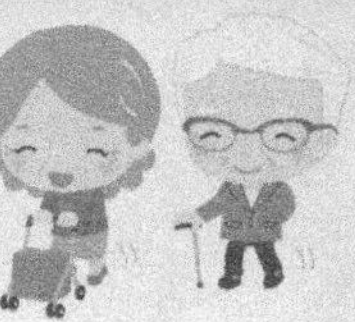

前　言

随着我国老龄化社会进程的加快，我国的养老服务事业蓬勃发展，对于养老护理人才的数量和质量需求也日益增加。

中医养生学，是在中医理论指导下，探索人类生命发生发展规律，研究中国传统的颐养身心、增强体质、预防疾病、益寿延年的方法，是一门集理论性与实用性为一体的学科。近年来，随着老龄化进程加快和疾病谱的改变，医学模式发生了重大转变，国家医疗卫生服务也实行了重心前移，人们对预防、养生、健康的需求越来越高。因此，中医养生学在养老服务事业中也越来越受到重视，我国高职院校的老年服务与管理专业相继开设“老年中医养生”课程，并将其列为专业核心课程。

本教材顺应医学模式和医疗卫生服务重心的转变，适应我国养老服务事业的发展趋势，注重行业特点，参考大量国内外相关资料，融入古今中外专家、学者的研究成果，以职业标准为依据，以岗位需求为导向，以应用能力培养为根本，突出实践技能和临床应用，以适应培养新时代高素质应用型、技能型的高级养老护理专业人才的需求。

本教材共分为十二个学习单元。学习单元一阐述中医养生学的基本知识，包括基本概念、发展简史、寿夭观、基本理论和基本原则；学习单元二至学习单元十主要介绍常用中医养生方法，包括精神养生、环境养生、起居养生、睡眠养生、饮食养生、运动养生、雅趣养生、按摩养生、药物养生；学习单元十一和学习单元十二主要介绍养生的实践指导，包括四时养生和部位养生。每个学习单元又包括学习目标、情景导入、小链接、案例思考、案例分析、实践训练、知识拓展、课后练习、拓展阅读等部分。学习目标部分便于学生掌握学习的目的、知识、能力、素质要求；情景导入部分采用案例方式为学生导出本学习单元的具体任务，引起思考；小链接部分结合实际生活，增加学生的学习兴趣，扩大了教材的应用范围，具有先进性和时代感；知识拓展和拓展阅读部分对中华养生文化进行梳理和归纳，有代表性地收集了著名医家的养生思想和方法，体现了中华养生文化特色；案例思考和案例分析部分采用历史和现代生活中的实际案例，使学生将理论知识与实践生活相结合，融会贯通，使用价值高；实践训练和课后练习部分强调学生的实践技能的培养，采用小组互助式、角色扮演式组织教学，让学生在学中做、做中学，学做结合，提高学生的应用能力。本教材结构新颖，图文并茂，有助于增加学生的学习兴趣。本教材理论教学占 48 ～ 64 学时，供各院校参考。

本教材由多所院校优秀教师共同编写，由大连职业技术学院刘云云任主编，大连职业技术学院刘世鹏、山东商业职业技术学院程桂玲、大连职业技术学院刘爽任副主编，重庆城市管理职业学院杜庆，大连职业技术学院侯晓霞、王允，山东商业职业技术学院马庆平、李莹参与编写。

全体编写人员均具有丰富的教学经验和实践经验，以认真和积极的态度互勉互励、共同合作，如期完成全部编写工作。本教材编写中参考与引用了众多同行专家、学者的研究成果和观点，参考、引用了相关书籍、文献和部分图片，在此表示诚挚的感谢。因为编者学识有限，书中遗漏之处在所难免，亟须通过教学实践加以完善、充实和改正，恳请各校师生、读者和医护界同仁们不吝赐教，以便再版时修订提高。

编　者

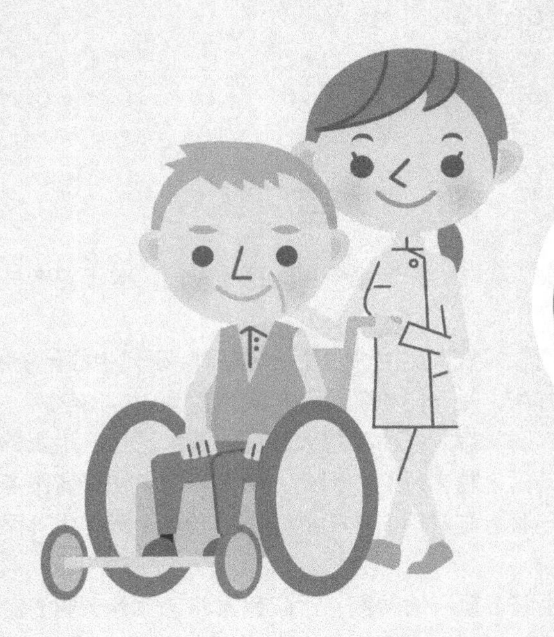

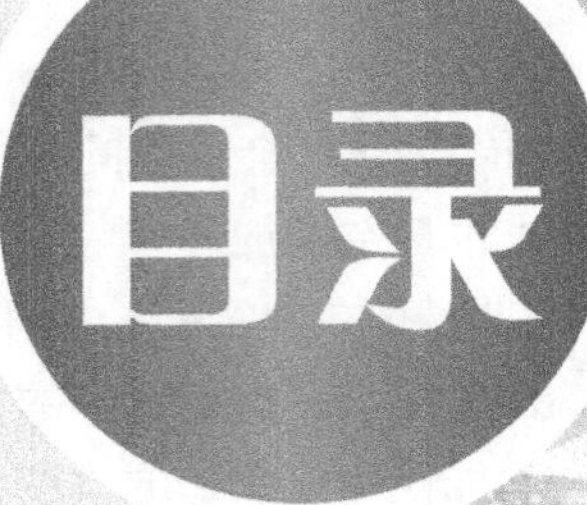

目录

序

前言

学习单元一　中医养生基本知识 1

模块一　中医养生学概述 1

模块二　中医养生学发展简史 3

模块三　中医养生学的寿夭观 7

模块四　中医养生学基本理论 12

模块五　中医养生学基本原则 15

学习单元二　精神养生 19

模块一　精神养生的机理与原则 19

模块二　情志变化 20

模块三　调神养生法 24

模块四　调摄情绪法 27

学习单元三　环境养生 35

模块一　环境养生概述 35

模块二　地域环境 37

模块三　自然环境 39

模块四　居住环境 42

模块五　室内环境 45

学习单元四 起居养生……51
模块一 起居养生的机理与原则……51
模块二 起居有常……52
模块三 劳逸适度……55
模块四 服装适体……57
模块五 二便通调……59
学习单元五 睡眠养生……65
模块一 睡眠的生理……65
模块二 睡眠的时间与质量……67
模块三 睡眠的方位与姿势……68
模块四 睡眠与卧具的选择……70
模块五 睡眠的环境宜忌……72
模块六 失眠的预防……73
学习单元六 饮食养生……81
模块一 饮食养生的原理与作用……81
模块二 饮食养生的原则……84
模块三 进食与食后保健……90
模块四 食疗……91
学习单元七 运动养生……96
模块一 运动养生概述……96
模块二 五禽戏……98
模块三 八段锦……99
模块四 太极拳……101
模块五 易筋经……102
学习单元八 雅趣养生……108
模块一 雅趣养生的原则……108
模块二 音乐、弈棋养生……109
模块三 品读、书画养生……113
模块四 品茗养生……116

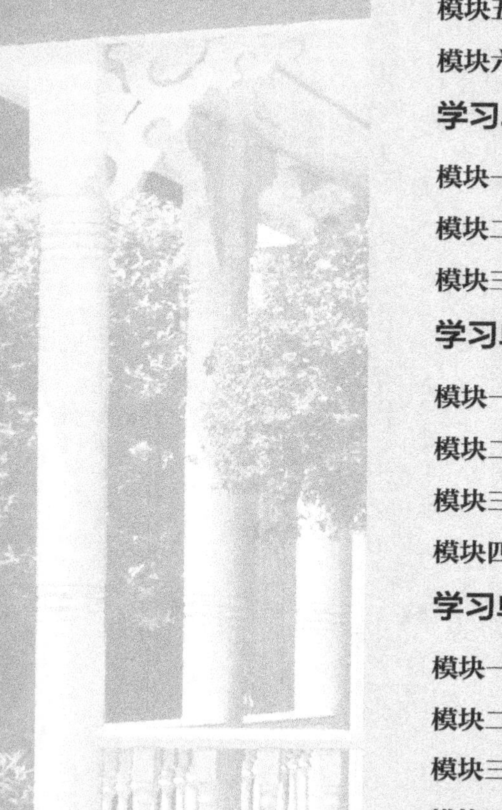

模块五　旅游养生……………………………………119
模块六　花鸟、垂钓养生……………………………121

学习单元九　按摩养生……………………………129

模块一　按摩养生的作用与特点……………………129
模块二　常用按摩手法………………………………130
模块三　常用部位按摩………………………………136

学习单元十　药物养生……………………………145

模块一　中药养生的源流、作用与原则………………145
模块二　常用延年益寿药物…………………………147
模块三　常用延年益寿方剂…………………………151
模块四　养生药茶、药酒与膏滋……………………153

学习单元十一　四时养生…………………………163

模块一　四时养生的原则……………………………163
模块二　春季养生……………………………………164
模块三　夏季养生……………………………………166
模块四　秋季养生……………………………………168
模块五　冬季养生……………………………………170

学习单元十二　部位养生…………………………177

模块一　头面部养生…………………………………177
模块二　躯干部养生…………………………………190
模块三　四肢部养生…………………………………199

主要参考文献………………………………………207

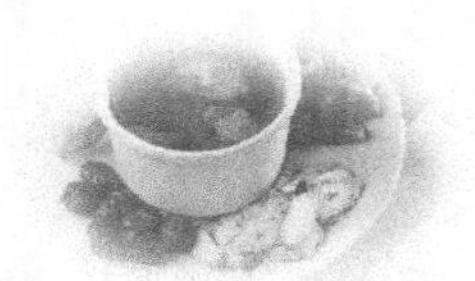

学习单元一　中医养生基本知识

学习目标

知识目标

了解中医养生学的基本概念和发展简史，掌握中医养生学的基本理论和基本原则。

能力目标

明确中医养生的目的和意义，根据中医养生指导老人日常养生保健。

素质目标

掌握老年人中医养生的方法，培养敬老、爱老、为老人服务的理念。

中医养生学是中华民族优秀文化的重要组成部分，是中医学宝库中的一颗璀璨明珠，它历史悠久，并具有独特的理论体系、丰富多彩的养生方法、卓有成效的实践经验、鲜明的东方色彩和浓郁的民族风格，融汇佛、道、墨、儒及各家的养生经验和研究成果，以我国古代的天文学、地理学、生物学、文学、史学、哲学为深厚底蕴，形成了博大精深的理论体系，为中华民族的繁衍昌盛和世界人民的养生保健做出了重要贡献。

情景导入

据调查，常见的一些不良生活习惯包括：①吃：吃饭不专心、吃得太饱、饮食结构不平衡。②睡：饭后即睡、熬夜。③生活习惯：如厕时看书、打电话。④精神：过度紧张、劳累，长期生闷气，炒股“玩心跳”。⑤外界：烟酒不离口，化妆品的化学伤害。⑥其他：性生活过度、不洁性生活等。这些生活习惯均是导致患癌症、高血压、高血脂、糖尿病的重要原因。

“为什么生活条件改善了，人却不长寿呢？”这一问题，值得我们深入思考。

模块一　中医养生学概述

一、中医养生学的概念

养：培养、护养、保养、补养、调养；生：生命、生存、生长；养生：摄生、道生、保养生命。老年人养生，又称寿老、寿亲、养老、寿世等。

中医养生学是在中医理论指导下，研究人类生命规律、衰老机制，以及养生原则和养生方法的一门实用性学科。

二、中医养生学的性质和特点

1. 中医养生学的性质

（1）中医养生学是实践经验的总结，是历代劳动人民智慧的结晶。

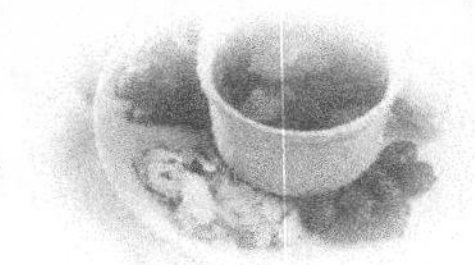

（2）它是多学科领域的综合，是当代生命科学中的实用学科。

2. 中医养生学的特点

（1）以中医理论为指导：中医理论体系以整体观为指导思想。中医养生学把人与自然、人与社会以及人体自身视为一个整体，要求长寿就必须顺应自然、支配自然和改造自然，就必须适应社会和改造社会。同时，还要高度重视人体自身的完整性。

（2）以和谐适度为宗旨：和谐主要体现于平衡阴阳中。中医养生理论在阴阳学说的直接指导下解释生命现象，认为阴阳是人体生命活动的根本属性，而阴阳平衡又是人体健康的基本标志。所以，协调阴阳使之和谐、自然就成为养生的宗旨。

（3）以预防为核心：养生的重要意义之一就是预防疾病。防止疾病的发生、演变以及复发，是中医养生学的核心内容。要长寿就必须做到未病先防、已病防变和病愈防复，将此与长寿统一起来，创立养生学说中“治未病”的预防学思想。

（4）以综合调摄为原则：中医养生学提出形神共养、协调阴阳、谨慎起居、和调脏腑、动静适宜、养气保精、通调气血、三因调摄等原则。

（5）以贯穿一生为实践：中医养生学强调养生保健是一辈子的事情，要伴随人的一生一世、一言一行。在每个年龄阶段都要采用不同的养生方法，必须持之以恒、坚持不懈，把养生保健作为人生活动的重要组成部分。

三、中医养生学的任务

中医养生学的基本任务概括起来有三个方面：

（1）以科学的观点和方法全面地、系统地发掘、整理、研究、总结、提高传统养生理论和方法。

（2）结合现代科学手段，对传统的行之有效的方法进行分析研究，探讨其实质。

（3）针对当前人们面临的新问题，结合现实情况，提出新理论，创立新方法，进行更大范围的推广，使之成为个体养生和群体保健的指导原则。

四、中医养生学的目的和意义

1. 中医养生学的目的

中医养生学的目的是增强体质、预防疾病、延缓衰老。

2. 中医养生学的意义

（1）体现“以人为本”理念：强调生命的贵重，把保持身体健康作为首要任务。

（2）符合现代医学模式的改变：现代医学模式由过去单纯的“生物医学”模式转向“生物－心理－社会医学”模式，强调了心理、社会因素在医学领域中的重要性，与中医养生学的“天人相应”相符合。

（3）适应“预防第一”的医卫服务方针：与其病后治疗，不如平时养生防病，强调预防的重要性，加强社会健康管理。提倡中医养生学的“治未病”思想，增强国民养生保健，提高身体素质。

（4）促进社会和谐、健康发展：中医养生学强调情志养生，明确指出“怒伤肝、喜伤心、思伤脾、悲伤肺、恐伤肾”，把精神养生和道德养生放在养生的首要地位，对于促进国民精神修养和社会和谐、健康发展具有重要的促进意义。

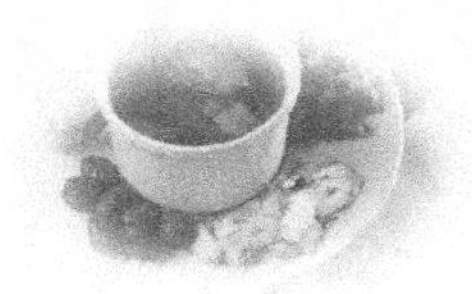

五、中医养生学的理念

中医养生学的理念包括：天人相应、形神合一、动静互涵、协调平衡、正气为本。

小链接 1-1

健康与年龄分段

一、健康

WHO（世界卫生组织）将健康定义为："健康是身体上、精神上和社会适应上的完好状态，而不仅仅是没有疾病和虚弱。"其具体标志为：

（1）精力充沛，能从容不迫地应对日常生活和工作。

（2）处事乐观，态度积极，乐于承担任务，不挑剔。

（3）善于休息，睡眠良好。

（4）应变能力强，能适应各种环境的变化。

（5）对一般感冒和传染病有一定抵抗能力。

（6）体重适当，体态均匀，头、臂、臀比例协调。

（7）眼睛明亮，反应敏锐，眼睑不发炎。

（8）牙齿清洁，无缺损，无疼痛，牙龈颜色正常，无出血。

（9）头发光洁，无头屑。

（10）肌肉、皮肤富弹性，走路轻松。

上述十条包括生理健康和心理健康两部分，同时也是快乐感和幸福感的表现，体现出个体和社会有着较高的融合度，表现出良好的形体和精神风貌，所以也是心理健康和社会健康的标志。

二、年龄分段

WHO提出新的年龄分段：44岁以下为青年人，45～59岁为中年人，60～74岁为年轻老年人，75～89岁为老年人，90岁以上为长寿老人。

模块二　中医养生学发展简史

一、上古时期——萌芽期

1. 饮食卫生的萌芽，食养文化的起源

古人云"炮生为熟，令人无腹疾"，可见，火种的发现对人类的发展起了巨大的推动作用。人们以火种做熟食，战胜严寒，学会用火治病的简单医疗方法。火的发明和利用，是真正食养、食治的开始。从广义的角度来说，自从发现并应用了火，人类就开始了养生防病、益寿延年的实践活动 。

2. 运动养生的萌芽，传统健身术的起源

"昔陶唐氏之始，阴多滞伏而湛积，水道壅塞，不行其原，民气郁瘀而滞着，筋骨瑟缩不达，故作为舞以宣导之。"先民开始模拟动物舞蹈，并有意识地运用走、跑、跳、投等各种运动来健身祛病，并逐渐有了砭石、石针、灸、熨之术，这是针灸、按摩和导引吐纳等养疗术的起源。

3. 环境选择的萌芽，起居养生的起源

人类已经注意到居住和衣着条件的改善。《庄子·盗跖》云："古者禽兽多而人少，于是民皆巢居以避之，昼拾橡栗，暮栖木上。"这说明古人筑巢穴、栖木上是为了躲避野兽，以防猛兽的伤害。

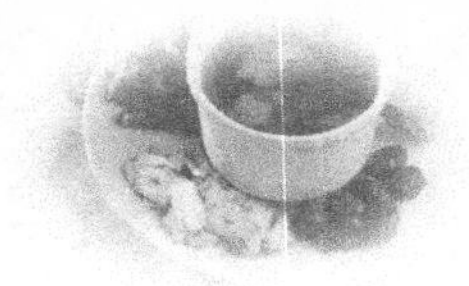

《易·系辞》又说："上古穴居而野处，后世圣人易之以宫室，上栋下宇，以待风雨……"这说明，随着时间的推移，当时的人们已经懂得改变居住环境以适应寒暑之变。

二、殷商时期——奠基期

据甲骨文字记载，早在殷商时代人们就已经积累了一些养生保健的知识。例如，有表示洗头的"沐"字，表示洗澡的"浴"字，还有表示大扫除的"寇帚" 。

《吕氏春秋·孝行览》中记载了一些食养食调之论："时疾时除，去臊除膻，必以其胜，无失其理，调和之事，必以甘酸苦辛咸。"

据《周礼·天官志》记载，当时宫廷中已有专门的营养医生，指导"六饮、六膳、白馐、白酱"等多方面的饮食问题，同时还结合时令，指导安排四季的饮食，管理配膳，提出饮食的宜忌等，可见古代对于食养、食疗极为重视。

《周易》则是对自然界发生、发展、变化规律的总结。它蕴藏着深邃的思想，以阴、阳来阐述宇宙间事物的变化规律，即所谓"一阴一阳之谓道"。它上通天文，下通地理，中通万物之情，穷天人之际，探讨宇宙、人生必变、所变、不变的机理，进而阐明人生知变、应变、适变的大法则。

三、春秋战国时期——争鸣期

这一时期学术流派众多，提出了修身养性、饮食卫生、锻炼、起居养生的中医养生理论。

1. 儒家养生说——孔子

君子有三戒："少之时，血气未定，戒之在色；及其壮也，血气方刚，戒之在斗；及其老也，血气既衰，戒之在得。"这里的"三戒"，是根据人的年龄不同、生理特点不一而提出的具体阶段养生方法。除"三戒"外，孔子还提出了"仁者寿"的养生理论 。《中庸》云"修身以道，修道以仁""大德必得其寿"，提出道德养生的重要性。

孔子倡导"中庸之道"，力赞中和原则，倡导"和为贵"的人生理念，强调"天人调谐"的养生健身之道。娱乐养生方面，孔子重视健身活动，坚持全面健身，持之以恒。"志于道，据于德，依于仁，游于艺"，精通"六艺"（礼、乐、射、御、书、术），爱好广泛。

2. 儒家养生说——孟子、荀子

孟子云："养心莫善于寡欲""我四十不动心"。

荀子云："欲不待可得而求者，从所可。"

孟子和荀子提倡清心寡欲、乐天知命的养生方式。

3. 道家养生说 ——老子

老子在《道德经》中说："人法地，地法天，天法道，道法自然。"老子言"虚其心"，虚即道，道即自然。自然能化育万物，虚为万物之始 。

道家一派，一方面崇尚自然，提倡所谓"返璞归真""清静无为"的处世哲学，一方面又提倡养生，希望能够"长生久视""寿敝天地"。

4. 《黄帝内经》奠定了中医养生学的理论基础

（1）对生命起源的认识：《黄帝内经》认为生命与自然界息息相关，《素问·宝命全形论》指出"天地合气，命之曰人"，认为自然界的阴阳精气是生命之源，这种认识是符合实际的。

（2）天人相应，顺应自然："顺四时而知寒暑""春夏养阳，秋冬养阴"。

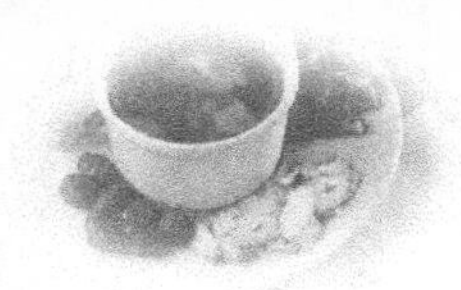

（3）对生命规律的阐述：《黄帝内经》对人体生、长、壮、老、已的生命规律有精妙的观察和科学的概括，不仅注意到年龄阶段的变化，也注意到性别上的生理差异。如《素问·上古天真论》中，男子八岁为一生理阶段，女子七岁为一生理阶段的生理阶段递变规律，《灵枢·天年》以十岁为一阶段的递变规律，分别详细阐述了人的生理变化特点。

（4）对衰老的认识：《黄帝内经》详细论述了衰老的变化过程及衰老表现，并指出情志、起居、饮食、纵欲、过劳等任一方面调节失当，均可导致早衰，初步建立了抗老防衰及老年病防治的理论基础。

（5）明确提出养生原则和方法：提出了许多重要的养生原则和行之有效的养生方法，如调和阴阳、疏通气血、形神兼养、顺应自然等原则，以及调情志、慎起居、和五味、针灸等多种养生方法，强调“治未病”，未病先防，已病防变。

《黄帝内经》集先秦诸子之说，参以大量医疗实践，形成了中医理论体系，为中医养生学奠定了坚实的理论基础，做出了极其重要的贡献。

四、汉、晋、六朝时期——充实期

1. 东汉医家张仲景

张仲景博采众长，著《伤寒杂病论》，奠定了中医辨证论治的理论基础。其养生观点：

（1）养慎：养慎即调护机体以顺应四时之变，外避虚邪贼风。

（2）调和五味：强调饮食与养生的关系，饮食之冷热、五味之调和以适宜为度，方可起到养生作用。反之，于身体有害。“凡饮食滋味，以养于身，食之有妨，反能为害……若得宜则益体，害则成疾，以此致危。”

（3）提倡导引：重视导引吐纳，主张用动形方法防病治病。

2. 华佗的养生思想

华佗从理论上进一步阐述了动形养生的道理。如《三国志·华佗传》中载其论云：“人体欲得劳动，但不当使极尔，动摇则谷气得消，血脉流通，病不得生，譬犹户枢不朽是也。”他积极推行《吕氏春秋》的运动延年说，《三国志·方伎传》云：“人体欲得劳动……动摇则谷气得消，血脉流通，病不得生，譬犹户枢不朽是也。”华佗创立了动形养生的五禽戏法，这是一种仿照虎、鹿、熊、猿、鸟五种动物动作姿态的锻炼方法。《后汉书》记载，华佗“晓养性之术，年且百岁而犹有壮容，时人以为仙”。

3. 王充的先天禀赋说

王充提出了禀气厚薄决定寿命长短的观点，认为生育过多，往往影响下一代健康，提倡少生少育。此将优生与长寿联系起来探讨，极有见地，大大丰富了养生学的内容。

4. 《神农本草经》

《神农本草经》（东汉），共载中药365种，分为上、中、下三品。其中，上品药物为补养之品，计120种，多具有补益强身、抗老防衰之功效，提倡以药物增强身体健康，如人参、黄芪、茯苓、地黄、杜仲、枸杞等，均为强身益寿之品。后世医家据此而创制了不少抗老防衰的方药。

5. 东晋医家葛洪

东晋医家葛洪是著名的道教理论家、医药学家和炼丹术家，建立了系统养生法，提出“养生以不伤为本”，良好的生活习惯有利于健康，提出宝（保）精、行气、服药、辟谷的养生方法。

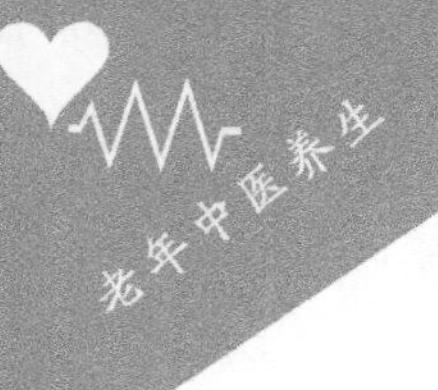

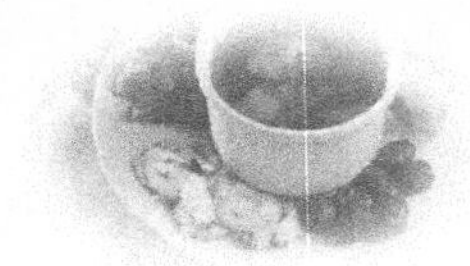

6. 南朝养生家陶弘景

陶弘景所著的《养性延命录》为现存最早的一部养生学专著。书中论述的养生法则和方术有顾四时、调情志、节饮食、宜小劳、慎房事、行气吐纳等。

五、隋唐时期——兴盛期

1. 孙思邈著《备急千金要方》（见图 1-1）和《摄养枕中方》。

（1）继承和发展了《黄帝内经》“治未病”的思想，以此为养生原则，提出了“养性”之说 。

（2）奠定了我国食养学的基础。

（3）强调房中补益。

（4）重视妇幼保健。

（5）融道、佛、儒、医于一体，收集、整理、推广养生功法。

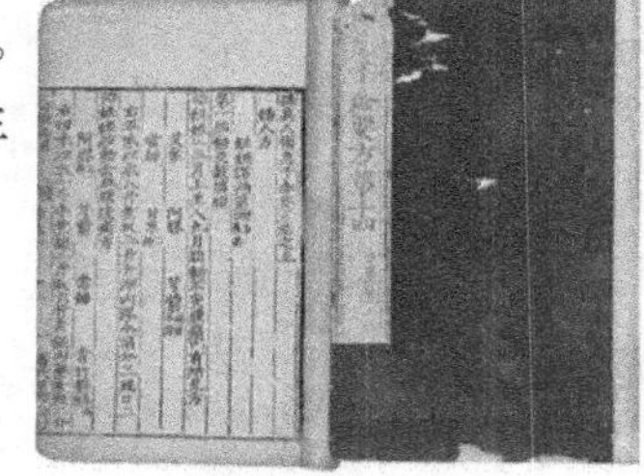
图 1-1　备急千金要方

2. 佛家养生思想的渗入

隋唐时期是中国佛教发展的鼎盛时期。佛学的传入，对中医药学的发展也有一定的促进作用。佛学中含有与佛教教义结合在一起的养生健身思想、观点和方法，隋唐时期的养生家们取其养生作用之长，纳入中医养生思想之中。

佛学认为，人体也是由构成自然界的四大元素—— 地、水、火、风和合而成。地为骨肉，水为血液，火为人之体温、热量，风为呼吸。一般说来，“四大调和”，人方可无病。强调身体的和谐统一，这一思想与中医理论近似。

此外，达摩《易筋经》原为佛门养生、健身功法，后成为中医养生学中的健身术之一，如图 1-2 所示。

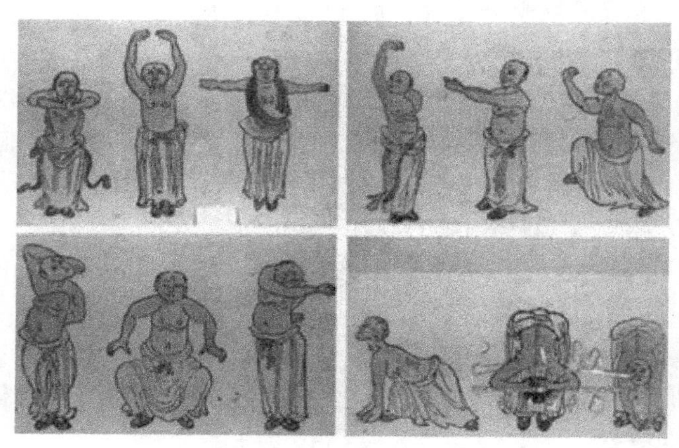
图 1-2　易筋经

六、宋、金、元时期——发展期

1. 朱熹的养生思想

朱熹认为，理是世界的本质，“理在先，气在后”，提出了“存天理，灭人欲”的养生思想。

2. “金元四家”对养生学的主要贡献

刘完素主张养生重在养气，张子和提倡祛邪扶正法，李东垣注重调理脾胃法，朱丹溪强调阴气

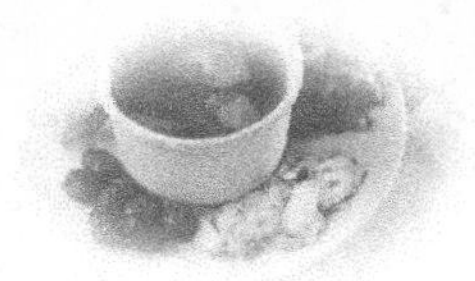

保养法。

3. 两宋、金元时期的“理学”思想

这一时期是中国帝制时代的中期，在思想上倡导融道、儒、佛三教于一炉的所谓“理学”，特点如下：

（1）养生、保健方法日臻完备。

（2）老年医学得到发展。强调精神摄养，主张饮食调养，提倡四时养老，重视起居护养，注意药物扶持。

（3）食养方法的丰富。例如，提出四时五味养脏法，古代营养专著——《饮膳正要》刊行。

七、明、清时期——成熟期

中医养生保健专著的撰辑和出版是养生学史的鼎盛时期。张景岳的《景岳全书》提倡温补；李时珍的《本草纲目》提倡药饵和食养；以及《导引图》等都是这一时期的医学著作。

明清时期是中国帝制时代的后期。养生特点：

（1）养生重“命门”和“治形宝（保）精”说。

（2）综合调养发展了养生方法。

（3）防病保健强调动静结合。

（4）动形养生提倡导引、武术健身。

（5）重视颐养老年人。

八、现代时期——弘扬期

1949年中华人民共和国成立之后，中医学获得了新生，中医养生学也因之而得到较大发展。其主要表现为以下几个方面：

（1）预防保健取得显著成就。

（2）建立养生、保健的科研机构。

（3）理论研究不断取得进展。

（4）开展社会性保健教育。

（5）培养传统养生专业人才。

（6）积极开展学术交流活动。

模块三　中医养生学的寿夭观

中医养生学通过研究人类的生命规律，找到能增强生命活力和预防疾病的方法，并且通过对人体衰老机理的探讨，从而获得延缓衰老、延年益寿的方法。

一、生命

生命是具有生长、发育活力，并按自然规律发展变化的过程。

生→长→壮→老→已，是人类生命的自然规律。

1. 生命的起源

《黄帝内经》认为，生命物质是宇宙中的“太虚元气”，在天、地、日、月、水、火相互作用下，

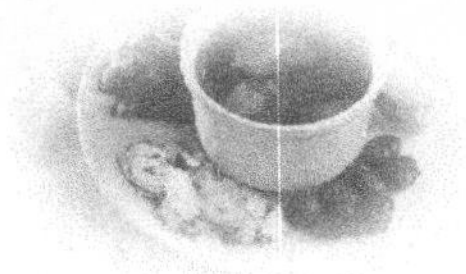

由无生命的物质衍生出来。人是高等动物，但也不过是“物之一种”，是从万物群生中分化出来的。

《素问·宝命全形论》说：“人以天地之气生，四时之法成。”其含义是说人类生命的起源，源于天地日月，其中主要源于太阳的火和地球的水，人类只有适应四时阴阳变化的规律才能发育、成长。

2. 生命的运动形式

生命活动是自然界最根本的物质——“气”的聚、散、离、合运动的结果，生命是物质运动的形式。活着的人体，是一个运动、变化着的人体。

《素问·六微旨大论》进一步指出物质运动的基本形式是“升降出入”，这是人体气化功能的基本形式，也是脏腑经络、阴阳气血矛盾的基本过程，如肺的宣发与肃降、脾的升清与胃的降浊、心肾的水火相济，都是气机升降出入运动的具体体现。

3. 生命的维持和死亡

《素问·生气通天论》里说：“生之本，本于阴阳。”这就是说，生命的根本就是阴阳。“阳化气，阴成形”，互为消长，互相依存，互相转化，“孤阴不生，独阳不长”。

人之所以有生命，在于构成人体的“气”具有生命力。人体生命力的强弱、生命的寿夭都取决于元气的盛衰。

气、血、精、津液亦都是构成人体及促进人体生长发育的基本物质（见图1-3）。《灵枢·经脉》说：“人始生，先成精，精成而脑髓生，骨为干、脉为营、筋为刚、肉为墙、皮肤坚而毛发长。”

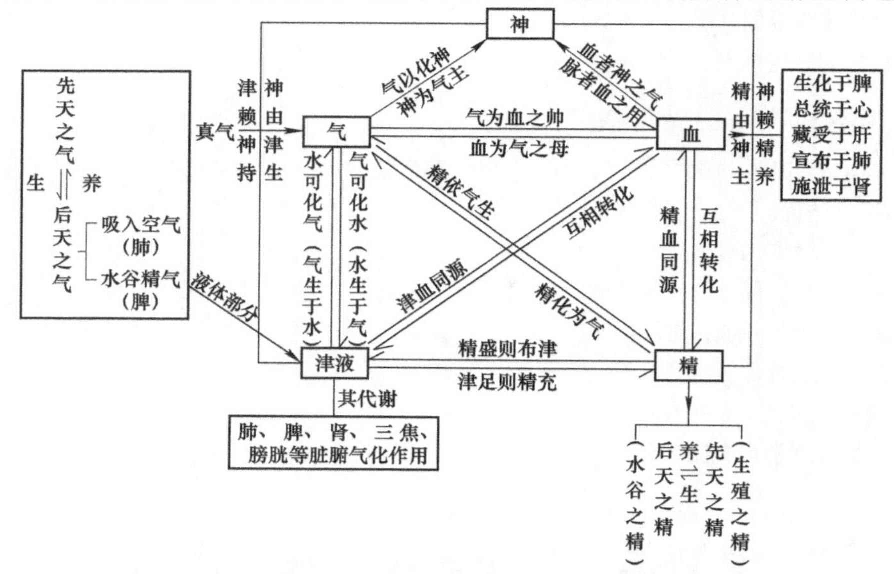

图1-3 气、血、精、津液与脏腑关系示意图

生命的维持还依赖于神的健康，“失神者死，得神者生”，神的得失关系到生命的存亡。精是生命的物质基础，气是生命活动的动力，神是生命活动的主宰。精充、气足、神旺，是健康的保证。

综上所述，人体的生命活动，是以体内脏腑阴阳气血为依据的。脏腑阴阳气血平衡，人体才会健康无病，不易衰老，寿命才能得以延长。

二、天年

天年，是我国古代对人的寿命提出的一个有意义的命题。天年，就是天赋的年寿，即自然寿命。人的生命是有一定期限的。古代养生家和医学家认为，人的天年在100～120岁之间。

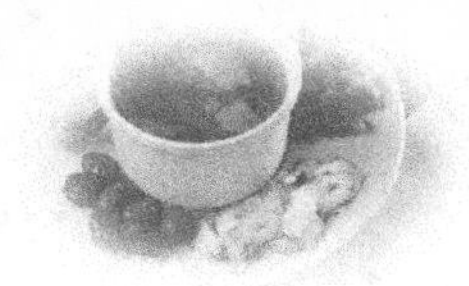

《素问·上古天真论》云："尽终其天年，度百岁乃去。"《尚书·洪范》云："寿，百二十岁也。"《养身论》亦说："上寿百二十，古今所同。"老子、王冰也都认为天年为120岁。美国学者海弗利克的研究认为，人体约由500亿个细胞组成，这些细胞大部分从胚胎开始分裂，50次后停止正规分裂。每分裂一次平均需要2.4年，细胞死亡从这个角度推算，人类的寿命该是120岁左右。

事实上，120岁的天年期限与一般的长寿调查资料相符，自古至今，超过这一生理极限的例子也是不少的。

三、寿命

寿命是指从出生经过发育、成长、成熟、老化以至死亡前机体生存的时间，通常以年龄作为衡量寿命长短的尺度。

1. 一般计算年龄的方法

（1）时间年龄：又称历法年龄，是指人出生以后经历多少时期的个体年龄，我国常配以生肖属性，以出生年份来计算其岁数，一般由虚岁或足岁计算年龄。

（2）生物学年龄：是表示随着时间的推移，其脏器的结构和功能发生演变和衰老情况。在生物学上又可分为生理年龄与解剖年龄。

2. 影响寿夭的因素

（1）禀赋的作用：禀赋指父母赋予子女的天资与体质。禀赋高低取决于父母的元气和精血的充盛程度。禀赋高低可通过寿征反映出来。

（2）社会因素的影响。

（3）非生物环境对寿夭的影响。

（4）后天调摄的影响。

3. 蒲丰氏的"寿命系数"学说

哺乳动物寿命（年）= 生长期（年）× 寿命系数

动物寿命举例：

马的生长期为5年：马的寿命 =5×（5～7）=25～35年。

犬的生长期为2年：犬的寿命 =2×（5～7）=10～14年。

象的生长期为25年：象的寿命 =25×（5～7）=125～175年。

猿的生长期为12年：猿的寿命 =12×（5～7）=60～80年。

人的生长期为25年：人的寿命 =25×（5～7）=125～175年。

另外也有科学家指出：哺乳动物的寿命 = 性成熟期 ×（8～10）年。

人类的性成熟期约为14岁：人的寿命 =14×（8～10）=112～140年。

小链接 1-2

影响寿命的因素

世界卫生组织曾宣布：每个人的健康与寿命，60%取决于自己，10%取决于遗传，15%取决于社会因素，8%取决于医疗条件，7%取决于气候因素（如酷暑或严寒）。

1. 饮食因素

健康饮食与长寿有密切关系。饮食宜低热量、低脂肪、低动物蛋白、多蔬菜。

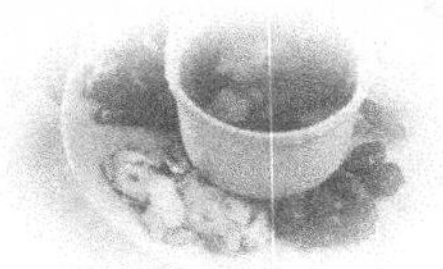

2．生活方式因素

不健康的生活方式导致的疾病是人类最主要的死亡原因。不健康的生活方式主要包括吃得太油、太咸、太甜，缺少运动，以及饮烈性酒、大量抽烟、夜生活过度，甚至赌博、吸毒。

3．体重因素

预期寿命的显著缩短及早期死亡率的增加与成年期肥胖和超重密切相关，一般而言，青春期和青年期体重应略低于标准体重，中年和老年期体重应保持在理想范围内，而且要维持体重的稳定。

标准体重（kg）：男性＝身高（cm）−105

女性＝身高（cm）−100

4．疾病因素

疾病是影响寿命诸因素中最重要的。20世纪初，危害生命的主要疾病是传染病、肺炎、结核病等。现在，对人类生命威胁最大的是心脑血管疾病、肿瘤、意外伤害等，其他还有免疫系统缺陷性疾病、艾滋病等。

5．遗传因素

遗传对寿命的影响在长寿者身上体现得较突出。

6．环境因素

优美的自然环境不仅有益于身体健康，而且可以陶冶心灵。舒适、安静的居住环境，是健康、长寿的摇篮。从我国城乡分布来看，高寿老年人农村多于城市、山区高于平原，这都与自然环境有关。

7．精神因素

人的心理健康与长寿有着密切的关系。常处于心理紧张状态下的人很容易患病。喜欢交朋友的人性格多开朗豁达，心情更容易舒畅。

8．性别因素

寿命与性别有密不可分的关系。女性的寿命普遍比男性较长已被世界各国所公认，这主要是由不同性别的生物学特性决定的，也可能与女性的代谢率低于男性，以及与男女之间的内分泌差异有关。

9．职业因素

寿命与从事的职业有关。从事危险性职业的人死亡率高，寿命短；从事高工作压力和复杂脑力劳动的人的寿命相对短一些。

10．体力劳动与锻炼因素

一般体力劳动者要比高负荷体力劳动者和不劳动的人寿命长，持之以恒进行身体锻炼的人也具有较好的身体素质。

11．意外因素

意外事故是影响人类长寿的另一个重要因素。除了难以对付的疾病、不可抗拒的自然灾害之外，交通事故、工伤、中毒、火灾、战争等天灾人祸也都对人的寿命产生影响。

四、衰老

1. 衰老的原因

中医学在对衰老原因的认识上，非常重视脏腑功能和精气神的作用，又很强调阴阳协调对人体健康的重要意义。具体包括肾阳亏虚、肺脏衰弱、脾胃虚衰、精气衰竭、心脏虚衰、阴阳失调、肝脏衰惫。

2. 早衰的原因

（1）社会因素。《素问·疏五过论》指出：“故贵脱势，虽不中邪，精神内伤，身必败亡。”美国综合医院门诊部对患者进行随机研究，发现65%的患者与社会逆境、失业、工作不顺利、家庭不和等因素有关。

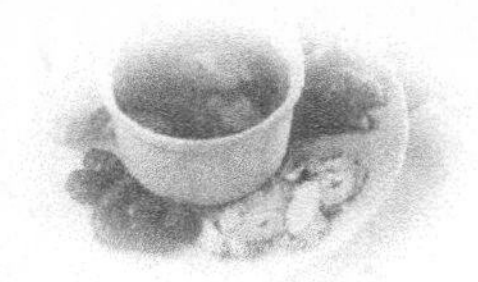

（2）自然环境。《素问·五常政大论》中指出："高者其气寿，下者其气夭。"空气污染、致癌物、水污染、慢性铅、砷、镉中毒等长期作用于人体，就会危害健康，促进早衰。

（3）遗传因素。人的衰老与遗传有密切的关系，"先天责在父母"。

（4）七情太过。"大喜、大恐、大忧、大怒、大哀，五者损神则生害矣。"长期的精神刺激或突然受到剧烈的精神创伤，超过人体生理活动所能调节的范围，就会导致阴阳气血失调，脏腑经络功能紊乱，从而导致疾病的发生，促进早衰。

（5）劳逸失度。"以妄为常……故半百而衰也。"所谓妄作妄为是指错误的生活方式，包括劳伤过度、房劳过度、过于安逸等。

3. 衰老的过程

衰老可分为两类：生理性衰老和病理性衰老。

（1）生理性衰老的过程。《素问·上古天真论》云："女子七岁，肾气盛，齿更发长；二七而天癸至，任脉通，太冲脉盛，月事以时下，故有子；三七，肾气平均，故真牙生而长极；四七，筋骨坚，发长极，身体盛壮；五七，阳明脉衰，面始焦，发始堕；六七，三阳脉衰于上，面皆焦，发始白；七七，任脉虚，太冲脉衰少，天癸竭，地道不通，故形坏而无子也。丈夫八岁，肾气实，发长齿更；二八，肾气盛，天癸至，精气溢泻，阴阳和，故能有子；三八，肾气平均，筋骨劲强，故真牙生而长极；四八，筋骨隆盛，肌肉满壮；五八，肾气衰，发堕齿槁；六八，阳气衰竭于上，面焦，发鬓斑白；七八，肝气衰，筋不能动；八八，天癸竭，精少，肾脏衰，形体皆极，则齿发去。"

（2）生理性衰老的表现。人体变化的表现：身长、体重、体表面积、体液、脂肪、骨质退行性改变，各系统器官功能的减退；人体衰老的具体表现：毛发脱落花白；表皮粗糙，皱纹增多；出现老年斑；体内水分减少；骨质疏松；代谢功能下降；记忆力减退；性格、情绪改变。

自我诊断是否已经开始衰老的方案：

A. 30 岁身高（cm）减去 30 岁以后身高 >2cm。

B. 30 岁体重减（kg）去 30 岁以后体重 >3kg。

C. 30 岁体表面积（m^2）减去 30 岁以后体表面积 >5%。

D. 腹壁脂肪垫或腰部脂肪块。

E. 皮肤弹性减退，面部非病理性色素沉着。

F. 拍片发现骨骼退行性改变。

以上六项指标有两项以上者，提示开始衰老。

（3）病理性衰老：由于内在的或外在的原因使人体发生病理性变化，使衰老现象提前发生，这种衰老又称为早衰。

（4）延缓衰老的措施：重视肾气的调补；重视脾胃的调理。

4. 死亡的机理

（1）无胃气："平人之常气禀于胃，胃者，平人之常气也，人无胃气曰逆，逆者死。"（《素问·平人气象论》）

（2）失神："得神者昌，失神者亡。"（《素问·移精变气论》）

（3）五脏皆虚："百岁，五脏皆虚，神气皆去，形骸独居而终矣。"（《灵枢·天年》）

（4）阴阳失调："阴平阳秘，精神乃治；阴阳离决，精气乃绝。"（《素问·生气通天论》

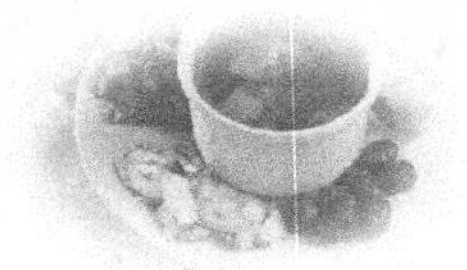

模块四　中医养生学基本理论

一、天人相应

人生天地之间，宇宙之中，一切生命活动与大自然息息相关，这就是“天人相应”的思想。

1. 生气通天

人与自然具有相通、相应的关系，无论四时气候、昼夜晨昏，还是日月运行、地理环境，各种变化都会对人体产生影响。

（1）四时变化与人体的关系：“人以天地之气生，四时之法成。”只有了解和掌握四时的变化和不同的自然环境特点，顺应自然界的变化，保持人体与自然界的协调统一，才能达到养生防病的目的。

1）四时与情志：“四气调神者，随春夏秋冬四时之气，调肝心脾肺肾五脏之神志也。”

2）四时与气血：“春夏阳气发泄，气血易趋向于表，皮松，多汗；秋冬阳气收藏，肤密少汗多溺。”

3）四时与脏腑经络 ：“肝旺于春，心旺于夏，脾旺于长夏，肺旺于秋，肾旺于冬。”“春气在经络，夏气在孙络，长夏在肌肉，秋气在皮肤，冬气在骨髓。”

4）四时与发病：如春季多温病，秋季多疟疾。

（2）昼夜晨昏与人体的关系：一日之内随昼夜阴阳消长进退。“以一日分为四时，朝则为春、日中为夏、日入为秋、夜半为冬。”“夫百病者，多以旦慧、昼安、夕加、夜甚……朝则人气始生，病气衰，故旦慧；日中人气长，长则胜邪，故安；夕则人气始衰，邪气始生，故加；夜半人气入脏，邪气独居于身，故甚也。”

（3）日月星辰和人体的关系：人体的大部分由液体组成，月球吸引力就像引起海洋潮汐那样对人体中的体液发生作用，这就叫作生物潮。它随着月相的盈亏，对人体产生不同影响。满月时，人头部气血最充实，内分泌最旺盛，容易激动。现代医学研究证实，妇女的月经周期变化、体温、激素、性器官状态、免疫功能和心理状态等都以一个月为周期。婴儿的出生也受月相影响，月圆出生率最高，新月前后最低。

（4）地理环境与人体的关系：南方多湿热，人体腠理多疏松；北方多燥寒，人体腠理多致密。《素问·异法方宜论》曰：“东方之域……其民皆黑色疏理。其病皆为痈疡，其治宜砭石……西方者……其民华食而脂肥，故邪不能伤其形体，其病生于内，其治宜毒药……北方者……其民乐野处而乳食，脏寒生满病，其治宜灸焫……南方者……其民嗜酸而食，故其民皆致理而赤色，其病挛痹，其治宜微针……中央者……其民食杂而不劳，其病多痿厥寒热，其治宜导引按蹻”。

综上所述，中医养生学在“生气通天”的观念指导下，把人体看成是与天相应相通的，精气神三位一体的，以五脏为核心的有机整体。人的生命活动与天地大自然是密切联系在一起的。

2. 顺应自然和主观能动作用

顺应四时气候变化规律，是养生保健的重要环节。“智者之养生也，必顺四时而适寒暑，和喜怒而安居处，节阴阳而调刚柔，如是僻邪不至，长生久视。”

3. 人与社会的统一观

《黄帝内经》提出：“上知天文，下知地理，中知人事，可以长久。”这里明确把天文、地理、人事作为一个整体看待。人不仅是自然的一部分，而且是社会的一部分；不仅有自然属性，更重要的是社会属性。人体和社会环境也是辩证的统一，人类的体质、性格、嗜好和一些疾病的发生都必然受到社会因素的制约。

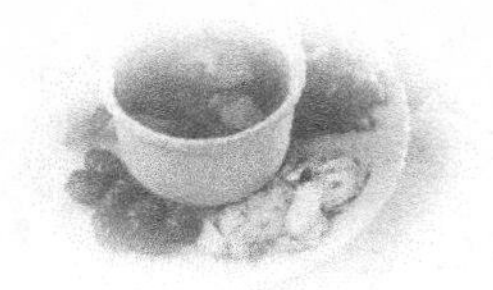

二、形神合一

形神合一主要在于说明心理与生理的对立统一、精神与物质的对立统一、本质与现象的对立统一等。所谓形，指形体，即肌肉、血脉、筋骨、脏腑等组织器官是物质基础；所谓神，是指情志、意识、思维为特点的心理活动现象，以及生命活动的全部外在表现，是功能作用。二者相互依存、相互影响，为密不可分的一个整体。神本于形而生，依附于形而存，形为神之基，神为形之主。

1. 形神合一的生命观念

（1）神为生命之主：心为神之主，心神在人体中起统率和协调作用。养神从养心开始。“心者，五脏六腑之大主也。”“心者，君主之官，神明出焉。”因此，应重视精神调养，提倡心神清静，心态平和，七情平和，保持精神愉快。

（2）形为生命之基：神以形为物质基础，“形具”才能“神生”。精、气、营、卫、血、津液等精微，是“神”活动的物质基础。临床上认为劳神太过，则心血暗耗；心血亏虚，则神志不宁。神志不宁，表现出各种心理活动异常。因此，保精、益气、养神为延年益寿大法。

（3）生命存在的基本特征：人体生命运动的特征，是精神活动和生理活动的总体概括。

因此，“形神合一”的生命观的具体内容，为中医养生学奠定了坚实的理论基础，并长期有效地指导着中医的临床实践，且为现代科学进一步探究生命的本质，提供了可贵的线索。

2. 形神共养

（1）守神全形：清静养神、四气调神、气功练神、节欲养神、修性怡神。

（2）保形全神：“保形”重在保养精血，《景岳全书》说：“精血即形也，形即精血。”《素问·阴阳应象大论》指出：“形不足者，温之以气；精不足者，补之以味。”

三、动静互涵

1. 动静互涵的概念

动为阳，静为阴，阴阳互根就是动静互涵的含义。

2. 生命体的动静统一观

阴成形主静，是人体的营养物质的根源；阳化气主动，是人体的运动原动力。

心属火，主动；肾属水，主静。只有“水火既济”“心肾相交”，才能保持正常状态。

3. 动静结合的摄生保健

运动和静养是中国传统养生防病的重要原则。“生命在于运动”“生命在于静止”，本质上都提倡动静结合，形神共养。只有做到动静兼修，动静适宜，才能“形与神俱”，达到养生的目的。

（1）静以养神：我国历代养生家十分重视神与人体健康的关系，认为神气清静，可健康长寿。由于“神”有易动难静的特点，有任万物而理万机的作用，常处于易动难静的状态，故静以养神就显得特别重要。

老子主张“致虚极，守静笃”。即要尽量排除杂念，以达到心境宁静状态。《黄帝内经》从医学角度提出了“恬淡虚无”的摄生防病思想。

静神养生的方法是多方面的，如少私寡欲、调摄情志、顺应四时、常练静功等。常练静功有益于精神内守，而静神又是气功锻炼的前提和基础。

（2）动以养形：动包括劳动和运动。形体的动静状态与精气神的生理功能状态有着密切关系，

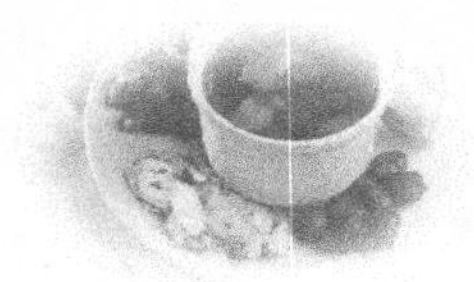

静而乏动则易导致精气郁滞、气血凝结，久即损寿。“形不动则精不流，精不流则气郁”，运动可以促进精气流动，气血畅达，增强抗御病邪的能力，增强生命力。可以采用的动包括劳动、舞蹈、散步、导引、按跷等多种方式。

（3）动静相济：动和静都要适度，太过和不及都可能导致疾病。《素问》指出：“久视伤血、久卧伤气、久坐伤肉、久立伤骨、久行伤筋。”动以养形，静以养神，柔动生精，精中生气，气中生精，相辅相成，达到动静相兼，刚柔并济。

四、协调平衡

中医养生学从阴阳对立统一、相互依存的观点出发，认为脏腑、经络、气血津液等必须保持相对稳定和协调，才能维持“阴平阳秘”的正常生理状态，从而保证机体的正常生长。无论精神、饮食、起居的调摄，还是自我保健或药物的使用，都离不开阴阳协调平衡，以平为期的宗旨。“谨察阴阳所在而调之，以平为期。”“以平为期”就是以保持阴阳的动态平衡为准则。

1. 和谐平衡与气化活动

人体是由以五脏为中心的五大系统所组成的，这五大系统的动态平衡是通过气机的“升降出入”来完成的，也是人体的气化过程。气的转化和合理运行方向为精的转化、血的循环、津液的运行、食物的消化、营养的吸收、废物的排泄、筋骨的濡润、肌肤的润泽、抗邪的能力等提供了生理基础，因此，气化活动是所有生理过程的原动力。

（1）脾胃是气化的枢纽：脾胃是气血生化之源，是人体气化的枢纽。脾胃之气的升降功能对气血的形成和气在中焦的协调、运行起到了关键的作用。

（2）肝肺是气化之轮：肝气升于左，肺气降于右，肝肺配合，保证了上焦和下焦、脏腑之间的气机通畅、协调平衡。肝肺相合，气血宣畅，脏腑平和。

（3）心肾是气化之根：心肾相交，水火相济，心火下降于肾，肾水上济于心，保持了水与火、阴和阳、上和下之间的功能动态平衡。因此，心肾相交是气机升降的轴心，直接影响其他脏腑的气化功能。

2. 五行平衡保健法

自然界的一切事物都是由五行（木、火、土、金、水）的运动、变化而形成的，而五行之间的生克制化维持着自然界的生态平衡和人体的生理功能的协调平衡，如图 1-4 所示。

3. 交替调节平衡法

人体的生理功能失调、对称失衡、状态失稳等，是导致人体生理功能低下、疾病和早衰的重要原因。在日常养生保健中，可以采取交替调节平衡法，如“体脑交替、动静交替、上下交替、左右交替、前后交替”等方法，针灸、推拿治疗中，“上病下取、下病上取、左病右取、右病左取”等法都属于协调平衡的方法。

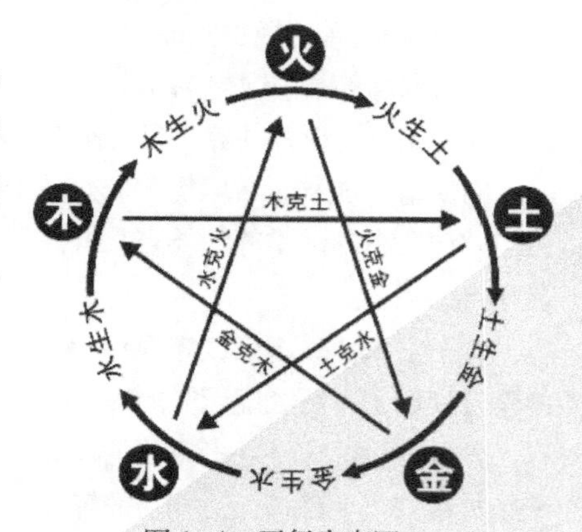

火
木
土
水
金
木生火
火生土
土生金
金生水
水生木
木克土
火克金
土克水
金克木
水克火
图 1-4　五行生克图

五、正气为本

正气，指维护人体健康的脏腑生理功能的动力和抵抗病邪的能力。保养正气是延年益寿之根本大法。“正气存内，邪不

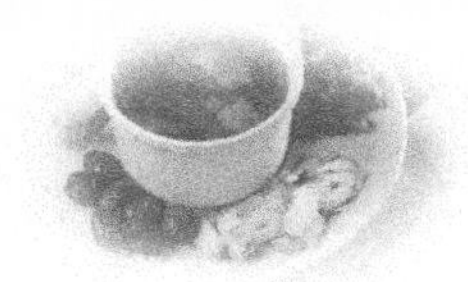

可干”“邪之所凑，其气必虚”，体现了中医中“治未病”的思想。

1. 正虚发病观

人体疾病的发生和早衰的根本原因，在于机体正气的虚衰。正气旺盛，是人体阴阳协调、气血充盈、脏腑经络功能正常、卫外固密的象征，是机体健壮的根本所在。

2. 培补先天和后天

保养正气重在脾肾。“肾为先天之本，脾为后天之本”，保养正气，就是保养精、气、神，其根本在于护养脾肾。

（1）保精护肾：肾之精气主宰人体生命活动的全部过程，精气的盛衰直接关系到人体衰老的速度。保精护肾要从多方面入手，如节欲保精、食养补肾、药物调养、运动健身、导引补肾、按摩益肾等。

（2）调养脾胃：脾胃为“后天之本”“气血生化之源”。脾胃健旺是人体健康长寿的基础。调养脾胃的方法很多，包括饮食调节、精神调摄、起居调养、药物调养、针灸按摩、气功调养等。

模块五　中医养生学基本原则

一、协调脏腑

1. 协调

一是强化脏腑的协同作用，增强机体新陈代谢的活力。二是纠偏，当脏腑间偶有失和时，应及时予以调整，以纠正其偏差。如：四时养生中强调春养肝、夏养心、长夏养脾、秋养肺、冬养肾；精神养生中强调情志舒畅，避免五志过极伤害五脏；饮食养生中强调五味调和，不可过偏等，都是遵循协调脏腑这一指导原则而具体实施的。

2. 五脏六腑

五脏：肝、心、脾、肺、肾——化生和贮藏精、神、气、血、津液。

六腑：胆、小肠、胃、大肠、膀胱、三焦——受盛和传化水谷、排泄糟粕。

五脏主藏，六腑主泻，藏泻有序、得宜，机体才有充足的营养来源，以保证生命活动的正常进行。心是人体生命活动的主宰。肝有贮藏血液和调节血量的功能。脾有营养物质的消化、吸收并运输至全身的功能。肺管呼吸，主气，肾有“藏精”“生髓”“主骨”的功能。小肠主要功能是接受食物后分别清浊。胆分泌胆汁，有助于消化食物。胃受纳食物，再经脾将营养输出，以供养全身。大肠的功能是传导糟粕之物，通过肛门排出体外。膀胱主要是贮藏和排泄尿液。三焦不是一个独立的脏器主体，而是按脏腑部位和功能分为三个部位：心、肺为上焦，脾、胃、大小肠为中焦，肝、肾、膀胱为下焦。

二、畅通经络

1. 经络的含义

经是经络系统的主干，叫经脉，多循行于人体深部；络是经脉的分支，像网络一样联系人的周身，循行于人体浅部。经络是气血运行的通道。只有经络通畅，气血才能川流不息地营运于全身，才能使脏腑相通、阴阳交贯，内外相通，从而养脏腑、生气血、布津液。一旦经络阻滞，则影响脏腑协调，气血运行也受到阻碍。

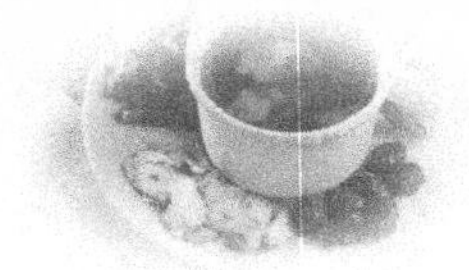

2. 畅通经络在养生方法中的主要作用形式

一是活动筋骨，以求气血通畅。如：太极拳、五禽戏、八段锦、易筋经等，都是用动作达到所谓“动形以达郁”的锻炼目的。活动筋骨，会促使气血周流，使经络畅通。气血脏腑调和，则身健而无病。

二是开通任督二脉，营运大小周天。

3. 经络系统的组成

经络系统包括正经（手太阴肺经、手阳明大肠经、足阳明胃经、足太阴脾经、手少阴心经、手太阳小肠经、足太阳膀胱经、足少阴肾经、手厥阴心包经、手少阳三焦经、足少阳胆经、足厥阴肝经）、奇经八脉（督脉、任脉、冲脉、带脉、阴跷脉、阳跷脉、阴维脉、阳维脉）、络脉、十二经别、十二筋经等。其中，十二正经和奇经八脉是经络的重要组成部分。

4. 子午流注

子午流注是中医发现的一种规律，即每日的 12 个时辰与人体的 12 条经络相对应（见图 1-5）。由于时辰在变，因而不同的经络在不同的时辰也有兴有衰。掌握子午流注的规律，对养生和用药都有很大的益处。中医学强调“天人合一”，认为人是大自然的组成部分，人的生活习惯应该符合自然规律。

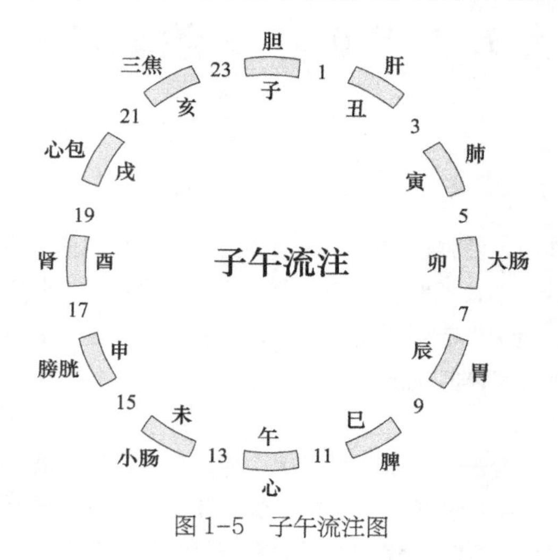

图 1-5　子午流注图

三、清静养神

清静养神是以养神为目的，以清静为大法。只有清静，神气方可内守。

（1）以清静为本，无忧无虑，静神而不用，即所谓“恬淡虚无”之态，其气即可绵绵而生。

（2）少思少虑，用神而有度，不过分劳耗心神，使神不过用，即《类修要诀》所谓：“少思虑以养其神。”

（3）常乐观，和喜怒，无邪念妄想，用神而不躁动，专一而不杂、可安神定气，即《黄帝内经》所谓：“以恬愉为务。”

四、节欲保精

1. 精的含义

从广义上来讲：精是禀于先天，养于水谷而藏于五脏，维持生命活动的重要物质。从狭义上

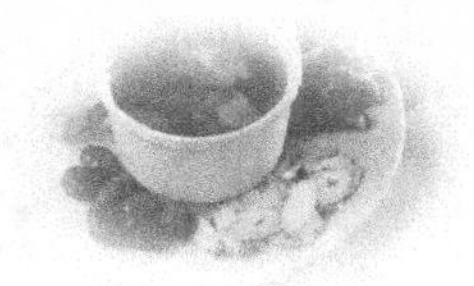

来讲：精为生殖之精，是人体先天生命之源泉。

2. 养精必须抓住两个关键环节

精不可耗伤，养精方可强身益寿。其一为节欲。节欲可防止阴精的过分泄漏，保持精盈充盛，有利于身心健康。在中医养生法中，如房事保健、气功、导引等，均有节欲保精的具体措施。其二是保精（此指广义的精而言）。保精是通过养五脏以不使其过伤，调情志以不使其过极，忌劳伤以不使其过耗，来达到养精保精的目的。

五、调息养气

养气主要从两方面入手：

1. 保养元气

保养正气，首先是顺四时、慎起居，多以培补后天，固护先天为基点。

2. 调畅气机

调畅气机，则多以调息为主。吐纳、胎息、气功、导引、按跷、健身术、针灸等。

六、综合调养

综合调养的内容有：顺四时、慎起居、调饮食、戒色欲、调情志、动形体，以及针灸、推拿按摩、药物养生等诸方面内容。具体运用时要注意：养宜适度、养勿过偏、审因施养。

七、持之以恒

（1）养生贯穿一生。

（2）练功贵在精专。

（3）养生重在生活化：提倡养生生活化，就是要积极、主动地把养生方法融入在日常生活的各个方面。因为作、息、坐、卧、衣、食、住、行等，必须符合人体生理特点、自然和社会的规律，才能给我们的工作、学习和健康带来更多的益处。

知识拓展

近代衰老学说

早在古希腊，希波克拉底对衰老问题就做过研究。自19世纪以来，至今已有数以百计的学说，但衰老之谜至今仍未完全解开。近年来，随着科学技术的发展，尤其是免疫学、分子生物学、蛋白质化学的飞速发展及其测试手段的现代化，使抗衰老有关学说的探讨进入一个新的阶段，提出很多理论、学说，下面仅列举其中主要的6种。

1. 中枢神经系统功能减退学说

人的大脑大约有140亿个神经元，从出生直到18岁左右，脑细胞的数量变化不大，但从成年起，脑细胞由于退化而逐渐死亡。到60岁左右将失去一半。

2. 自身免疫学说

在正常情况下，机体的免疫系统不会与自身的组织成分发生免疫反应，但机体在许多有害因素（如病毒感染、药物、辐射等）影响下，免疫系统把某些自身组织当作抗原而发生免疫反应。这种现象对正

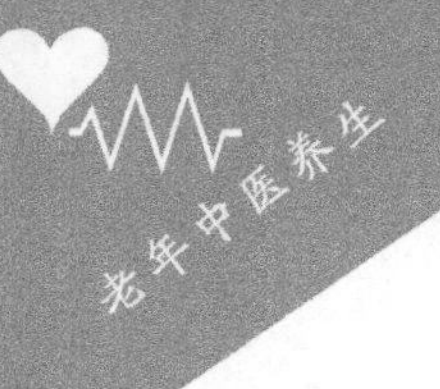

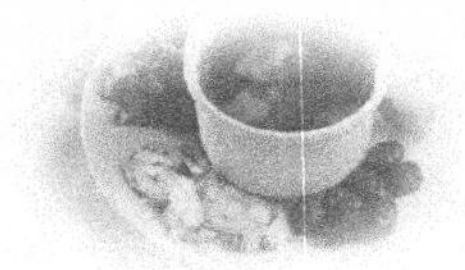

常机体内的细胞、组织和器官产生许多有害的影响，使机体产生自身免疫性疾病，从而加速机体的衰老。

3. 自身中毒学说

该学说认为，衰老是由于各种代谢产物在体内不断积聚，导致细胞中毒死亡造成的。人体肠道中寄居着大量的细菌，尤其是大肠菌类更多，这些细菌在肠道中通过分解发酵作用，可以产生大量毒素，这些毒素对于分化最明显、结构较复杂的细胞和器官危害最大。

4. 自由基学说

该学说认为，生命活动过程中必然会产生一些自由基，并与体内某些成分发生反应，对机体造成损害，引起人体衰老。自由基是在外层轨道上带有不成对电子的分子，它们一般都非常活泼、存在时间短暂，它参与正常生化过程，只有当自由基反应异常或失控才会引起组织的损害或机体的衰老。

5. 生物钟学说

该学说认为，下丘脑存在着“生物钟样调控机构”，控制细胞分裂的速度和次数不同。如美国学者海弗利克发现，一个中年人由 50 万亿～ 60 万亿个细胞组成，这些细胞从胚胎开始分裂 46 ～ 50 次后就不再分裂，然后死亡。

6. 内分泌功能减退学说

该学说认为，人体内分泌系统的调节在动物的生长、发育、成熟、衰老与死亡的一系列过程中具有重要作用，这些作用主要是通过内分泌腺分泌的活性物质——激素来完成。有人提出，垂体定期放出“衰老激素”，该激素使细胞利用甲状腺素的能力降低，从而影响细胞的代谢力，是衰老、死亡的原因。

课后练习

1. 书面作业：查阅资料，撰写一篇有关中医养生学的论文，提出自己对于中医养生学的理解。
2. 复习本单元中医养生学基本知识的内容。

拓展阅读

学生自己查阅相关资料，进行学习。

1. 推荐书籍：《黄帝内经》。
2. 学者理论：王玉川——《黄帝内经》理论体系。
3. 相关新闻：大型电视纪录片——《黄帝内经》。
4. 历史故事：神医扁鹊的故事。

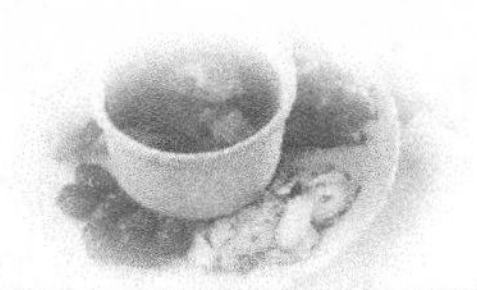

学习单元二 精 神 养 生

学习目标

知识目标

了解情志与健康的关系。掌握精神养生的核心要素，熟悉精神养生的原则与常用方法。

能力目标

应用精神养生的方法调摄不良情绪对人们健康的影响，预防和治疗各类慢性疾病。

素质目标

运用精神养生方法调节老年人情志，培养敬老、爱老、为老人服务的理念。

精神养生是在养生学基本观念和原则的指导下，通过净化人的精神世界、节制贪欲、调节情绪，使人的心态平和、乐观、开朗、豁达，从而达到心身健康、延年益寿目的的养生方法。精神养生法主要包括神志养生和情志养生两个方面的内容。

中医学认为，精神情志是在脏腑气血的基础上产生的，为人体生理活动的表现之一，正常的精神情志可促进人体的健康，而精神情志失调则直接影响脏腑气血的功能，损害健康，引起疾病，减损寿命。目前，精神因素引起的心身疾患已是当代社会中人类普遍存在的多发病和流行病，因此，中医养生、保健非常重视精神情志的调摄，精神养生也成为中医养生的主要内容。

情景导入

刘某和王某两个人怀疑自己患有癌症，均到某知名省级医院检查。但是医院把两个人的检查取样颠倒了：没有患癌症的，医生告诉他检查结果是有癌症；患有癌症的，医生告诉他检查结果是没有癌症。

几个月后，两个人去医院复查，癌症患者无心理负担，癌细胞控制良好；非癌症患者忧心忡忡，日渐消瘦。医生这才发现，在上次检查中取样颠倒了。

可见，心理暗示的作用是非常强大的。

模块一 精神养生的机理与原则

精神是指人的意识、思维活动和一般心理状态。精神养生法，就是在“天人相应”整体观念的指导下，通过怡养心神、调摄情志、调节生活等方法，净化人的精神世界，自动清除贪欲，改变自己的不良性格，纠正错误的认知过程，调节情绪，使自己的心态平和、乐观、开朗、豁达，以达到形神高度统一、健康长寿的目的。

一、精神养生的原理

1. 形神统一

心藏神，肺藏魄，肝藏魂，脾藏意，肾藏志，是谓五脏所藏。

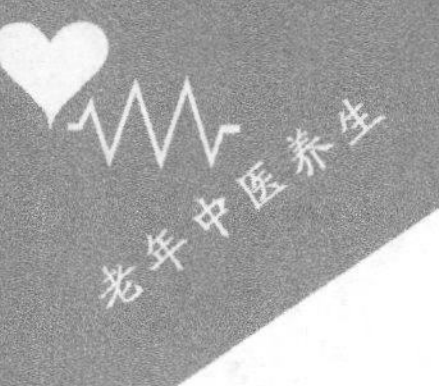

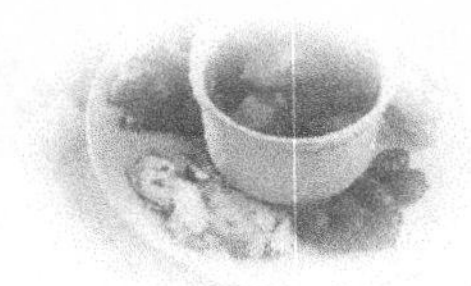

《灵枢·本神》云："生之来谓之精，两精相搏谓之神……失神者死，得神者生也。"

2. 恬淡虚无，精神内守

"夫善摄生者，要当先除六害，然后可以保性命，延驻百年，何者是也？一者薄名利，二者禁声色，三者廉货财，四者损滋味，五者除佞妄，六者去妒忌。去此六者，则修生之道无不成耳。"

3. 异常情志，导致疾病

怒则伤肝，喜则伤心，思虑伤脾，悲忧伤肺，惊恐伤肾。

4. 以情胜情，精神治疗

恐胜喜，悲胜怒，怒胜思，思胜恐，喜胜忧。

二、精神养生的原则

（1）恬淡虚无，乐观愉悦。

（2）善于运用，调摄情绪。

（3）顺应自然，调控形神。

模块二　情 志 变 化

一、情志变化概述

人的心理活动，中医学将其统称为情志，或叫作情绪，它是人在接触和认识客观事物时，人体本能的综合反映。合理的心理保健是人体健康的一个重要环节，在人生中有重要价值，自古以来就被人类所注目。

早在春秋战国乃至更早以前，就有关于情志较精辟的论述。《管子》中的《内业》篇，是最早论述心理卫生的专篇。特别值得重视的是《黄帝内经》，其心理保健思想要比古希腊的《希波克拉底文集》丰富得多，成熟得多。汉代名医张仲景在其《伤寒杂病论》序中畅言养生的重要性，唐代名医孙思邈在其《备急千金要方》中专有"养性"之论，不仅整理了唐以前有关调神养心方面的论述，还提出了自己独特的见解，明、清时期，心理保健学说有了新的开拓和特点，提出了"虽然保养之法可数以万计，但养神是第一位的"这一理论。

近年来，中医学中的心理保健思想正在逐渐引起人们的注意，世界卫生组织给健康下的定义是：健康不仅仅是没有疾病，而且是"个体在生理上、心理上、社会上完好的状态"。由于"人类已进入情绪负重的非常时代"，当代社会由精神因素引起的心身疾患已是人类社会普遍存在的多发病和流行病。现在疾病谱的改变可充分说明精神致病的广泛性，心脑血管疾病和恶性肿瘤已经构成对人民健康和生命的主要威胁，而这些病的产生与社会心理因素有着密切关系。因此，情志保健必须重视，不可等闲视之。

二、影响情志变化的因素

1. 社会因素

社会因素可以影响人的心理，而人的心理变化又能影响健康。人们的社会地位和生活条件的变

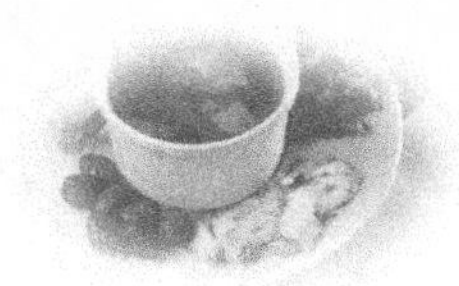

迁，可引起情志变化而生病。男女之间的婚恋纠葛、家庭生活不协调，或家庭成员的生离死别等精神创伤，均可引起强烈的情志变化。

正如《素问·疏五过论》说："切脉问名，当合男女，离绝菀结，忧恐喜怒，五脏空虚，血气离守。"《类经·论治类》注："离者失其亲爱，绝者断其所怀，菀谓思虑抑郁，结谓深情难解……"此外，社会动乱、流亡生活，饥馑灾荒等，都会造成人们精神的异常变化。社会因素十分复杂，其对人精神上的影响也是很复杂的。

2. 环境因素

在自然环境中，有些非特异性刺激因素作用于人体，就可使情绪发生相应变化，引起情绪变化的机理在于它们影响了人体的生理功能活动，通过"心神"的主导作用而反馈在精神方面。例如，四时更迭、月廓圆缺、声音、气味、颜色、食物等，都可影响情绪的变化。异常气候的剧烈变化更易对人的情绪产生明显影响。月相与人体生理密切相关，人的情绪也随月相的盈亏而有相应变化。安静、幽雅、协调的生活环境，令人喜悦的气味，优美动听的乐曲，可使人清爽舒畅、精神振奋、提高工作效率。在喧嚣吵闹、杂乱无章、气味腥臭的环境中，人会感到心情不舒畅，压抑、沉闷，或厌倦、烦躁，工作和学习的效率会明显下降。不仅如此，不同的色彩会使人产生不同的感觉，从而直接影响人的精神状态。由于环境和人类是一个不可分割的有机整体。因此，环境因素是影响人情绪变化的重要方面。

3. 病理因素

机体脏腑气血病变，也会引起情志的异常变化。《素问·调经论》指出："血有余则怒，不足则恐。"《灵枢·本神》说："肝气虚则恐，实则怒……心气虚则悲，实则笑不止。"《素问·宣明五气论》指出："精气并于心则喜，并于肺则悲，并于肝则忧，并于脾则畏，并于肾则恐，是谓五并，虚而相并者也。"这是五脏精气乘一脏之虚而相并后引起的情志变化。凡此种种，都说明内脏病变可导致情志的改变，五脏虚实不同，亦可引起不同的情志变化。

三、情志致病与七情太过

七情：喜、怒、忧、思、悲、恐、惊七种情志变化。七情与脏腑的功能活动有着密切的关系，七情分属五脏，以喜、怒、思、悲、恐为代表，称为"五志"。

人在认识周围事物或与他人接触的过程中，对任何人、事、物，都不是无动于衷、冷酷无情的，而总是表现出某种相应的情感，如高兴或悲伤、喜爱或厌恶、愉快或忧愁、振奋或恐惧等。七情六欲，人皆有之，在一般情况下，属于正常的精神生理现象。因为感情的表露乃人之常情，是本能的表现，而且各种情志活动都有抒发自己感情、起着协调生理活动的作用。因为愤怒、悲伤、忧思、焦虑、恐惧等不良情绪压抑在心中而不能充分疏泄，便对健康有害，甚至会引起疾病。若能恰当而有目的、合理地使用感情，则有益于健康。

但是，如果情志波动过于持久、剧烈，超越了常度，内外刺激引起的七情太过，此时，七情便成了致病因子，将引起机体多种功能紊乱而导致疾病。

1. 喜（指狂喜）

喜为心志，心能表达人的喜悦之情。心能主血，喜悦时人体气血运行加速，面色红润，御寒能力、抗病能力提高，罹患心脑血管病的可能下降。心主神明，愉悦时思维敏捷，想象力丰富，创造力增强，考试时也能有超常发挥，运动员易破纪录；心，其华在面，喜悦时会神采飞扬，面

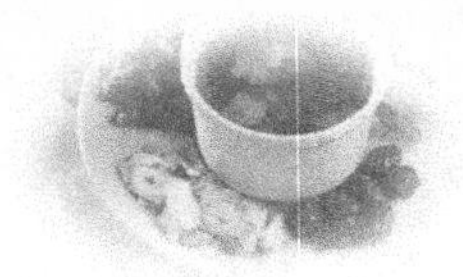

带笑容，喜形于色，热恋中的情侣越发娇美动人或潇洒英俊等；心开窍于舌，高兴时能口若悬河，滔滔不绝，语言流畅动听等。

喜伤心：过喜的异常情志可损伤心，导致“气缓”，即心气涣散，血运无力而瘀滞，常出现心慌、心悸、失眠、多梦、健忘、多汗出、胸闷、头晕、头痛、心前区疼痛，甚至神志错乱、喜笑不休、悲伤欲哭、多疑善虑、惊恐不安等症状，可导致一些精神、心血管方面的疾病发生，严重者还可危及人的生命，如大喜时造成中风或突然死亡，中医称之为“喜中”。

2. 怒（指暴怒或怒气太盛）

怒为肝志，肝能表达人的愤怒的情志活动。怒是个人意志和活动遭到挫折或某些目的不能达到时所表现的，以紧张情绪为主的一种情志活动。怒有积极的一面，即指对个人和社会产生积极的作用，战前动员要鼓舞战士的士气，包括激起战士对敌人的仇恨和愤怒，使之在战斗时化为巨大的战斗力；怒又有消极的一面，即指对个人和社会产生消极和不良的影响。暂时而轻度的发怒，能使压抑的情绪得到发泄，从而缓解紧张的精神状态，有助于人体气机的疏泄条达，以维持体内环境的平衡。

怒伤肝：轻者会肝气郁滞，食欲减退；重者会出现大怒、过怒，表现为肝失疏泄、肝气郁积、肝血瘀阻、肝阳上亢等病证。出现胸胁胀痛，烦躁不安，头昏目眩，面红目赤，面色苍白，四肢发抖，甚至昏厥死亡。有的则会出现闷闷不乐、喜太息、嗳气、呃逆等症状。

3. 忧（指忧愁、苦闷、担心）

忧（悲）为肺志，古代医家对忧愁的患者仔细观察、分析后发现，肺是表达人的忧愁、悲伤的情志活动的主要器官。当人因忧愁而哭泣时会痛哭流涕，这主要是因为肺开窍于鼻，肺主气，为声音之总司。忧愁悲伤哭泣过多会导致声音嘶哑、呼吸急促等。肺主皮毛，故忧愁会使人的面部皱纹增多。

忧（悲）伤肺：人在悲伤忧愁时，可使肺气抑郁，耗散气阴，出现感冒、咳嗽、咳喘、噎逆、呕吐、食呆、失眠、便秘、阳痿、癫痫等，甚至诱发癌症或其他疑难重症。中医学认为肺主皮毛，所以悲忧伤肺，还可表现在某些精神因素所致的皮肤病上。情绪抑郁、忧愁悲伤可以导致荨麻疹、斑秃、牛皮癣等。

4. 恐（指恐惧不安、心中害怕、精神过分紧张）

恐（惊）为肾志，肾是人们表达惊恐之志的主要脏器。惊恐是人对外界突发刺激的应急反应。人在受到剧烈惊恐时会出现大小便失禁，这与肾主前后二阴、肾主二便的功能相符。肾藏精，生髓充脑，人受到惊吓后会突然昏厥，不省人事，与肾藏精、生髓充脑有关系。惊恐在正常情况下对机体是有一定的益处的，可以引起警觉，避免机体遭到危害。

恐伤肾：惊恐过度则消耗肾气，使精气下陷，不能上升，升降失调而出现大小便失禁、遗精、滑泄等症，严重的会发生精神错乱、癫病或疼厥，甚至死亡。

5. 思（指集中精神考虑问题）

思为脾志，人的思虑的情志活动主要是通过脾来表达的。思是精神高度集中地思考、谋虑的一种情志。当人在思考或焦虑时往往会出现饮食无味，食欲下降；有的女性可以因为工作紧张，思想高度集中导致月经量少、经期紊乱等，这与脾主统血的功能相一致。

思伤脾：思为脾志，因而过思则易伤脾。脾胃运化失职，故中医有“思虑伤脾”之说。伤脾可以表现为气血不足所致的乏力，出现头昏、心慌、贫血等症状。有的还可出现嗳气、恶心、呕吐、腹胀、

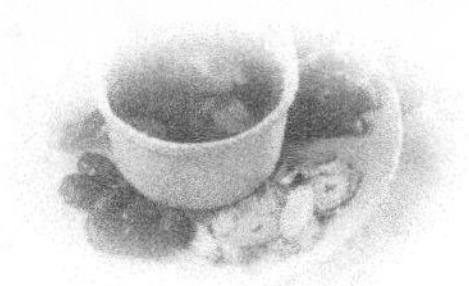

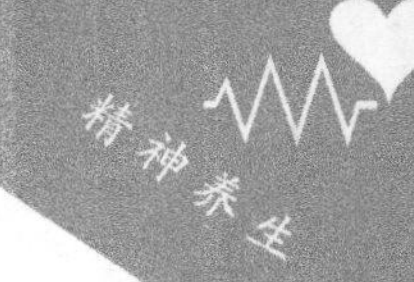

腹泻等消化道疾病所表现出的一系列症状。研究证实，长期从事脑力劳动、大脑高度紧张的知识分子，易患心脑血管疾病和消化道溃疡病，这与中医学的“思虑损伤心脾”理论是一致的。

综上所述，七情太过可致病。太过，主要指两种情况：一种是情绪波动太大，过于激烈，如狂喜、盛怒、骤惊、大恐等突发性激烈情绪，往往很快致病伤人；另一种情况是七情持续时间太长、过久，也会伤人致病，如久悲、过于思虑、时常处于不良的心境，皆可积而成病。

四、情志致病的机理

情志致病，其机理主要是影响人体内环境的稳定，如气机运行障碍、脏腑功能失常，以及损伤机体阴阳、精血等。

1. 损伤脏腑

《黄帝内经》指出，“喜怒不节则伤脏”，说明情志不加节制会损伤脏腑功能。具体地说是：“怒伤肝、喜伤心、思伤脾、忧伤肺、恐伤肾。”但临床上并非是一情只伤一固定脏腑，既可一情伤几脏，又可几情伤一脏。但《黄帝内经》又提出：“悲哀愁忧则心动，心动则五脏六腑皆摇。”说明一切不良情绪都能影响于心，而由于心为“五脏六腑之大主”，心受伤，人体的整个功能皆会受损。

2. 影响气机

气机，是气的运动，人体脏腑、经络、气血津液的功能活动及相互联系，均有赖于气的升降出入。而情志致病，首先是扰乱气机，七情太过对于人体气机的影响是很严重的，“百病生于气”，即许许多多疾病的发生皆与七情刺激引起气机失常有关。

3. 精血亏损

《黄帝内经》说：“怒则气逆，甚则呕血及飧泄。”说明暴怒可致血随气逆，发生呕血。“恐惧而不解则伤精……精时自下”，这里的精时自下，即是恐惧太过，五脏所藏之阴精失去统摄，耗散不止。

五、情志变化的个体差异

人的体质有强弱之异，性格有刚柔之别，年龄有长幼之殊，性别有男女之分。因此，对同样的情志刺激，不同人会有不同的情绪反应。

1. 体质差异

体质强弱不同，对情志刺激的耐受力有一定的差异。

2. 性格差异

性格是人们个性心理特征的重要方面。一般而言，性格开朗乐观之人心胸宽广，遇事心气平静而自安，故不易为病；性格抑郁之人心胸狭隘，感情脆弱，情绪常激烈波动，易酿成患。意志坚定者善于控制、调节自己的感情，使之免于过激；意志怯弱者经不起七情六欲的刺激，易成为感情的俘虏，必然发生病变。

3. 年龄差异

儿童脏腑娇嫩、气血未充，中枢神经系统发育尚不完备，多为惊、恐情志致病。成年人气血方刚，奋勇向上，又处在各种错综复杂的环境中，易为怒、思致病。老年人常有孤独情感，易为忧郁、悲伤、思虑所致病。

4. 性别差异

男性属阳，以气为主，性多刚悍，对外界刺激有两种倾向：一是不易引起强烈变化；二是表现

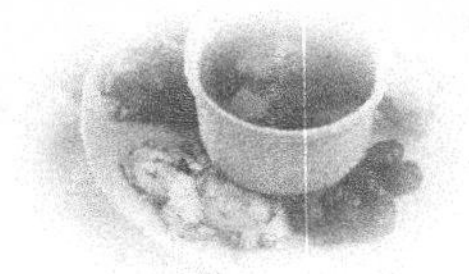

为亢奋形式，多为狂喜、大怒，因气郁致病者相对少些。

女性属阴，以血为先，其性多柔弱，一般比男性更易因情志为患。《外台秘要》有“女属阴，得气多郁”之说。女性对于情志的刺激，以忧悲、哀思致病为多见。《备急千金要方》说：“女人嗜欲多于丈夫，感病倍于男子，加以慈恋、爱憎、嫉妒、忧恚，染者坚牢、情不自抑，所以为病根深，疗之难瘥。”诚然，女性的禀性未必尽如以上所说，但女性多因情志为患却已被临床所证实。

小链接 2-1

七情六欲与五脏六腑

1．七情六欲

七情六欲是指人们与生俱来的一些心理反应。不同的学术、门派、宗教对七情六欲的定义稍有不同。但是所有的说法都承认七情六欲是不可避免的。

七情：中医的七情指喜、怒、忧、思、悲、恐、惊七种情志。

六欲：后人又将六欲总结为见欲、听欲、香欲、味欲、触欲、意欲。

2．五脏六腑

中医学把人体内在的重要脏器分为脏和腑两大类，认为人的有机整体是以五脏为核心构成的一个极为复杂的统一体，它以五脏为主，配合六腑，以经络作为网络，联系躯体组织器官，形成五大系统。这是中医学系统论的一部分。

五脏：心、肝、脾、肺、肾。

六腑：大肠、小肠、胃、胆、膀胱、三焦。

3．七情六欲和五脏六腑的关系

中医理论认为：人有喜、怒、忧、思、悲、恐、惊的情志变化，亦称“七情”。其中喜、怒、忧、思、恐为五志，五志与脏腑有着密切的联系。

4．五脏六腑、七情与五行的对应关系

木——肝、胆、筋、目、怒、魂。

火——心、小肠、脉、舌、喜、神。

土——脾、胃、肉、口、思、意。

金——肺、大肠、皮、鼻、忧、悲、魄。

水——肾、膀胱、骨、耳、恐、惊、志。

模块三　调神养生法

人的生命活动概括起来可分为两大类：一类是以物质、能量代谢为主的生理性活动；另一类是精神性活动。《养老奉亲书》中说：“主身者神。”说明在人体的统一整体中，起统率和协调作用的是心神，只有在心神的统率调节下，生命活动才表现出各脏器组织的整体特性、整体功能、整体行为、整体规律。这就是说，人的形体运动受精神意识支配；人的精神状态与形体功能密切相关。在同样恶劣的环境条件下，精神意志坚强的人，身心遭受的损害会比意志薄弱者轻得多。可见，养生必须养神，既要注意形体健康，更要注重心理卫生。

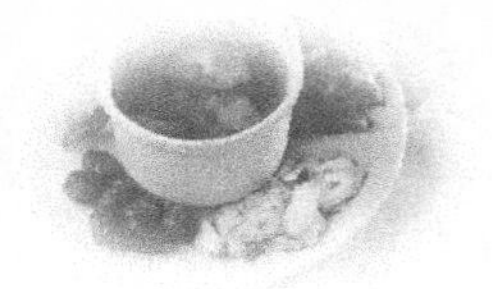
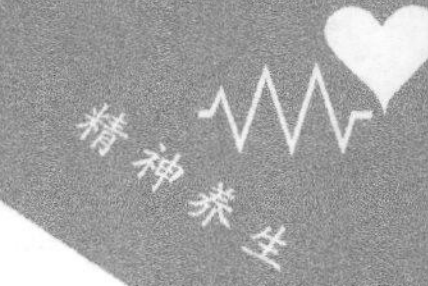

一、养神

1. 清静养神

清静，是指精神情志保持淡泊宁静的状态。因神气清净而无杂念，可达真气内存、心神平安的目的。此处“清静”是指思想清静，即心神之静。心神不用、不动固然属静，但动而不妄动，用之不过，专而不乱，同样属于“静”。

清静养神，指保持思想专一、排除杂念，不见异思迁、想入非非，而是心神宁静、思想安定、专心致志地从事工作与学习。

养生家认为，静养之要在于养心，道、儒、佛、医都有此主张。《道家养生学概要》云：“养心之大法有六：曰心广、心正、心平、心安、心静、心定，心广所以容万类也，心正所以诚意念也，心平所以得中和也，心安所以寡怨尤也，心静所以绝攀缘也，心定所以除外累、同大化也。”《黄帝内经》亦云：“虚邪贼风，避之有时；恬淡虚无，真气从之，精神内守，病安从来？”

2. 修身养性

“精神内守，病安从来”此句见于《素问·上古天真论》，亦是养神的一条重要原则。所谓“精神内守”，主要是指人对自己的意识、思维活动及心理状态进行自我锻炼、自我控制、自我调节，使之与机体、环境保持协调、平衡而不紊乱的能力。“内”针对外而言，“守”是坚守、保持的意思。“精神内守”强调了内环境——精神的安定对人体健康的重要作用，即“病安从来”，意即精神守持于内，人怎么会得病呢？那么，又怎样“精神内守”呢？

一是要“不时御神”。《黄帝内经》在谈到人如何衰老时，明确指出：“不时御神，务快其心，逆于生乐，起居无节，故半百而衰也。”这里的“半百而衰”，即是过早衰老，而引起衰老的关键原因就在于“不时御神”。御，驾驭、控制的意思。时，善也，不时御神，即是指不善于控制自己的精神。为贪图一时的快乐，违背生活规律而取乐，则有害于身心健康，促使人体过早衰老。

二是要“高下不相慕”。这亦是《黄帝内经》里一句重要养生格言，意思是人们社会地位有高低，但都不要相互倾慕而各安于本位。高下，指社会地位高低而言。高，指贵族，统治者；下，为广大群众、百姓。但在现实生活中，要真正做到“高下不相慕”是非常困难的。一般来说，有道德、修养好的人往往健康长寿。由于品德高尚，不谋私利，讲究仁义，常做好事，必然人际关系良好，不愉快的纠纷大大减少，心情愉快，气机通畅，心神安宁，气血和调，从而精神饱满，形体健壮，可获健康长寿。

3. 恬淡虚无

恬淡虚无，指生活淡泊质朴，心境愉快宁静，外不受物欲的诱惑，内不存情虑的激扰。养生者能做到恬淡虚无，则“志闲而少欲，心安而不惧”“嗜欲不能劳其目，淫邪不能惑其心”，所以能够神守于内，形全于外，保持人体形神合一的生理状态，有利于防病去疾，促进健康与长寿。

4. 立志养德

（1）立志修养：树立理想，坚定信念，充满信心，量力而行，保持健康的心理状态，是养生保健的重要一环。现代生理学和生物信息反馈疗法研究证明，坚强的意志和信念能够影响内分泌的变化，如能使白细胞大幅度升高，改善生理功能，增强抵抗力，故有益于健康长寿。

（2）道德修养：孔子云：“德润身”“仁者寿”“大德必得其寿”。《寿世保元》中说：“积善有功，常存阴德，可以延年。”《医先》里提出：“养德、养生无二术。”从生理上来讲，道德高尚，光明磊落，性格豁达，心理宁静，有利于神志安定，气血调和，人体生理功能正常而有规律地进行，

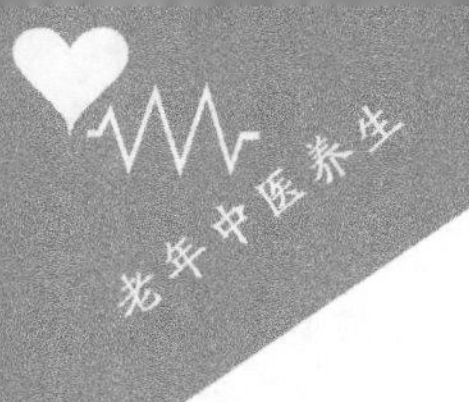

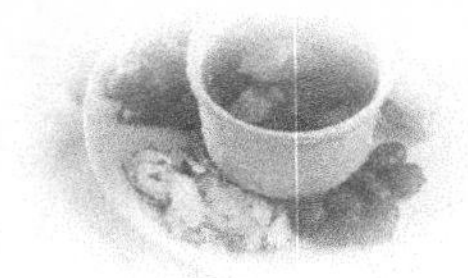

精神饱满，形体健壮。这说明养德可以养气，养神，使“形与神俱”，健康长寿。

5. 开朗乐观

（1）性格开朗：性格是人的一种心理特征，它主要表现在人已经习惯了的行为方式上。性格开朗是胸怀宽广、气量豁达所反映出来的一种心理状态。培养良好性格的基本原则是，从大处着眼，从具体事情入手，通过自己美好的行为，塑造开朗的性格。首先要认识到不良性格对身心健康的危害，树立正确的人生观，正确对待自己和别人，看问题、处理问题要目光远大，心胸开阔，宽以待人，大度处事，不斤斤计较，不钻牛角尖。科学、合理地安排自己的工作、学习和业余生活，丰富生活内容，陶冶性情。

（2）情绪乐观：孔子在《论语》中说：“发愤忘食，乐以忘忧，不知老之将至云尔。”可见，乐观的情绪是调养精神、舒畅情志、防衰抗老的最好的精神营养。精神乐观可使营卫流通、气血和畅、生机旺盛，从而身心健康。“知足常乐”“比上不足，比下有余”，培养幽默、风趣的乐观态度。

6. 保持心理平衡

培养正确的竞争的意识和积极的心理素质。

竞争意识，就是要有进取心和高度的责任感。有高度责任感的人，表现于对知识的索取，对技艺的追求和对志趣的倾心。因此，视野开阔，生活充实。正确对待竞争，克服自卑感，消除嫉妒心。人生而有自卑情结——相对其他族群在身体力量、速度、高度等生存能力上均有不足；人群中也不曾有过全能的“天才”。因此，克服自卑感的关键在于自我肯定，不断挖掘自身潜能，自得其乐。消除嫉妒心，关键在于培养海纳百川的胸襟和与人为善的品质。

二、治神

所谓治神，是指用方药、针灸等疗法治疗因七情刺激而引起的神志病证。

《慎斋遗书》说：“病于形者，不能无害于神；病于神者，不能无害于形。”说明精神疾患与躯体疾患往往是难以截然分开的。针灸、中药不仅可通过调治躯体方面的病证，而达到解除精神负担的作用，同时许多方药针灸等治法，可以直接对精神情志方面的病变起作用。如人参“养精神、定魂魄、止惊悸、开心益神”；龙眼肉“主安志，久服强魄聪明”；龙骨能“养精神、定魂魄、安五脏”；龙齿可治“大人惊痫”；牛黄能主治“惊痫寒热、热盛狂痉”；柏子仁有“养心气、益智宁神”之功等。以上说明，中药里确有不少具有对神志病变起治疗作用的药物。此外，以这类药物为主组成，能够治疗神情病变的中成药也有很多。

（1）天王补心丹：能补心安神，主治神经衰弱、烦躁失眠、思虑过度、心悸健忘等症。

（2）柏子养心丸：能清心养血安神，主治心血亏损、失眠健忘、夜多怪梦、心悸怔忡、神志不宁。

（3）琥珀多寐丸：能平肝安神，适用于肝阳亢盛所致的心神不安、心悸、失眠。

（4）安神补心丸：能养心安神，主治失眠、心悸、健忘、耳鸣。

（5）安神补脑液：能养血安神，主治由于肝肾不足所致的心悸失眠、遗精多梦。

（6）妙香丸：能补心固肾、镇静安神，主治因元气不足所致的心悸不稳、惊恐怯弱、喜怒无常。

（7）更衣丸：以芦荟、朱砂酒制为丸，主治因大便燥结而引起的心烦易怒、睡眠不安等症。

至于用针灸治疗情志病证，事实证明，亦很有效。

此外，气功对于神志方面的病变有突出的疗效。这是由于气功疗法强调“存神”“凝神”“静

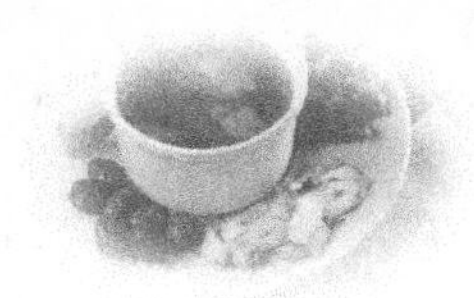

思”“宁神”“神敛”“调心”“定志”“入静”“意守”“瞑目存想”等，都是强调以静心调神为要务，并据此而实现调节机体脏腑经络的作用。通过练功，可排除焦虑、紧张、忧郁等不良情绪的干扰，使人体情绪变为平静、稳定，体内气化处于协调和顺的旺盛状态。尤其是气功中的“以意引气”，可通过各种意念的定向性和定位性的自我锻炼，调动正气达于病所，以驱邪愈病。

总之，养生必须养神，因为神是生命的主宰。而养神又要以“静神”为首务，只有神志安静，才能“病安从来”。养生还要调神，以避免各种情志的过激刺激。此外，“以恬愉为务”也必须牢记，只有精神永远保持乐观、开朗，体内气血才能正常运行，否则“百病生于气”。

模块四　调摄情绪法

一、调志摄神的基本原则

和喜怒、去悲忧、节思虑、防惊恐。

二、调志摄神的养生方法

1. 情志制约法

情志制约法又称以情胜情法。它是根据情志及五脏间存在阴阳五行生克乘侮的原理，用互相制约、互相克制的情志来转移、干扰原来对机体有害的情志，以达到协调情志的目的。如《素问·阴阳应象大论》指出的：怒伤肝，悲胜怒；喜伤心，恐胜喜；思伤脾，怒胜思；忧伤肺，喜胜忧；恐伤肾，思胜恐。

（1）五脏情志制约法：张子和云：“以悲制怒，以怆恻苦楚之言感之；以喜治悲，以谑浪戏狎之言娱之；以恐治喜，以恐惧死亡之言怖之；以怒制思，以污辱欺罔之言触之；以思治恐，以虑彼忘此之言夺之。凡此五者，必诡诈谲怪，无所不至，然后可以动人耳目，易人视之。”指出了五脏情志制约的原则和方法，如图 2-1 所示。

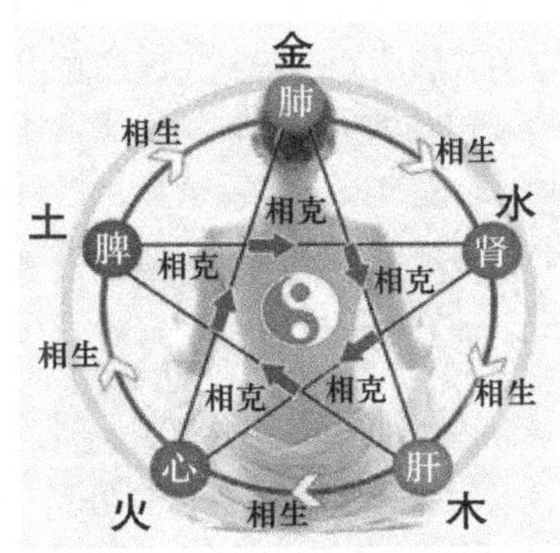

图 2-1　五脏五行制约图

（2）阴阳情志制约法：运用情志之间阴阳属性的对立制约关系，调节情志，协调阴阳，是为阴阳情志制约法。喜与悲、喜与怒、怒与恐、惊与思、怒与思、喜与忧、喜与恶、爱与恨等，性质彼此相反的情志，对人体阴阳气血的影响也正好相反。因而相反的情志之间，可以互相调节、控制，使阴阳平衡。喜可胜悲，悲也可胜喜；喜可胜恐，恐也可胜喜；怒可胜恐，恐也可胜怒等。

2. 移情法

移情法又可称转移法，即通过一定的方法和措施改变人的思想焦点，或改变其周围环境，使其与不良刺激因素脱离接触，从而从情感纠葛中解放出来，或转移到另外的事物上去。

此法古时也称为祝由疗法，《素问·移精变气论》中提出：“古之治病，惟其移精变气，可祝由而已。”《理瀹骈文》说：“七情之病者，看书解闷，听曲消愁，有胜于服药者矣。”实践证明，

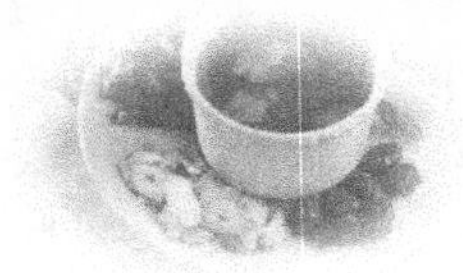

情绪不佳时，听听音乐，观赏幽默的相声或喜剧，苦闷顿消，精神振奋。

（1）升华超脱：

1）升华：用意志战胜不良情绪的干扰，用理智战胜生活的不幸，用理智和情感作为行为的动力，投身于事业中去，以工作和事业的成绩来冲淡感情上的痛苦，寄托自己的情思。

2）超脱：在思想上把事情看得淡一些，行动上脱离不良情绪的环境。思想上淡然，行动上决然。

（2）移情易性：

1）移情：排遣情思，改变内心情绪指向性。

2）易性：改易心志，改变不良的情绪和习惯，排除内心杂念和抑郁。

（3）运动移情：运动不但可以增强生命的活力，而且能改善不良情绪，使人精神愉快。运动可以有效地把不良的能量发散出去，调整机体平衡。

3. 暗示法

自我暗示是靠思想、语词，对自己施加影响以达到心理卫生、心理预防和心理治疗目的的方法。通过自我暗示，可以调整自己的心境、感情、爱好、意志乃至工作能力，起到非常积极的作用。比如，在荣誉面前，自敲警钟“谦虚、谦虚”，在遭遇挫折时，安慰自己要看到光明，要提高勇气。面对疾病，要鼓励自己“我一定能战胜疾病”。学会自我暗示，需要坚强刚毅的意志，要对自我暗示有坚定不移的信心，并在实践中进行锻炼，使自我暗示得到恰如其分的运用。

（1）冥想放松法：你可以用一件真实的物件，如某种球类、某种水果或者手头可以找到的小块物体来发挥自我想象的能力，具体做法是：

1）凝视手中的橘子（或其他物体），反复仔细地观察它的形状、颜色、纹理脉络，然后用手触摸它的表面质地，看是光滑还是粗糙，再闻闻它的气味。

2）闭上眼睛回忆这个橘子都给你留下了哪些印象。

3）放松肌肉，排除杂念，想想自己钻进了橘子里，那么，想象一下，里面是什么样子？你感觉到了什么？里面的颜色和外面的颜色一样吗？然后再假想你尝了这个橘子，记住它的滋味。

4）想象自己走出了橘子的内部，恢复了原样，记住刚才在橘子里面所看到的，尝到的、感觉到的一切。然后做5遍深呼吸，慢慢数5下，睁开眼睛，你会感觉到头脑清爽，心情轻松。

（2）自主训练法，又称适应训练法。

1）取坐姿，把背部轻轻靠在椅子上，头部挺直，稍稍前倾，两脚摆放与肩同宽，脚心贴地。

2）两手平放在大腿上，闭目静静地深呼吸3次，排除杂念，把注意力引向两手和大腿的边缘部位，把意念导于手心。

3）不久，你会感到注意力最先指向的部位慢慢产生温暖感，然后逐渐扩散到手心全部，这时，你心里可以反复默念：“静下心来，静下心来，两手暖和起来。”

4）做5遍深呼吸，慢慢数5下，睁开眼睛。

4. 节制法

节制法就是调和、节制情感，防止七情过极，达到心理平衡。

《老老恒言·戒怒》：“人借气以充身，故平日在乎善养。所忌最是怒。怒气一发，则气逆而不顺，窒而不舒，伤我气，即足以伤我身。”《吕氏春秋》说：“欲有情，情有节，圣人修节以制欲，故不过行其情也。”

（1）遇事戒怒：制怒之法，首先是以理制怒。即以理性克服感情上的冲动，在日常工作和生活中，虽遇可怒之事，但想一想其不良后果，可理智地控制自己过激之情绪，使情绪反应“发

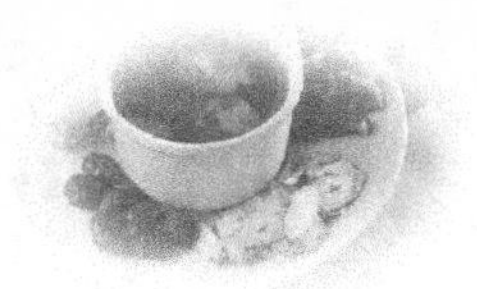

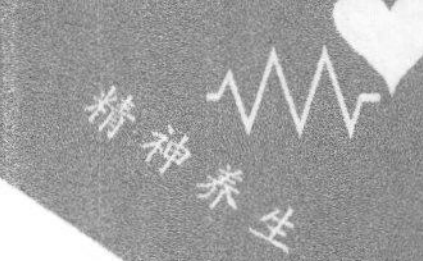

之于情”“至止于理”。其次是提醒制怒。刻在自己的床头或案子写上“制怒”“遇事戒怒”等警言，以此作为自己的生活信条，随时提醒自己，也可收到良好效果。再次是怒后反省。每次发怒之后，吸取教训，减少发怒次数，逐渐养成遇事不怒的习惯。

（2）宠辱不惊：对于任何重大变故，都要处之泰然，保持稳定的心态，不要超过正常的生理限度。要善于自我调节情感，以便养神治身，对外界的事物刺激，既要有所感受，又要思想安定，七情平和，辨明轻重，保持安和的处世态度和稳定的精神状态。

5. 疏泄法

把积聚、抑郁在心中的不良情绪，通过适当的方式宣达、发泄出去，以尽快恢复心理平衡，称为疏泄法。

疏泄疗法，有自动疏泄，引导疏泄。自动疏泄的人，个性多呈外倾型，是个体心理调节的积极措施。引导疏泄，是指个体在不愿意讲述心里郁闷的情况下，医者、家人或同事、朋友等及时地给予同情、关怀，并以十分耐心的态度、技巧性的语言，引导其无所顾虑，畅所欲言。需要引导疏泄的人，个性多呈内倾型、抑郁型。

具体做法可采取下面几种方式：

（1）自动疏泄——直接发泄：用直接的方法把心中的不良情绪发泄出去，如怒吼、大哭。

（2）引导疏泄——疏导宣散：出现不良情绪时，借助于别人的疏导，可以把闷在心里的郁闷宣散出来。《灵枢·师传》云：“人之情，莫不恶死而乐生，告知以其败，语之以其善，导之以其所便，开之以其苦，虽有无道之人，恶有不听者乎？”快乐有人分享，是更大的快乐；痛苦有人分担，可减轻痛苦。

指导疏泄的人一定要有耐心，即使是患者讲得啰唆、重复，也要坚持听下去，并为其保密。只要抱有同情心，顺其自然以引导，疏泄的目的一定能够达到。疏泄的场所、环境一定要选择。一般而言，要选择安静的地方予以交谈。现我国也有专门设置的一种特定房间，供那些不能理智地宣泄或有冲动行为的人使用；在特定的房间里，可打、可骂、可哭、可笑、可喊、可叫，尽情宣泄心中的不快。

小链接 2-2

老年人常见的心理问题

1. 心理孤独

造成老年人孤独的最普遍原因是：退休在家，离开了工作岗位和长期相处的同事，终日无所事事，孤寂凄凉之情油然而生。儿女分开居住，寡朋少友，缺少社交活动。丧偶或离婚，老来孑然一身。老年人最怕孤独。因为孤独使老人处于孤独无援的境地，很容易产生一种“被遗弃感”，继而使老人对自身存在的价值表示怀疑、抑郁、绝望。

2. 心理空虚

这种问题多见于退休不久或对退休缺乏足够思想准备的老人。他们从长期紧张、有序的工作与生活状态突然转入到松散、无规律的生活状态，一时很难适应，可能会像无头苍蝇一样，东碰碰、西靠靠，他们感到时间过得很慢，难以打发。伴随“空虚感”而导致的问题往往是情绪的低沉或烦躁不安，这种恶劣的心境如果旷日持久，甚易加速衰老，有时可以达到使人想死的程度，对老年人的身心健康威胁很大。

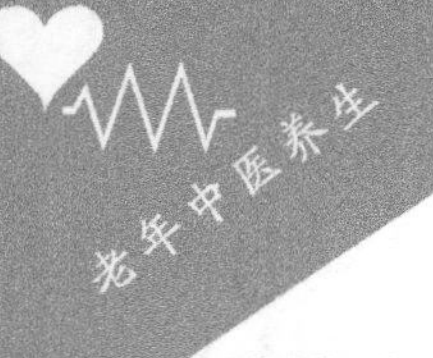

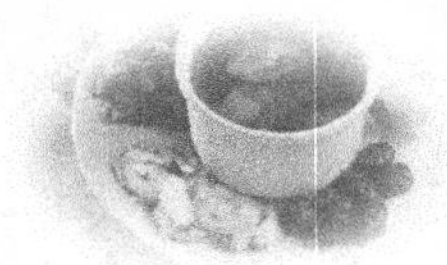

3．情绪变化

老年期是人生旅途的最后一段，也是人生的“丧失期”，例如“丧失”工作、权力和地位、金钱、亲人、健康等。另外，由于大脑和机体的衰老，老人往往产生不同程度的性情改变，如说话啰唆、情绪易波动、主观固执等，少数老人则变得很难接受和适应新生事物，怀恋过去，甚至对现实抱有对立情绪。老年人的性情改变，常常加大了他们与后辈、与现实生活的距离，导致社会适应能力的缺陷。

4．记忆力减退

不少老年人都时常为自己的记忆力不好而深感苦恼，例如：出门忘记带钥匙，炒菜忘了放盐，一会儿找不到手表，一会儿找不到眼镜。老年人记忆力减退的特点是对新近接触的事物忘得很快，而对往事却记忆犹新。记忆力减退是大脑细胞衰老、退变的常见现象，过于严重则可能是老年痴呆的一种表现。

5．睡眠问题

老年人大多数睡眠减少、睡眠浅、易惊醒，有的老人同时有入睡困难和早醒，这也是脑功能退化的自然现象。由于老年人睡眠的质和量都发生了明显变化，因此许多老人常感到睡醒后不解乏，白天精神不济，甚至有昏昏欲睡之感。有些老人可表现为睡眠过多或睡眠倒错，或在白天频频打盹、打呵欠，即使在很重要的场合也难以自制，这也是脑功能退化的显著标志。

案例思考

案例：从范进中举和中医治疗情志病说起

屡试不第的范进在50多岁时得中举人，喜极而疯，一边拍手，口里高叫“中了，中了”，一跤跌在池塘里，挣扎起来，两手黄泥，一身湿淋淋的，披头散发，鞋也丢了一只，仍不停地拍掌，高喊“中了！中了！”在家人悲伤和邻里的惋惜声中，一个报喜官差出主意，找一个他平素最害怕的人抽他一记耳光，并对他说他不曾中，就能治好他的疯病。于是人们找来范进最怕的老丈人胡屠户，他壮着胆子打了“文曲星”一个嘴巴，还真的让女婿清醒过来。这个故事多数中国人都知道。不过，它有什么医学依据，恐怕了解的人就不多了。

案例分析

五行相克巧治情志病

古时的文人都懂些医理，曾有“一个秀才半个医”的说法。《儒林外史》里这种治疗喜极而疯的方法是中医治疗这类疾病的传统、有效的方法，它的理论依据就是五行相生相克。范进得的这种病在中医中称为情志病。

五行相生相克是我们的祖先认识世界和处理实际问题的相当重要的方法，也是中医治病诊病的一个非常重要的法门。水生木，木生火，火生土，土生金，金生水；水克火，火克金，金克木，木克土，土克水。相生关系是生者为母，被生者为子。如水生木，水为母，木为子。根据五脏相生相克关系，

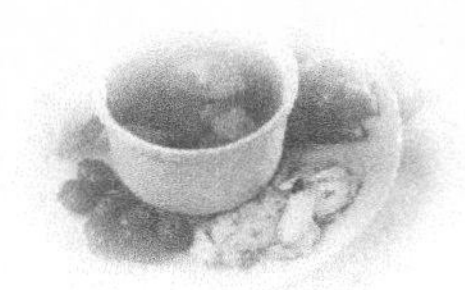

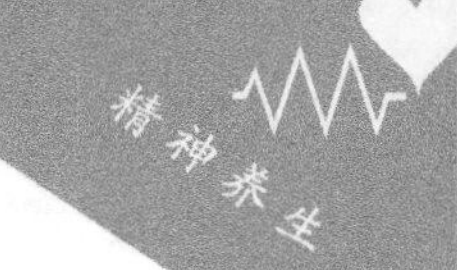

中医可以有许多方便手法，如直接补某一脏器有困难时，可以采取补母益子的方法。如果直接补心的效果不好时，可以考虑补肝。某一脏之气太过时，可以通过泄子来恢复该脏器的正常状态，也可以增强克它的脏器来达到这个目的。这就使中医在治疗内脏疾病时，有了更多的选择。与本文所谈到的情志病有关的脏器和情绪有：木——肝、怒，火——心、喜，土——脾、思，金——肺、忧，水——肾、恐。

中医治疗情志病主要从五志相克入手：恐胜喜，喜胜忧，忧胜怒，怒胜思，思胜恐。以范进喜极而疯为例。喜由心生，“心花怒放”表达的是人们对喜与心之间的关系的认识。范进由于喜出望外而疯，乐极生悲。为什么一定要让一个他平素惧怕的人来打他耳光呢？从五行相克可以看到，恐胜喜，也就是肾水克心火。只有令他畏惧的人打他嘴巴，并说他中举是假的，才能令他产生恐惧的效果，才能达到“恐胜喜”。让一个他不惧怕的人抽他嘴巴，不但不会产生令他恐惧的效果，还会激怒他，按五行相生的关系，肝木生心火，不但抑制不了因喜悦产生的疯，还会使疯加剧。

思考题：我们如何避免现实生活中的“范进中举”现象？

实践训练

情景模拟：两人一组，一人饰演患者，一人饰演操作者，双方充分交流后，操作者根据患者身体情况与具体需求选择按摩方式，进行按摩操作，患者则将操作时的感受详细反馈于操作者，以助其提高水平。

操作过程：先阅读下面文字学习疏肝理气的保健方法，按摩操作先从角孙穴开始，然后进行全身按摩，最后进行足部按摩，当所有操作进行一次之后，双方交换角色，继续练习。

疏肝理气的保健方法

一、按摩十大养生穴位帮你疏肝理气

1. 太冲穴

太冲穴位于足背侧，第一、二趾骨的骨缝之间，向后约3横指宽处有一个凹陷，太冲穴就位于这个凹陷中。使用指头压迫，会感到脉动。应用此穴时，在双侧穴位上用拇指指端用力按揉，以使局部产生较强的酸胀感为宜，1次一般按揉3～5分钟。

2. 角孙穴

角孙穴位于人体的头部，折耳廓向前，当耳尖直上入发际处。正坐或侧伏，以耳翼向前方折曲，当耳翼尖所指之发际处。若以手按，使口合，在牵动处取穴。对于着急生气后两肋胀痛、乳房胀痛的人更有益。

3. 风池穴、太阳穴

风池穴位于项部，在枕骨之下，胸锁乳突肌与斜方肌上端之间的凹陷处。太阳穴位于颞部，当眉梢与目外眦之间，向后约一横指的凹陷处。风池穴和太阳穴等穴位是头上的“撒气穴”。按压这些穴位能起到明目醒脑、舒缓疲劳与焦虑的养生、保健作用，可治疗头痛、眩晕等病证。

4. 膻中穴

位于两乳之间，有宁心神、除闷气的养生作用。按摩时用大拇指腹稍用力揉压穴位，每次揉压5秒，休息3秒。生气时往下捋100下，可以顺气，对岔气也有很好的养生作用。

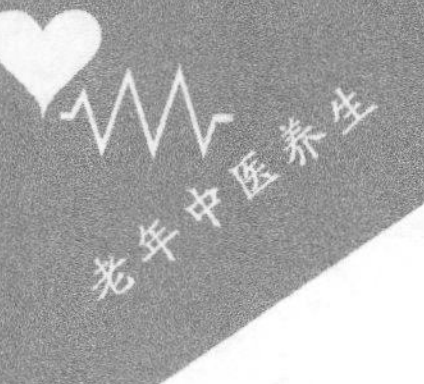

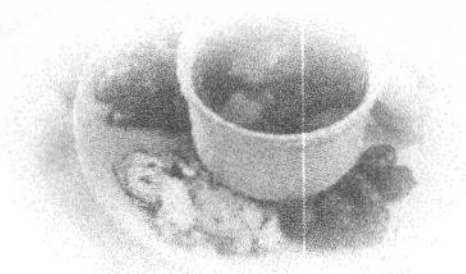

5. 肩井穴

肩井穴位于肩上，大椎穴与肩峰端连线中点。按摩此养生穴位可以改善乳房胀痛、乳腺增生、乳腺炎。用拳头敲打肩井穴可缓解颈疲劳，使大脑供血充足，治疗头痛，同时还可除闷、宁心神。

6. 肝俞穴

肝之背俞穴。在背部，当第9胸椎棘突下，旁开1.5寸。布有第九、十胸神经后支的内侧皮支，深层为外侧支，第九肋间动、静脉后支的内侧支。此养生穴位是肝的背俞穴，是肝的原气在身体背部汇聚而成的“水潭”，肝俞是养肝不可缺少的养生要穴。肝俞与太冲搭配，在中医里属于“俞原配穴”法，按摩此养生穴位能够补肝阴，养肝柔肝。

7. 足三里、三阴交穴

足三里穴位于外膝眼下四横指，胫骨边缘。足三里是“足阳明胃经”的主要穴位之一，是一个强壮身心的大穴，按摩足三里有调节机体免疫力、增强抗病能力、调理脾胃、补中益气、通经活络、疏风化湿、扶正祛邪的作用。三阴交属足太阴脾经，在小腿内侧，当足内踝尖上3寸，胫骨内侧缘后方；正坐屈膝呈直角取穴。这两大养生穴位是补脾胃的要穴，养肝必须把脾胃这个运化气血的“机器”保养好。

8. 太溪穴

太溪穴位于足内侧，内踝后方与脚跟骨筋腱之间的凹陷处。也就是说在脚的内踝与跟腱之间的凹陷处。

此穴双侧对称，也就是有两个。此养生要穴是肾的原穴，是储存肾脏原气的仓库。用太溪调动肾脏的功能，能够更好地“滋水涵木。

二、护肝运动——按摩健身操

1. 肝脏按摩运动

（1）两手搓热。

（2）以双手三指向内，正对乳中肋骨下方缓缓插入2～3cm。

（3）此点为肝经，多做按摩可以帮助养护肝脏。

2. 怀抱式肝脏运动

（1）两手交叉抱住前胸，左手在外。

（2）身体慢慢往左扭转上升，深吸气直到不能吸为止；然后缓缓吐气。

（3）身体往右扭转再做一遍。

3. 肝经部位按摩

此外，平时也可多按压肝经部位，如手掌心外侧小指下缘突出的肌肉部位（小鱼际）。

三、疏肝理气按摩小妙招

1. 舒气会

方法：两掌重叠，置于两乳间的膻中穴，上下擦动30次。

作用：疏理气机，刺激胸腺，增强免疫机制。

2. 宽胸法

方法：

（1）坐位，右手虚掌置于右乳上方，适当用力拍击并渐渐横向另一侧移动，来回10次。

（2）以两手掌交叉紧贴乳上，横向用力擦动20次。

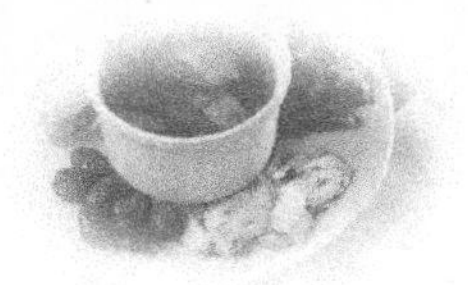
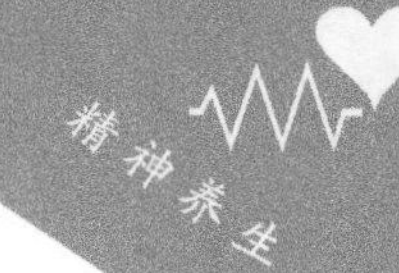

（3）两手掌虎口卡置于两腋下，由上沿腰侧向下至髂骨，来回推擦，以热为度。

作用：宽胸理气，通畅全身气机。

3. 疏肋间

方法：坐位，两手掌横置于两腋下，手指张开，指间距与肋骨的间隙等宽，先用右掌向左分推至胸骨，再用左掌向右分推至胸骨，由上而下，交替分推至脐水平线，重复 10 次。注意手指应紧贴肋间，用力宜均匀，以胸肋有温热感为宜。

作用：理气疏肝。

4. 运双目

方法：端正凝视，头正腰直，两眼球先顺时针方向缓缓旋转 10 次，然后瞪眼前视片刻，再逆时针方向如法操作。

作用：长久练习，可使双目顾盼灵活，神采奕奕。

5. 叹息法

方法：全身放松，先深呼吸后，再尽量呼气，在呼气时发出“嘘”音，并尽力瞪目，重复 10 次。

作用：可调和脏腑，疏肝理气。

知识拓展

《黄帝内经》中如何论情志

七情和五志皆由五脏功能化生，是人之常情，缺一不可。七情和五志的表现形式不一样。七情相对五志而言，是在外来刺激作用下表现于外的情绪。五志是在外来刺激作用下隐藏于内的情志。情志是神的重要表现形式，故常称其为“神志”。情志，是七情和五志的合称。七情是喜、怒、忧、思、悲、恐、惊七种情绪的总称。五志，是怒、喜、思、忧、恐五种情志的总称。《黄帝内经》将其分属于五脏：心志喜；肝志怒；脾志思；肺志忧；肾志恐。

1. 情志的作用

《灵枢・本脏》强调：“志意者，所以御精神，收魂魄，适寒温，和喜怒者也……志意和则精神专直，魂魄不散，悔怒不起，五脏不受邪矣。”说明正常情况下，七情和五志在维持身体健康过程中的地位和作用是无可取代的。

2. 情志与疾病

情志过用或失控容易导致疾病，甚至是重要的致病因素，伴随科技发展和进步、人类经济条件的改善和社会复杂化，情志对健康和疾病的作用与影响日趋明显。《素问・经脉别论》曰：“生病起于过用”，情志过用可伤人气机，产生疾病。《素问・阴阳应象大论》更加明确地说：“怒伤肝，悲胜怒”“喜伤心，恐胜喜”“思伤脾，怒胜思”“忧伤肺，喜胜忧”“恐伤肾，思胜恐”。《素问・血气形志》具体说明形志关系及形志过用与疾病发生的规律性联系：“形乐志苦，病生于脉……形乐志乐，病生于肉……形苦志乐，病生于筋……形苦志苦，病生于咽嗌……形数惊恐，经络不通，病生于不仁。”

3. 情志与疾病治疗

《黄帝内经》强调，治病要根据患者的神志状态，决定、选择治疗措施，否则，治之无功。《灵枢・本神》开篇即谓：“凡刺之法，先必本于神。”《黄帝内经》多次提示人们“失神者死，得神

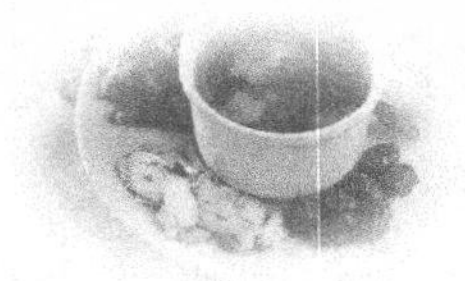

者生也”“得神者昌，失神者亡”。以上旨在告诫人们：神气充盛，病易治，大病亦预后良好，若神气萎顿，病虽轻亦难治。

4. 情志与养生

《黄帝内经》养生重视形神共养。《素问·上古天真论》曰：“形与神俱，而尽终其天年，度百岁乃去。”《素问·宝命全形论》再次提出“凡刺之真，必先治神”，并强调一曰治神，二曰知养身。《素问·四气调神大论》从正反两个方面明确告诉人们：要顺应自然界春夏秋冬四时生、长、化、收、藏的规律保养神气，春使志生、夏使志无怒、秋使志安宁、冬使志若伏若匿，调节情志，勿使过度，否则伤害五脏，发生病变。

课后练习

1. 书面作业：查阅资料，书写一篇有关“情志失调所致的心理生理性失眠”老年患者的养生、保健方法，可以从饮食、起居、按摩等各个方面完成。

2. 复习本单元精神养生的内容。

3. 练习适合老年人的疏肝理气按摩保健操。

拓展阅读

学生自己查阅相关资料，进行学习。

1. 推荐书籍：《素问·生气通天论》。

2. 学者理论：罗铭鸿：《黄帝内经》情志养生的思想来源于道家哲学。

3. 相关新闻：世界抗癌日。

4. 历史故事：老子论长寿：顺乎自然、少私寡欲、专气致柔、静以养生。

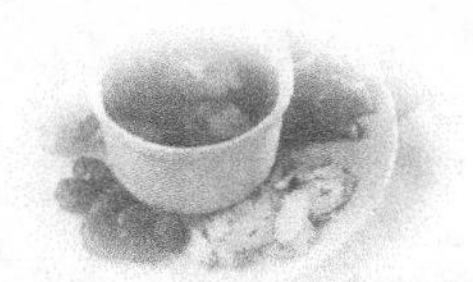

学习单元三 环境养生

学习目标

知识目标

了解环境养生的基本概念，掌握适宜养生的地域环境、自然环境、居住环境、室内环境，并可根据所学知识对不良的环境加以改善，使之适合养生。

能力目标

运用环境养生、地域养生的方法改善老人居住环境。

素质目标

掌握老年人环境养生的方法，培养敬老、爱老、为老人服务的理念。

环境即指围绕人们的客观事物的总和。环境与养生，中心是人类。本单元主要探讨环境对人类健康的影响，阐明与环境有关的疾病的发生、发展规律，提出改善环境质量的一些基本方法，指导人们选择和创造适宜的生活环境，使其与人体生命活动规律协调一致，从而预防疾病，增强体质，保护人体健康。

情景导入

"触目惊心的环境污染随处可见：天空昏暗、空气污浊、污水横流、垃圾围城……连远在冰天雪地的南极企鹅体内也发现DDT等农药残余，珠穆朗玛峰遍地狼藉？蓝天碧水已经成为许多人儿时的记忆和遥不可及的梦想。南极臭氧空洞，是因为过去氟利昂用量过多，排放到空气中造成的，会有大量紫外线照射地球，皮肤癌等发病率升高，地球温度升高；许多水域会发生赤潮等是因为生活工业废水进入水域，这些水富含氮、磷，使水富营养化造成的，会导致鱼虾死亡，也会通过生物富集作用损害人们的健康；罗布泊，'消逝的仙湖'，就是说，罗布泊本是非常美丽的湖泊，如今消逝了，成了荒漠。这是生态环境遭受人为破坏的悲剧。"

这篇报告文学以强烈的呼声，警醒世人，要树立全民环保意识，搞好生态保护。砍伐树木、挖掘河沙、杀伤动物，环境污染主要是人为的因素所造成。平时人们在生产、生活中排放的大量"三废"和某些工业、生活设施的突发意外事故，以及医院未经处理的废弃物等均可造成环境污染，严重时可引起危害。

模块一 环境养生概述

人与自然是有机的统一整体。正如恩格斯所言："人本身是自然界的产物，是在他们的环境中，并且和这个环境一起发展起来的。"人与环境，像鱼和水一样密不可分。环境创造了人类，人类依存于环境，受其影响，不断与之相适应；人类又通过自身的生产活动不断改造环境，使人与自然更加和谐。

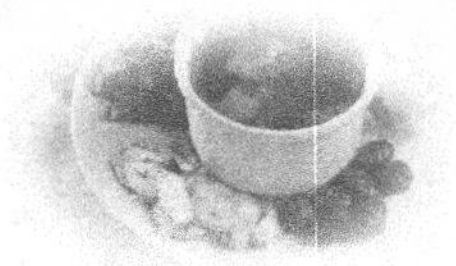

一、环境养生的含义及意义

所谓环境养生，是指空气、水源、阳光、土地、植被、住宅、社会人文等因素综合起来，所形成的有利于人类生活、工作、学习的外部条件。

生活环境对人类的生存和健康意义重大，适宜的生活环境可保证工作、学习的正常进行，促进人类的健康长寿，有利于民族的繁衍兴旺。反之，如果对人类生产和生活活动中产生的各种有害物质处理不当，不仅损害人类健康，还会产生远期潜在危害，威胁子孙后代。孟子指出“居移气，养移体，大哉居乎”，说明人们很早就认识到居住环境对保障人类健康和改变居民体质的意义。

环境科学认为，正常的生态系统中能量流动和物质循环总是不断进行着，但在一定阶段，能量与物质的输入与输出、生物种群的组成和数量的比例，都处于一种相对稳定的状态，信息的传递通畅，这种平衡状态叫生态平衡。

生态平衡是动态平衡，外界和内部因素的变化，尤其人为因素都可对它造成影响，甚至产生破坏。生态系统之所以能保持平衡，是其内部具有自动调节的能力，或者说环境对污染物有一种自净能力。但这有一定限度，当环境内污染物过多，超过其自净能力，调节不再起作用，生态系统遭到破坏，环境就会受到污染。严重的环境污染，能造成生态系统的危机，导致人类的灾难。流行病学研究证明，人类的疾病70%～90%与环境有关。人类若想健康长寿，就必须建立和保持同外在环境的和谐关系。

二、环境的分类

1. 根据环境的形成划分

以人类为中心的环境，包括人类赖以生存的自然环境和人工环境。自然环境包括地球上的空气、水、土壤、岩石和生物等；人工环境指人类为从事社会集居生活而建立的城乡生活居住环境，室内环境包括在人工环境中。这些环境不仅为人类生活所必需，且其组成和质量与人类的健康关系至为密切。

2. 根据环境的性质划分

人类的环境根据影响因素的性质，可分为物理、化学、生物和社会环境四类。

（1）物理环境：主要包括气候（如空气中的温度、湿度、风速）、噪声、震动、电磁辐射和电离辐射等。

（2）化学环境：化学环境因素种类很多，大气、水、土壤中含有各种有机和无机化学成分；其中许多成分在含量适宜时为人类生存所必需。环境中分布广泛，且对人体健康危害严重的化学性污染物主要有硫化物、氮氧化物、一氧化碳、烟尘、光化学烟雾、重金属（如铅、汞）、农药、化学致癌物等。

（3）生物环境：生物环境因素主要指环境中的细菌、病毒、微生物等。水和土壤中的生物污染，主要来自生活污水、医院污水、粪便污水、垃圾等；空气（尤其室内）的微生物污染，主要由人们大声说话、咳嗽、喷嚏时的飞沫和飞扬的尘埃等引起。

（4）社会环境：社会环境包括人为形成的环境，如人口密度、职业、社会经济状况、居住条件、饮食、风俗、个人生活习惯等。

本单元以地域环境、自然环境、居住环境和室内环境（后两者属人工环境）为主，将各种环境影响因素融合其间。

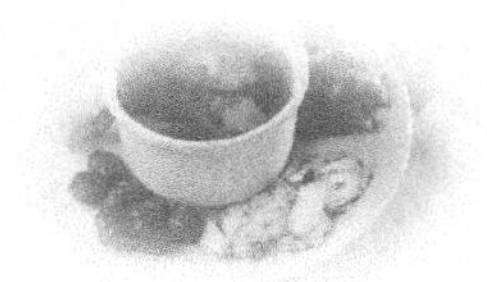

模块二　地域环境

中医学认为，地理环境对人的寿命有直接影响。《素问·五常政大论》指出："高下之理，地势位然也。崇高则阴气治之，污下则阳气治之……高者其气寿，下者其气夭。"说明居住在空气清新、气候寒冷的高山地区之人多长寿，居住在空气污浊、气候炎热的低洼地区之人多短寿。可见，居住地方的水土、气候环境对人体的健康长寿是有影响的。

我国地理环境复杂，不同地域，人的体质不同，好发的疾病也不同，治疗和养生保健的方法也就不同。因此，要了解不同环境的特点，适应环境，才能做到趋其利而避其害。

一、海滨海岛

海滨，指位于陆地与大海之间的前沿线；海岛，指海洋中四面环水的陆地（见图 3-1）。我国有辽阔的海疆，漫长的海岸线，众多的港湾和星罗棋布的岛屿，形成蔚为壮观的自然景象，为人们提供了一个不同于内陆高山和平原地区的生活环境。

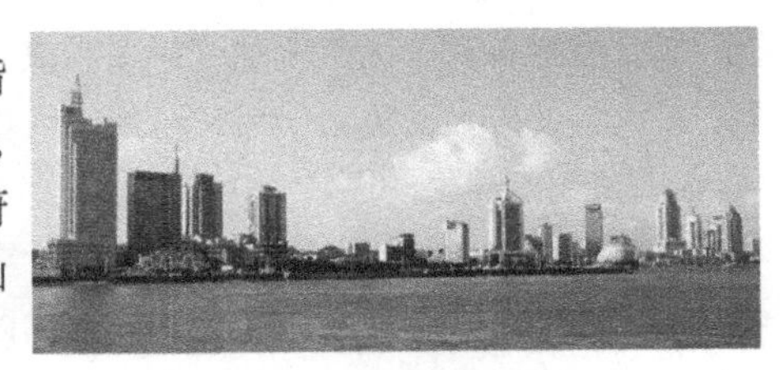

图 3-1　海滨风景

1. 环境特点

气候温和，气温平稳，昼夜、四季的温差比内陆小，而且冬季气温相对较高，夏季气温相对较低。空气清新，污染较少，海滨海岛空气中碘、氯化钠、氯化镁的含量较高，不仅能补充人体生理需要，还有杀菌作用。雨量丰富，相对湿度大。环境开阔，日照充足，阳光明媚，天空湛蓝。

2. 有利于养生的因素

海滨海岛对于人体健康的养生作用主要表现为气候宜人和物产丰富。

沿海地区冷暖变化缓和，气候温润，空气清新，日照充足。负离子含量高、尘埃及有害化学气体少，是进行"空气浴"的极佳地区；日光散射的紫外线充足，为进行"日光浴"提供了优越的条件；海水中的某些成分对人体有一定的治疗作用，可以进行"海水浴"；广阔的海滩松软，还可以进行"沙疗法"。海滨疗养对于缺铁性贫血、咽喉炎、鼻炎、哮喘、慢性胃肠病、佝偻病、偏头痛、精神抑郁等病有良好的防治作用，对于创伤性疾病和皮肤病如湿疹、疥疮以及神经性、过敏性皮肤病等有良好的疗效。

沿海地区也是海产品盛产的主要基地，也是粮食、经济作物的主产地，还盛产各种水果、蔬菜，物产丰富，营养全面均衡，十分有利于养生、保健。

3. 不利于养生的因素

台风和海啸是海滨海岛地区的灾害性天气，狂风、巨浪、暴雨破坏性极大，严重威胁沿海居民的生命财产安全，因此要做好抗灾准备。

我国沿海海域面临着严重的海洋污染危机，排放的各种污染物，包括石油、重金属、农药、化学残留剂、各种非金属、酸和碱等。海洋中受污染的鱼虾等海产品被人体摄入后会严重影响食用者的身体健康。而长期过度捕捞也造成了海产品数量和品质的下降，如图 3-2 所示。

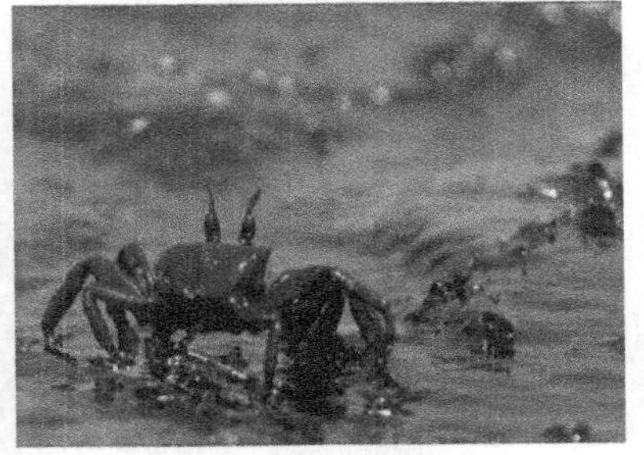

图 3-2　海洋污染

海滨海岛地区的居民患甲状腺肿的患病率较高，与长期摄入过高的碘有关。因此，应采取相应的措施，限制或减少碘的摄入量，有效预防高碘地方性甲状腺肿。

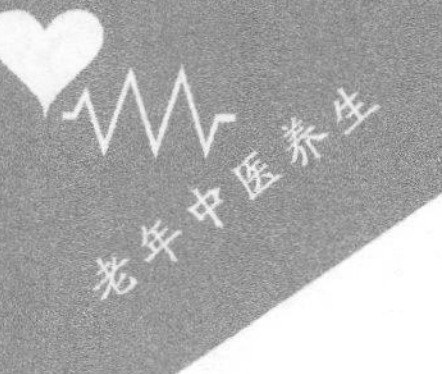

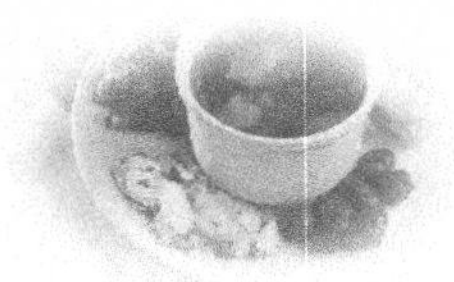

二、高原山地

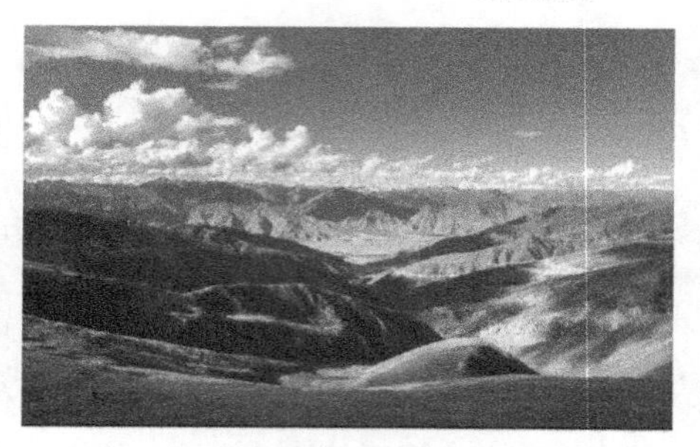
图 3-3　高原风景

高原，指海拔高度在 1000m 以上，面积广大，地形开阔，周边以明显的陡坡为界，比较完整的隆起地区（见图 3-3）。山地由山岭和山谷组成，指陆地地平面海拔在 500m 以上，相对高度较大，顶部高耸、坡陡、沟谷幽深的地区。我国的高原山地面积极为广泛，约占全国总面积的 2/3。

1. 环境特点

高原山地区域气候寒冷，昼夜温差大，容易感寒受凉。其多属内陆，降水较少，气候干燥。海拔较高，空气稀薄，大气中的含氧量和氧分压降低，环境缺氧。云量较少，日照强烈，紫外线辐射强度较大。此外，受重力作用和风化作用影响，某些地球化学元素缺乏。

2. 有利于养生的因素

《素问・五常政大论》云："高者其气寿，下者其气夭。"指出居处地势高者多长寿，而调查表明山区老年人长寿者比例较高。高原山区，风景秀丽，层峦叠嶂，使人心旷神怡，有助于调节紧张的情绪；山区植被多，空气清新，气压低，有助于增强呼吸功能；山间的瀑布、喷泉使空气中负离子聚集，可以促进新陈代谢，改善免疫功能；高原山地气温低，空气干燥，不利于蚊虫、细菌、病毒的滋生和传播；人口密度低，不利于传染病的流行；饮食以自然饮食为主，摄入维生素、纤维素较多而脂肪较少，降低了心脑血管疾病的发病率；工业污染和噪声少，生活宁静安详，自然纯朴。以上因素均有利于延年益寿。

3. 不利于养生的因素

高原山地危害健康的不利因素，主要表现在高山病和多种地方病。

由于空气中的氧含量不能满足人体生理需要而导致低氧血症，称为高山病。严重者出现高原肺水肿和高山昏迷，吸氧后症状可得到缓解。因此，在高原山地居住者，可服用红景天、人参、西洋参等补肺益气药物，日常应加强营养，保证足够的糖、脂肪、蛋白质和新鲜蔬果的摄入，活动不宜过多，负荷不宜过重，要有充分的休息，不宜大量饮酒，不宜经常洗澡。

地球化学元素的缺乏导致某些地方病，如地方性甲状腺肿（见图 3-4）、克汀病、大骨节病（见图 3-5）、克山病等。需要及时补充相应微量元素，提前预防。例如，预防地方性甲状腺肿可以食用碘化食盐及各种海产品，如海带、紫菜、海藻、鱼、虾等。

此外，强烈的紫外线长期照射易引起急性角膜炎、白内障、日光性皮炎、皮肤癌等，要注意防晒补水；高寒地区易发生冻伤、生长发育缓慢、幼儿死亡率高等，要注意防寒保暖，避免劳累和感冒。

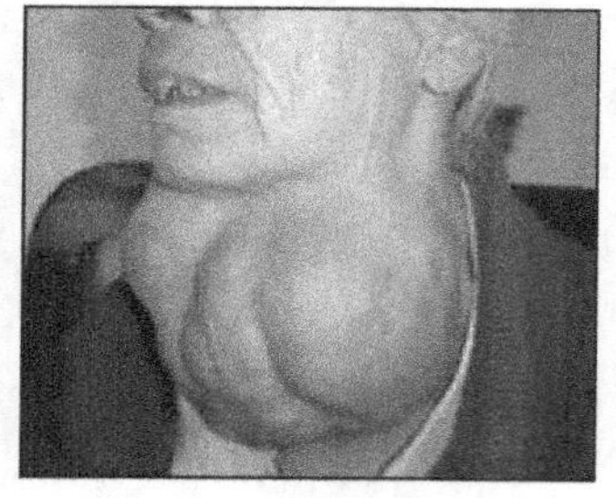
图 3-4　地方性甲状腺肿

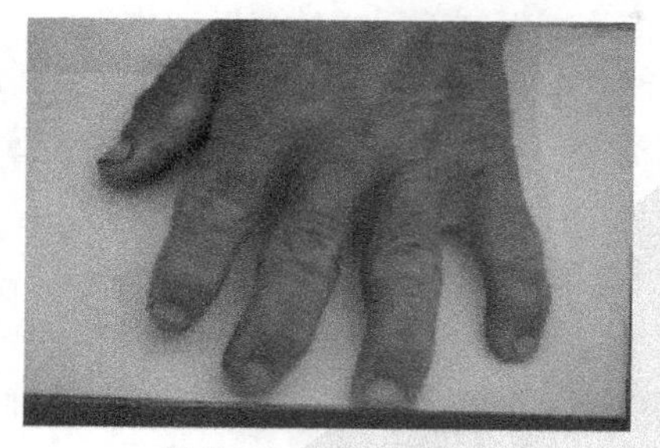
图 3-5　大骨节病

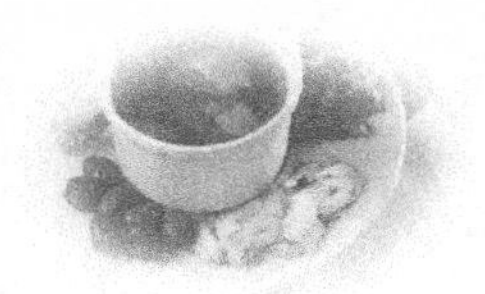

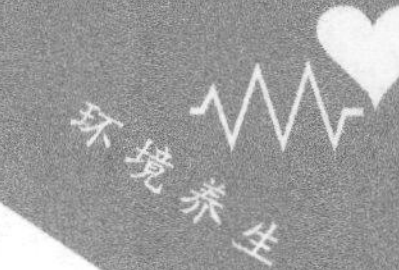

三、平原盆地

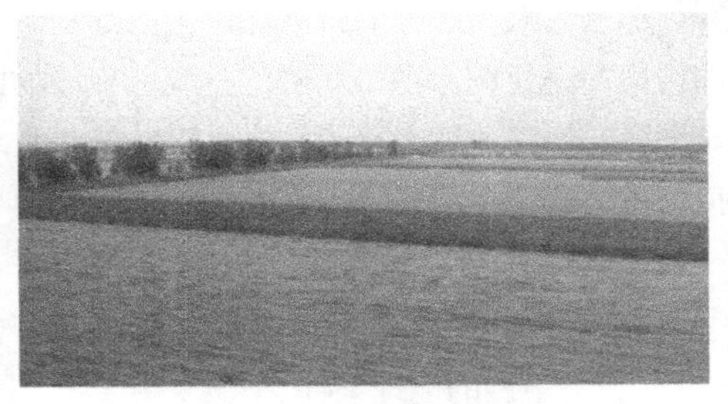
图 3-6　平原风景

平原，指陆地上海拔在 200m 以下、相对高度差在 50m 以内、地势低平、起伏和缓的地区（见图 3-6）。盆地，指四周高、中间低的盆状地形。我国平原约占全国面积的 12%，盆地约占全国面积的 19%。

1. 环境特点

平原盆地地势低平，气流运动缓慢，所以风速小、湿度大，气候温暖潮湿，易出现沉雾和逆温层。夏季高温多雨，冬季寒冷干燥，四季分明。平原地区雨量非常充沛，而且地势平坦，地表水位较高，水域发达，江河支流和湖泊密布，水源十分充足，但也容易发生洪涝灾害。此外，平原和盆地容易形成地球化学元素的富集区，成为某些地方病（如地方性氟中毒）发病的地域环境条件。

2. 有利于养生的因素

平原和盆地环境对人体健康的促进作用，主要表现在湖滨风景气候的疗养效应和丰富矿泉资源的合理利用两方面。湖滨和江滨疗养区气候宜人、风景秀丽、空气清新，令人赏心悦目、心旷神怡。含有丰富的矿泉资源，矿泉中含有多种化学微粒、气体及放射性物质，泡浴及饮用对人体都有一定的生理作用，对于心血管、消化、呼吸、血液、神经系统疾病及精神病有很好的防治作用，对于运动系统疾病、皮肤病、外伤后遗症等均有良好的治疗和康复效果。

3. 不利于养生的因素

平原盆地区域大气污染严重，颗粒物及化学物质沉积多，易引起呼吸系统疾病。水污染也相当严重，直接影响了饮用水源的水质，易引起消化系统疾病。地域因素对健康的不利还表现在地方性氟病、原发性肝癌和血吸虫病的高发。预防地方性氟病应改善水源、饮低氟水、减少食物中的含氟量，加强营养，适当补钙。预防原发性肝癌应注意饮水和食物卫生，避免摄入黄曲霉素，提倡健康生活方式，减少腌制食物摄入，培养良好的生活习惯，经常食用防癌食物。预防血吸虫病，应注意避免接触疫区的水源，采取各种防护措施，避免感染血吸虫。

模块三　自 然 环 境

中国人民历来十分强调人与自然的和谐关系，认为万物都孕育着生命，都具有适合其生存的最佳环境和条件；作为万物之灵的人类，则有创造有益于延年益寿、养生、保健的理想环境的能力。

一、人类适宜的自然环境

自然环境的优劣，直接影响人的寿命的长短。《素问·五常政大论》指出：“一州之气，生化寿夭不同……高者其气寿，下者其气夭……”意为居住在空气清新、气候寒冷的高山地区的人多长寿；居住在空气污浊、气候炎热的低洼地区的人常短寿。唐·孙思邈《千金翼方》中也提到：“山林深远，固是佳境……背山临水，气候高爽，土地良沃，泉水清美……地势好，亦居者安。”自古僧侣的庙宇、皇族的行宫，多建筑在高山、海岛、多林木的风景优美地区，说明我国人民对理想的养生环境的选择是有独到认识的。

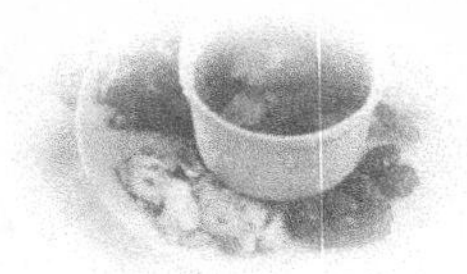

那么，人类适宜的自然环境，应具备哪些条件呢？综合古今研究情况，大致应具备以下几点，即洁净而充足的水源、新鲜的空气、充沛的阳光、良好的植被以及幽静秀丽的景观等。适宜的自然环境，不仅应满足人类基本的物质生活需求，还要适应人类特殊的心理需求，甚至要与不同的民族、风俗相协调。

二、不良的自然环境因素

（一）不良的地理条件

1. 地壳化学元素分布异常

由于地理环境中某些微量元素的缺乏或过剩可以引起地方病，所以地方病又称生物地球化学性疾病。其具有明显的地理特征，中医学对山区多瘿瘤、岭南多瘴气等地方病的发生早有认识，《素问·异法方宜论》对此做过专门论述。

一般说来，随地形的变化，地球的化学性环境也发生变化。与人体健康密切相关的微量元素，在不同地理条件下，其分布亦不同。通常山区易发生活泼元素的缺乏症，如缺碘引起地方性甲状腺肿，缺氟引起龋齿，低硒与克山病的发生有关。平原、低洼地区易导致活泼元素的过多症，如氟过剩引起氟骨症。另据研究，大骨节病区的岩石土壤和水中锶多钙少。钙锶比例失调引起骨质代谢障碍，影响长骨生长，破坏骨软骨的正常机能而致病。我国公布的最广的三种地方病（地方性甲状腺肿、克山病、氟中毒）都与不良地理环境密切相关。

2. 有害的放射性物质

有些地区蕴藏的矿物对人体也是有害的。如铀矿、磷矿等，若有强烈的放射级，可造成当地贫血、白血病以及癌症发病率增高。

科学的进步使人类进入工业社会，但过度城市化也使生态环境遭到破坏，耕地面积锐减，森林覆盖渐少，草原退化严重，水土流失，气候恶化，使包括地理条件在内的整个环境质量下降。

（二）大气污染

大气污染是由于向大气排放非固有的气体及微粒，超过了大气成分的正常状态，当大气自净能力不能消除这些污染物时，造成大气质量下降，即可说这个地区的大气受到了污染。

1. 污染来源

大气污染的主要来源是能源的利用。如煤和石油的燃烧，大量排放出五大污染物——硫氧化物、氮氧化合物、碳氢化合物、一氧化碳及颗粒物，这种污染包括生产性污染、交通运输性污染和生活性污染。

2. 对人类健康的危害

大气污染对人体健康的危害十分严重，包括急性中毒和慢性损害两类。

急性中毒主要见于意外事故，如液氯钢瓶爆炸造成的氯气外溢，可引起居民的急性中毒和死亡。世界上多次发生的大气污染灾害中，大半是由于空气质量的突然变坏对居民产生的急性作用，造成某些疾病的患病率和死亡率突然升高。这些灾害的共同特点是：恶劣的气象条件（气温逆增、大雾），不利的地形（低洼地区、峡谷），使污染物在空气中聚集，短时间内造成大量人群发病和死亡。老年人、患者受害最大。

慢性损害，主要见于低浓度的大气污染，长期作用于人体，引起慢性非特异性疾病，如心血管病、慢性呼吸系统疾病、肺癌等。

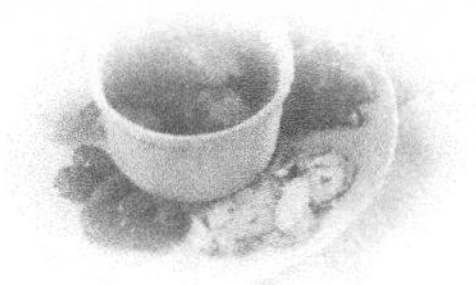

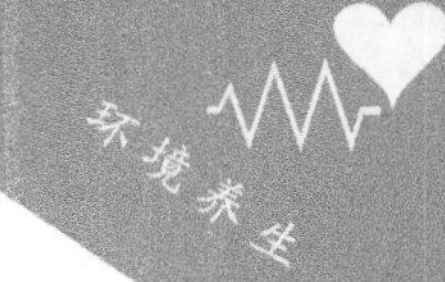

（三）水源污染

水源污染又称水体污染。天然水体能接纳一定量的污染物进行自净，有使水质成分保持平衡的能力，此容量被称为水环境容量。由于人类活动将污染物排入江河、湖海、水库或地下，使水质、底泥的理化性状和生物种群发生变化，降低了水体的使用价值，这种现象称为水体污染。

我国人民历来重视水质的优劣，最早把水质划分为上中下三等的是唐代的陆羽，他在《茶经》里写道：煮茶“其水用山水上，江水中，井水下”，又说：“江水取人远者为上。”现代研究证明，山水含钠、镁离子较少，且很少污染，故最宜饮用。江水则较复杂，井水矿化度较高，皆非理想的饮用水。尤其是城中附近的江河水往往受人为因素影响而致水质污染。故“江水取人远者为上”的观点是正确的。宋代欧阳修《大明水论》也明确指出，江河之水“众水杂聚，故次山水”。至于井水也有优劣之分，明初汪颖《食疗本草》指出，“凡井水有适从地脉来者为上，有从近处江湖渗来者次之，其城近沟渠污水杂入者成碱”。

据最近的统计，我国 54 条主要河流中有 27 条被污染，44 个城市中有 41 个地下水源受到污染；一些海湾也受到不同程度的污染，已造成巨大的经济损失。全国排放工业废水和生活污水每日约 7800 万吨，全年计 295 亿吨，其中 90%未经任何处理。

水源污染对人体健康的影响是多方面的。含病原菌的人畜粪便、污水污染水源，可引起肠道传染病流行。水体遭受有毒化学物质污染后，通过饮水、食物链的形式可使人群发生急慢性中毒，甚至死亡。如水俣病就是由长期摄入富含甲基汞的鱼贝而引起的中枢神经疾患，为公害病的一种，因最早在日本熊本县水俣湾附近渔村发现而得名（见图 3-7）。另外，有些污染物可使水质感官性状恶化，妨碍水源正常利用；或使水中微生物的生长、繁殖受到抑制，影响水中有机物的氧化分解，损害水源的天然自净能力，破坏水源卫生状况。

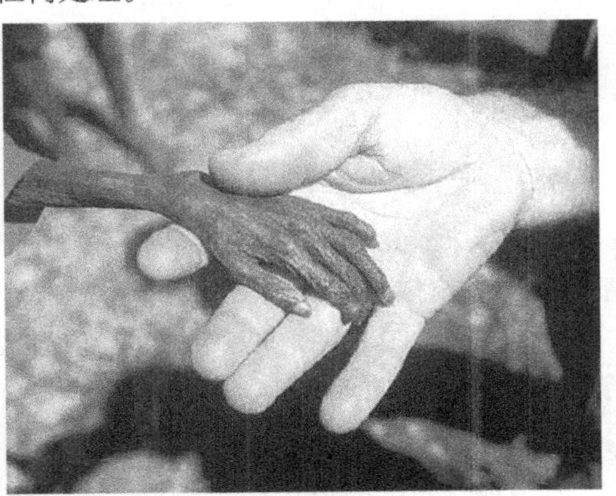

图 3-7　水俣病

三、预防保健措施

明·李时珍在《本草纲目》中指出：“人赖水以养生，可不慎所择乎？”水源、空气、土壤都是人类赖以生存的自然环境，我们要健康地生活在这块土地上，就要慎重选择适合自己的自然环境，还要采取有效的保健预防措施，尽量避免自然环境中的有害因素对人体的不良影响。

1. 生活环境的选择

尽量避开不利于人体健康的水源、矿藏，避开高压线、强磁场和有超声波、放射线的地方，在安全的地方营建生活区。

（1）减少有害微量元素的摄入量：防治地方性氟中毒和砷中毒的根本措施是改用低氟和低砷的饮用水源。如打深井，从低氟或低砷地层取水或收集天然降水备用。如在该地区无法找到适当水源，则进行水质处理，除去水中过量的氟或砷。

（2）因缺乏某种微量元素而致的地方病，可采用适当方式补充：如用碘化盐预防地方性甲状腺肿。近年来，有人在食管癌高发区饮水中投放姜石，进行改水防癌试验，取得显著效果。

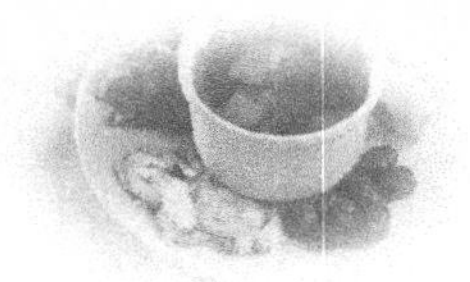

此外，防治地方病宜从多方面入手，采取综合治理措施。最根本的方法是分析该地区的地形特点，分清有利因素和不利因素，选择自然环境优越的地方做生活区，并做出相应的防护措施。

2. 社会防护，综合治理

对于自然生态环境失调并日趋恶化的现实，首先，政府要加强保护生态环境的科学研究工作，寻求经济建设和环境保护协调发展的途径，避免重蹈发达国家先污染、后治理的覆辙。其次，在我国现有技术条件下，人口规模越大、密度越高、活动程度越大的地方，产生的污水、废气、垃圾越多，生态环境污染也越严重。因此，控制人口规模，是减轻环境污染、改善环境质量的重要措施。

对于饮水卫生，重点是治理“三废”。从合理规划、综合利用、净化处理等几方面入手解决。个人防护可采取一些简便易行的方法，如将水煮沸后饮用、农村家庭用适量漂白粉投入水缸中亦可达消毒目的。

模块四　居住环境

人生大约有一半以上时间是在住宅环境中度过的。因此，如何从实际出发，因地制宜地选择住宅和营造房屋，创造一个科学、合理、舒适、清静的居住环境，对保障身心健康、延年益寿是非常重要的。

一、住宅环境

自古以来，我国人民就十分重视选择住宅环境，认为适宜的住宅环境不仅能为人类的生存提供基本条件，还能有效地利用自然界中对人体有益的各种因素，使体魄强健、精神愉快。历代学者在这方面做过不少独到的研究工作，如《太平御览》专列“居处”一章，《遵生八笺》也有“居室安处”条目，专门论述这个问题。综合古今有关环境科学的论述，理想的住宅环境要从下面几个方面考虑：

1. 住宅选址

一般而言，要选择依山傍水的地势建筑住宅。依山建房：冬季山体及山上的树木作为天然屏障，可遮挡猛烈的风沙，减缓寒冷的气流；夏季山上茂密的树林，可减少阳光的强烈辐射，调节炎热的气候，且绿树成荫，鸟语花香，使人感到容身于美丽的大自然中，更增添生活情趣。傍水而居，使日常生活用水方便，尤其清澈甘冽，终年不断的山泉，可潮润空气，且减少污染。

城市住宅虽无自然山水可依托，但可通过植物绿化，建造街心花园、喷泉，保证楼群间有适当的空旷地带以及假山、影背，形成人工景观。北京紫禁城就在都市里人为地形成了依山傍水的环境，整个紫禁城外由一护城河环绕，流水潺潺，三大殿及其他建筑都背靠一座假山（见图3-8）。这种背景方式，特别有助于防风御寒，堪称古代城市建筑之楷模。

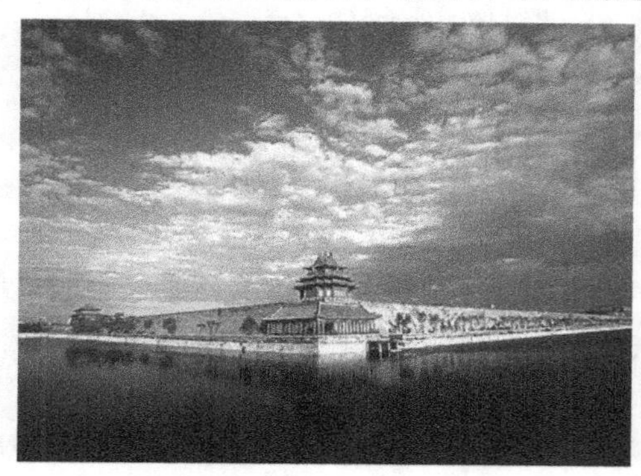

图3-8　紫禁城

2. 住宅朝向

建房坐向的选择是根据地理位置所确定的。就我国大部分地区而言，建房的最佳坐向是坐北朝南。这样做的优点有二：

（1）有利于室温调节：我国地处中低纬度地区，

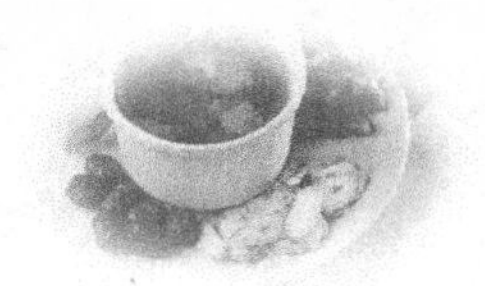

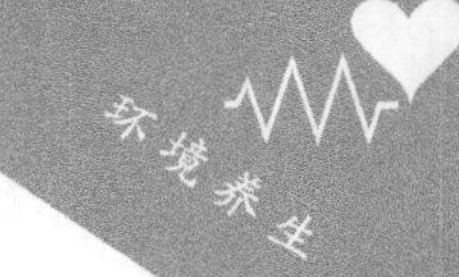

位于亚洲大陆东部，濒临太平洋，为大陆性季风气候。冬寒夏热，雨热同季。冬季，尤其在北方，经常西北风劲吹，寒流袭人，如房门朝北，冷风直入室内，室温降低，使人格外不适，易感冒患病。夏季东南风微拂，如房门朝北，凉风只好绕墙而过，不能直接进入室内，室内空气不流通，闷热憋气，同样有害于人体健康。

（2）有利于室内采光：我国地处北半球，太阳位置多半偏南。夏天温度偏高，太阳光线与南墙的夹角小，墙面和窗户接受太阳的辐射热量反而减少，尤其中午前后，太阳的位置最高，阳光几乎直射地面，强烈的阳光照不到室内，避免了室温过高。反之，冬季太阳位置偏低，阳光从外面斜射进来，如房门、窗户朝南，阳光直接照入室内，且光照时间较长。从保健角度来讲，室内每天应保证 2.5 ～ 4 小时的光照为好。且自然采光优于人工采光，对人体健康更有益处。因此，条件允许时，最好选样南向建房。

3. 因地制宜设计

我国地域广阔，全国分为不同建筑气候区。在居室建筑上，除选择良好的宅址和理想的朝向，还要考虑到各地区的地理气候、生活习惯和物质条件，因地制宜设计出不同风格的房屋结构。千百年来，勤劳智慧的中华民族创造出种类繁多的建筑，从帝王权贵的宫廷楼台，到僧侣平民的庙宇村落，不仅各具特色，且大多符合养生保健原理。如我国北方雨水较少，故屋顶设计坡度小，而南方雨水多，屋顶设计坡度就较大；再如墙壁厚度，东北一带流行夹层暖墙，建筑用砖也比普通规格厚，这就是为了适应当地漫长的冬季取暖需要。还有陕北的窑洞，草原上的毡房，西南边陲的竹楼，这些传统建筑无不闪烁着科学与智慧的光辉，需要我们去探索其中的精蕴。

二、不良居住环境因素

1. 异臭

异臭是指能刺激嗅觉器官，引起人不愉快的臭气。产生这种臭气的物质为异臭物。有些企业（如食品、香料业）排出的气体虽然对短期接触者来说，可能是令人愉快的香味，但对工厂周围环境的居民来说，长期接触这种非正常的气味，会感到不愉快，甚至厌恶。因此异臭是较为常见的环境污染问题。

异臭的来源分天然和人工两种。天然来源主要指动植物的蛋白质被细菌腐败分解产生各种异臭物，特别是停滞不动的污水和沼泽地，更易分解发臭。人工来源最常见的有石油、化工厂、造纸厂、动物饲养或加工厂、废水、垃圾、粪便处理场等处。

异臭对人体的影响是渐进的。人们突然闻到异臭时会产生反射性抑制吸气，使呼吸次数减少，深度变浅，甚至暂时停止呼吸。经常接触异臭会使人厌食、恶心、呕吐，消化功能减退。长期受到一种或几种低浓度异臭物质的刺激，会导致嗅觉疲劳或丧失，以致“久而不闻其臭”。脑神经不断受恶臭刺激，可导致大脑皮层兴奋和抑制的调节功能丧失。异臭物污染严重时，使人烦躁不安，无精打采，思想不集中，工作效率下降，判断力和记忆力降低。

异臭还迫使人们关闭门窗，影响居室的生活卫生条件，污染源附近的房屋、树木等会吸附异臭物，而且不易清除，形成二次污染物。异臭还会损害人的自尊心，影响心理状况和人际关系。

2. 噪声

声音可分为噪声、语声和乐声。噪声是指人们不需要的声音，凡干扰人们休息、睡眠、工作、学习、思考和交谈等不协调的声音均属噪声。但有时出现有调的、好听的乐曲和歌曲，当它使人们感到厌

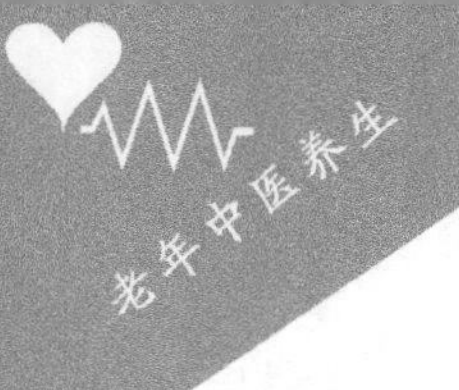

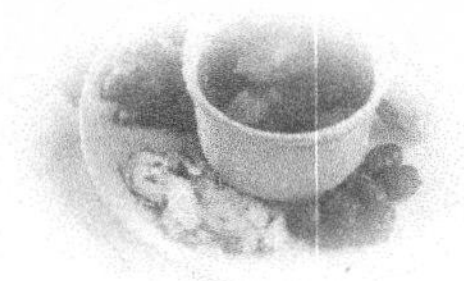

烦并影响人们的工作、学习时，也被认为是不需要的声音，也称为噪声。可见，噪声的定义不是绝对的，它不是根据客观声音的物理性质定义，而是根据人们的主观感受、生活环境和心理状态等因素确定的。凡噪声超过人们的生产、生活活动所能接受的程度，就叫噪声污染。

环境噪声的来源有四：交通噪声、工业噪声、施工噪声、社会噪声（如集市贸易嘈杂声、高音喇叭声、家庭收录机、洗衣机等发出的声响）。

噪声对人体健康的影响是多方面的。长期工作在85分贝噪声的情况下，可引起听力受损甚至耳聋。另外，噪声对人体神经系统、心血管系统、内分泌系统等都有影响，引起神经衰弱、心跳加快、心律不齐、血压升高，还可能导致血中胆固醇含量增高、动脉硬化。噪声尤其影响女性生理功能，引起月经紊乱、妊娠合并症，使自然流产率、畸胎率和低体重胎儿发生率增高。

三、预防保健措施

1. 绿化环境

满目葱翠的环境不仅有益于人体新陈代谢，对心理起调节、镇静作用，还可减轻污染，改善气候，保护人类健康。绿化的作用大致有以下几方面：

（1）净化空气：绿化地带通过光合作用，成为氧气的天然加工厂。另外，在城市被污染的异臭气味中，二氧化硫含量多、分布广、危害大。绿色植物在生长过程中可吸收二氧化硫，使空气不断净化，青草还能吸收氟化氢、氯气、氢气、汞气等对人、畜、农作物有害的其他气体。

（2）减弱噪声：绿化地带能很好地吸收和屏蔽噪声。公园中成片的树木约可降低噪声5～40分贝；绿化街道的两旁树木可使噪声降低8～10分贝。若以乔木、灌木、草地相结合，消除噪声效果更好。

（3）除尘灭菌：绿叶虽小，但它的叶表面积却是其占地面积的二三十倍，叶片粗糙茂密，有的还长了许多绒毛，因而具有很强的吸附和阻留灰尘能力。据估计，全世界每年要向大气中排放一亿吨粉尘，造成空气污染。草坪上空的粉尘（飘尘）浓度为无草裸露土地的1/5，而一般细菌都依附在飘尘中，随着空气中尘埃的减少，各种细菌自然减少。而且有些绿色植物的根叶还能分泌出一种杀灭细菌的物质，消除空气中细菌，连土壤中的致病菌也会被消灭。

（4）调节气候：绿色植物有吸收和反射阳光作用，并能通过叶面蒸发，消耗一部分热量，高大叶阔的树木能遮挡烈日，因此可调节气温和空气湿度。

2. 维护环境卫生

保持清洁的环境卫生是我国人民良好的传统习惯。殷商甲骨文中就有大扫除的记载；敦煌壁画上还有一幅“殷人洒扫火燎防疫图”。《礼记》讲:“鸡初鸣，咸盥漱，洒扫室堂及庭。”表明两千多年前，我们的祖先就很重视环境卫生，清晨打扫已成为居民的日常习惯。

在工业高度发展、人口密度增加、“三废”污染日趋严重的今天，环境卫生的保护更为重要。城市里，除定期打扫、保持环境清洁外，还要建立良好的公共卫生习惯和生活秩序，人人做到不随地吐痰，不乱丢果皮纸屑，自觉维护公共卫生。乡村中，要妥善管理厕所、牲口棚，疏通渠道，并可在周围栽种具有驱虫作用的植物或带有香气的花草，如除虫菊等。

3. 治理污染

一个地区的环境污染受该地区的工业结构与布局、能源结构、交通管理、人口密度、地形、气象、植被面积等自然因素和社会因素所影响。因此，环境污染的治理具有区域性、整体性和综合性的特点。

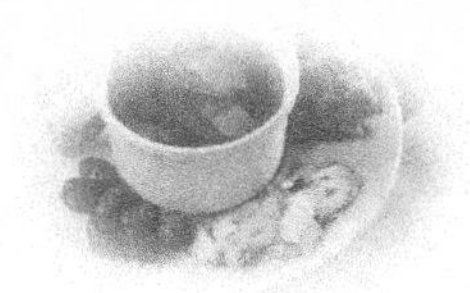

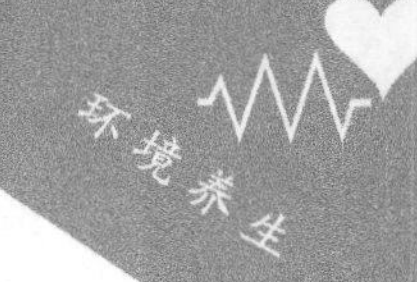

大气污染的治理，包括合理安排工业布局和城镇功能分区的配置，控制燃料污染（改革燃料构成，集中供热，改造锅炉，原煤脱硫，适当增加烟囱高度等），以及防止废气污染环境的各种工艺和净化措施。

控制环境噪声的根本措施是合理的功能分区，将工业区、交通运输区、居住区的相互位置安排好。居住区应按主导风向设在噪声源的最小风频的下风侧，居住区内可将对噪声要求不高的公共建筑（如商店、餐厅、服务网点等）布置在邻近街道的地点，形成隔音屏障，以保持居住区内部安静。要求安静的住宅、学校、医院等建筑，可离噪声源远些或利用空地绿化减弱噪声。

加强交通管理对降低交通噪声也有重要作用。个人防护，可利用耳塞、耳罩、耳棉等隔绝噪声，也不失为经济、有效的方法。

模块五　室内环境

住宅是人们生活环境的重要组成部分，是人们为了充分利用自然环境中的有利因素，防止不良影响而创造的日常生活室内环境。室内环境对人体的作用一般是长期的、慢性的，不易在较短时间内明显表现出来，一些环境因素又常同时综合作用于人体。

一、理想的居室环境

1. 居室结构

居民的住宅和平面配置要适当。一般说，每户住宅应有自己独立的成套房间，包括主室和辅室。主室为一个起居室和适当数目的卧室；辅室是主室以外的其他房间，包括厨房、厕所、浴室、贮藏室以及过道、阳台等室外设施。主室应与其他房间充分隔开，以免受其不良影响，并且应有直接采光。卧室应配置在最好的朝向。

对居室面积的要求是宽敞适中。《吕氏春秋·重己》说："室大则多阴，台高则多阳。多阴则蹶，多阳则痿，此阴阳不适之患也。"即是说，居室不宜太高大，也不宜太低小，否则阴阳各有偏颇，会导致疾病的发生。从现代卫生学的要求，正常居室面积为 $15m^2$ 左右，城市住房每人平均 6 ～ $9m^2$，农村 8 ～ $12m^2$ 为宜。居室净高为 2.6 ～ 2.8m，炎热地区可稍高，寒冷省份可略低一些。

居室进深是指开设窗户的外墙内表面至对面墙壁内表面的距离。它与采光和换气有关，通常一侧有窗的房间，进深不宜超过从地面到窗上缘的 2 ～ 2.5 倍；两侧开窗的房间，进深可增加到这个高度的 4 ～ 5 倍。另外，居室进深与居室宽度之比，不宜大于 2∶1，最好是 3∶2，以便于室内家具的布置。

2. 室内微小气候

室内微小气候是指室内由于围炉结构（墙、屋顶、地板、门窗等）的作用，形成的与室外不同的室内气候。它主要由气温、气湿、气流和热辐射（周围物体表面温度）四种气象因素组成。这四种气象因素综合作用于人体，直接作用是影响人体的体温调节。

居室内的微小气候要能保证机体的温热平衡，不使体温调节功能长期处于紧张状态，保证居民有良好的温热感觉，可以正常地工作和作息。

居室内微小气候的标准以冬夏两季为准。夏季室内适宜温度为 21 ～ 32℃，最适范围为 24 ～ 26℃；气湿（相对湿度）为 30%～ 65%，气流速度为 0.2 ～ 0.5m/s，最大不宜超过 3m/s。

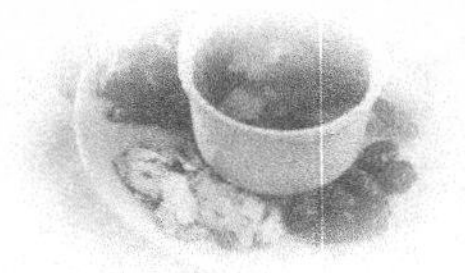

冬季室内温度的适宜范围是 16 ～ 20℃，气湿为 30%～ 45%，气流速度为 0.1 ～ 0.5m/s。

3. 室内采光

居室采光明暗适中，随时调节。如《遵生八笺》说："吾所居座，前帘后屏，太明即下帘以和其内映，太暗即卷帘以通其外耀。内以安心，外以安目。心目皆安，则身安矣。"

室内光照包括自然光线（日照）和人工光线的照明。室内日照指通过门窗进入室内的直接阳光照射。阳光中的紫外线有抗佝偻病、提高免疫力、杀菌消炎等作用。一层清洁的窗玻璃可透过波长为 318 ～ 320 nm 以上的紫外线。但有 60%～ 65% 的紫外线量被玻璃反射和吸收；且随阳光射入室内深度的加大，紫外线量也逐渐减少，距窗口 4m 处，仅为室内紫外线量的 1/60 ～ 1/50，即使这样，其中的直射光和散射光仍有一定杀菌和抗佝偻病作用。

为保证室内有适宜光照，一般认为，北方较冷的地区冬季南向居室，每天至少应有 3 小时日照，其他朝向的居室还需多些。夏季则应尽量减少日照，防止室温过高。夜间或白天自然光线不足时，要利用人工光线照明。人工照明要保证照度足够、稳定、分布均匀，避免刺眼，光源组成接近日光以及防止过热和空气污染等。

4. 居室通风

居室的自然通风可保证房间内的空气清洁，排除室内的湿热秽浊之气，加强蒸发散热，改善人们的工作休息环境。因此，厨房和厕所应有良好通风；夏季炎热地区应使主室内形成穿堂风。外廊式住宅（一侧为房间，另一侧为开放式走廊）的外廊，除能起到阳台和避阳作用外，较容易形成穿堂风，适合于炎热地区。

二、不良的室内环境

1. 潮湿阴暗

当微小气候变化超出一定范围，机体体温调节长期处于紧张状态，就会影响人体生理功能，降低抵抗力、提高患病率。如人们长期居住在寒冷、潮湿的房间里，易患感冒、冻疮、风湿病和心血管系统疾病。尤其对老年人，室温更为重要，老人体内产热少，体温调节功能差，对外界温度变化不敏感。有时室温相当低，而老人感觉不到，当体温降至 35℃以下时就会产生"老年低体温症"，表现为血压下降、心跳过缓或心律不齐，甚至意识障碍、颈项强直。而在高温多湿环境里，人会感到闷热难耐、疲倦无力、工作效率下降，容易中暑乃至死亡。另外，如居室光线阴暗，视力调节紧张，可引起近视，紫外线照射不足，将影响儿童发育，使佝偻病增加。

2. 空气污浊

人们大部分时间在室内度过。据有关部门监测，室内空气污染比室外更严重。就一天时间分析，早晚尤甚；从超标幅度来看，平房污染最重，楼房次之，办公室最轻。

室内空气污染的来源主要有以下几个方面：

（1）人的呼吸过程可使室内空气中氧含量减少，二氧化碳和水分含量增多。

（2）人体皮肤、衣履、被褥及物品，能发散出各种不良气体与碎屑等。

（3）人们谈话、咳嗽、喷嚏以及生活、活动，能将上呼吸道的微生物和地面、墙面上的微生物及灰尘播散到空气中。

（4）使用煤炉、煤气或石油汽化气灶以及生物燃料（木头、秸秆、稻壳等）做饭、取暖时，燃料燃烧产生有害气体，如二氧化硫、一氧化碳、二氧化碳和悬浮颗粒物。

（5）吸烟时产生的烟气中含有多种有害物，主要有一氧化碳、尼古丁、致癌性多环芳烃。

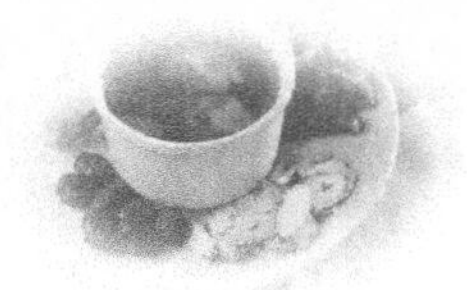

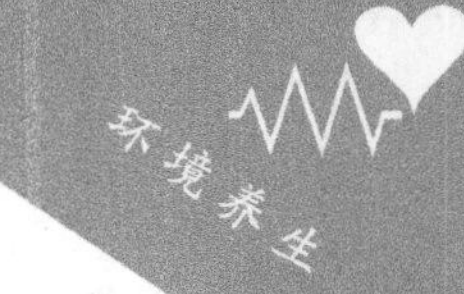

（6）室外污染空气进入室内时，将其所含的各种污染物带入室内。

室内空气污染对人体身心健康危害严重，当二氧化碳的含量达 0.07%时，敏感者就会感到不舒服；当二氧化碳含量达 0.1%时，空气中的其他性状开始恶化，出现显著的不良气味，人们会较普遍地感到不愉悦。空气中有大量微生物和烟尘的污染时，可致呼吸道疾病传播机会增加，甚至引起肺癌。

三、预防保健措施

1. 改良房屋结构

为了保障人体健康，我国人民经过长期生活实践，在居室改良上积累了一套丰富的经验和行之有效的方法。如北方冬季长，为使居室温暖舒适，常设斗门、加厚墙壁、双层窗户，室内用门帘、屏风、壁毡、布幔等保暖。南方夏季炎热多雨，住房常采用通风阁楼坡屋顶，双层瓦通风屋顶，屋檐较宽阔。有的屋顶还设有一可开关的天窗，根据需要调节室内采光，保证室内通风、清爽、干燥。另外，采用内含空气的双层墙和浮筑楼板，也可减少噪声的传播。

2. 做好自然通风

居室内的自然通风主要取决于门窗的合理开设和人们的生活习惯。我国北方冬季为抵御寒风，都紧闭门窗，室内污染物负荷较高，应注意每天定期开窗换气，使室内空气经常对流畅通，可减轻污染程度。而且，自然通风比空调机、电风扇效果好，风速柔和，风向较弥漫，人体易于适应，不会形成二次污染（如空调机的噪声等）。

3. 防治室内污染

厨房是室内空气的主要污染源。因此，除保证自然通风外，还可采取一些简便易行的措施。如在煤气灶上安装吸风罩，做饭时先打开窗户，关好居室的门；点煤气时，先划火柴后打开关；煎炒时不要油温太高；不要在厨房内看书或就餐；用完煤气后，要把厨房的总开关关紧，并经常检查是否有漏气的地方等。

居室内、办公室内不得吸烟；不要高声说话；尽量放低录音机、电视机的音量；轻手关门、轻声走路，以保持室内清洁、安静。

另外，搞好室内卫生，定期消毒，对防治污染也至关重要。

4. 美化居室环境

居室的美化要根据房间的使用性质、空间大小、光照程度、家具陈设以及个人兴趣爱好等，因地制宜进行安排，只要布局得当、相互协调，就会给人以美的感受。

色彩是室内空间的精神，室内的视觉、气质、格调主要由色彩语言来表现。从人的心理和生理需求来说，室内色彩应令人感到亲切、舒适。一般讲，浅黄、乳白色可增加房间的亮度，使房间显得宽敞，给人以庄重、典雅感；嫩绿、浅蓝色显得温柔、恬静，使人产生安谧、优美感。向阳房间光线充足，家具色彩可选择浅蓝、灰绿等中性偏冷的色彩；背阴房间光线较暗，家具色彩也较深的，墙面色彩可选择奶白、米黄等偏温和者。餐厅漆成橙黄色，可刺激食欲；书房采用浅绿格调，有利于缓解视力疲劳；厨房、卫生间可用白色或灰色，使环境的光线更加和谐。

室内布置要根据人们在室内的活动方式而定。客厅和餐厅的陈设以“动态”为主，书房和卧室以“静态”为主。客厅是待客处，要尽量保持宽敞、空间感强。摆设的花木以艺术观赏为主，选一些枝叶繁茂的绿色植物，如万年青、君子兰、龟背竹等，可使整个客厅显得雅致大方。书房是读书、学习的地方，陈设布置应从有利于学习着眼。如《遵生八笺》说：“书斋宜明静，不可太敞。明静可爽心神，宏敞则伤目力。”窗棂四壁可种些碧萝、剑兰，摆点松、竹盆景，使书斋“青葱郁然”；

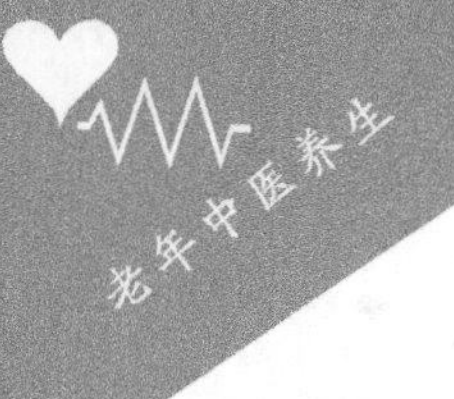

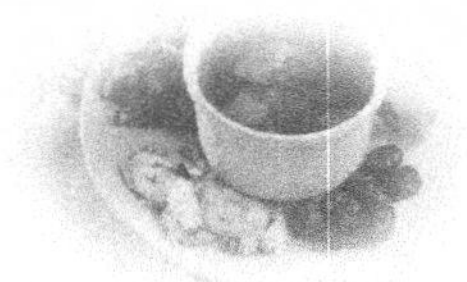

"近窗处，蓄金鲫五七头，以观天机活泼"，这又体现了静中有动的布局特色。卧室的陈设应令人宁静舒适。床铺的安置不宜正对卧室门，因房门一开就见到床，私密性不佳；且风从门外直接吹到身上，容易着凉、生病。若窗口开得太低，床头也不宜正对窗口，理由同前。卧室墙上可设置一些软枝低垂的观叶植物，如吊兰，增加静谧感。

5. 香味净化空气

焚香原本是一项祛秽浊气味、抑制毒害的卫生措施，在我国有悠久历史。香的种类很多，一般采用各种芳香植物或驱蚊药物及香料精制而成，有的还加入各种中药。居室内焚香，可清洁辟秽、杀虫解毒，还可清心怡情。如梅雨季节在室内焚香可驱除霉腐气味、净化空气；对储藏食品的居室用药香熏一熏，实际上是对食品中的致病菌进行一次"扫除"；学习、工作时点燃一支卫生香，则有清心开窍、活跃思维、振奋精神的功效。但室内焚香不宜过多，特别是通风不良或有患者在卧的房间。一般每次点燃一支卫生香即可，以防化学香精的烟雾中毒。

另外，室内通风不畅时，常有碳酸气等怪味，可在灯泡上滴几滴香水或花露水，遇热后慢慢散发香味，室内就会阵阵清香扑鼻。

小链接 3-1

身者，屋也

"身者，屋也；心者，居室之主人也。主人能常为之主，则所谓窗户栋梁垣壁皆完且固，而地元之寿可得矣。"

语出元代李鹏飞《三元参赞延寿书·地元之寿起居有常者得之》

说明：心灵与身体是主人和屋子的关系。这个形象的比喻，是说人的身体就像屋子：耳眼口鼻，是屋子的门窗；手脚四肢关节，是房子的栋梁和房顶的椽子；毛发体肤，是四壁屋瓦垣墙。中医说的气枢、血室、意舍、仓廪玄府、泥丸绛宫、紫房玉阙、十二重楼、贲门、飞门、玄牝等，都是用房屋的结构来描述人体的结构，这些门、室、舍、府虽然不同，但都是由主人来控制的。现在有的屋子因为暴雨疾风而飘摇欲坠，有的被蝥虫蚁蠹之类所侵蚀，有的被鼠窃狗偷之辈所损坏，假如听任房屋自行毁败的状况而不知道加以检修，那么日积月累，东倒西歪，也就不能居住了。

既然身体是屋子，心灵是居室的主人，主人能常常照顾屋子，养护屋子，那么窗户栋梁墙壁都完整、坚固，人的身体也就会健康长寿了。

案例思考

案例：潜伏在家中的杀手

或许你已经意识到，现在的生活环境不比以往的山清水秀了，健康"杀手"处处隐藏在我们身边。

一、查看客厅

首先来盘点一下客厅里面散发强大辐射的几大"凶手"：音响、电视、冰箱。

音响调到大音量带来的失真会使高音刺耳、中音不清、低音浑浊，失真属于噪声的一种。临床医学资料统计，在80分贝以上噪声环境中生活，造成耳聋的可能性达50%。音响产生的噪声可以高达80分贝，相当于一台割草机发出的声音，这个分贝能直接损伤听力。

电视机辐射较大，尤其是传统电视的1m范围内危害最大。电视辐射能导致脸上长色斑。长期

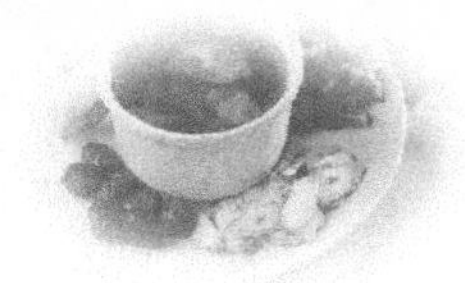

看电视还会产生“电视病”，包括视力下降、颈椎病、腰痛、消化不良等。

冰箱工作时是高磁场所在地。不同波长和频率的电磁波释放出来会形成一种电子雾，影响人的神经系统和生理功能。电磁波的穿透力极强，透过体表深入深层组织和器官，人们平时不注意，一旦出现表层组织疼痛，就说明深层组织或者器官已经受到严重损害了。

二、查看厨房

厨房里肯定少不了各种洗涤用品。注意到你的手变得粗糙了吗？因为洗涤用品中所含的表面活性剂、助洗剂及其他的化学添加剂能破坏皮肤表面的油性保护层，对皮肤造成腐蚀和伤害。洗涤剂中的化学成分对头发及人体的其他器官也有不同程度的侵害。

三、查看卫生间

卫生间里可能放了一两瓶杀虫剂、空气清新剂。如果你在使用了杀虫剂后感到精神抑郁、头痛、头昏或有类似流感症状，那么，考虑一下杀虫剂中毒的可能。如果胸闷、乏力、眼鼻刺痛，拿掉那个正在散发芳香的空气清新剂，看看会不会好点。

四、查看卧室

到你的卧室里看看吧。你的化妆台上一定放着不少化妆品，可是化妆品中的甲醛、树脂会损害眼睛；爽身粉、脂粉中含有滑石，是一种致癌物质。衣柜里可能也少不了弹力紧身衣、尼龙裤、尼龙袜，尼龙聚酯类合成纤维织物经人体加温后，可释放出微量的“塑料单体”。在加工时加入的松软剂、气溶胶及抗静电剂都对人体有潜在的危害。

案例分析

预防杀手措施

音响的声音尽可能调小。平时看电视要平视，也可稍俯视，不要关灯看电视。看电视的距离要适中，可以荧光屏对角线为标准，不超过7倍就可以，4～5倍距离最好。每次看电视不超过2个小时。冰箱尽可能不要放置在客厅。厨房中尽可能不用洗涤用品，使用后要反复冲洗干净，不要残留洗涤剂。卫生间中尽可能不要使用杀虫剂和空气清新剂。选择健康、安全的化妆品和服装。

思考题：看看你生活当中接触过哪些“杀手”？

实践训练

情景模拟：两人一组，各自用模型设计（或画出）自己的环境养生方案，双方交流后，分别找出对方适合养生和不适宜养生的设计，并加以改正，使设计更加优化。

操作过程：设计者应根据本单元所讲内容，设计自己的环境养生方案，讲出设计理念、根据；对方指正也应有理有据。

知识拓展

世界环境日

世界环境日为每年的6月5日，它的确立反映了世界各国人民对环境问题的认识和态度，表达了人类对美好环境的向往和追求。它是联合国提高全球环境意识、提高政府对环境问题的重视并采

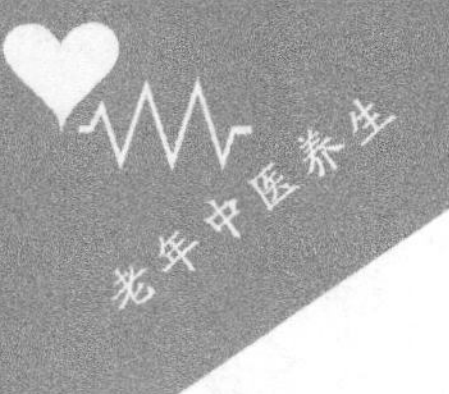

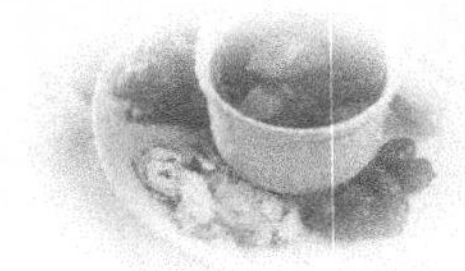

取行动的主要媒介之一。

随着全球经济发展，污染越来越严重，地球已“不堪重负”。江河湖海失去了以往的颜色，多种多样的动物日益减少，人类的生存环境越发恶劣。面对这一问题，1972 年，联合国将每年 6 月 5 日定为世界环境日。这个日子的确立，反映了世界各国人民对环境问题的认识和态度，表达了人类对美好环境的向往和追求。

如今，随着人们对环保的日益关心，6 月 5 日成为了各环保组织乃至市民关注的焦点。然而，世界环境日的由来以及“前世今生”是怎样的呢?

1972 年 6 月 5 日～ 16 日，联合国在瑞典首都斯德哥尔摩召开了人类环境会议。这是人类历史上第一次在全世界范围内研究保护人类环境的会议。出席会议的有 113 个国家的共 1300 多名代表。会议讨论了当代世界的环境问题，制定了对策和措施。这次会议还提出了响彻世界的环境保护口号：只有一个地球！会议还形成并公布了著名的《联合国人类环境会议宣言》（简称《人类环境宣言》），以及包含 109 条建议的保护全球环境的“行动计划”，呼吁各国政府和人民为维护和改善人类环境、造福全体人民、造福子孙后代而共同努力。

1972 年 10 月，第 27 届联大确立每年 6 月 5 日为“世界环境日”。

2015 年“环境日”主题：践行绿色生活。把今年“环境日”主题确定为“践行绿色生活”，旨在通过“环境日”的集中宣传，广泛传播和弘扬“生活方式绿色化”理念，提升人们对“生活方式绿色化”的认识和理解，并自觉转化为实际行动；呼吁人人行动起来，从自身做起，从身边小事做起，减少超前消费、炫耀性消费、奢侈性消费和铺张浪费现象，实现生活方式和消费模式向勤俭节约、绿色低碳、文明健康的方向转变；呼应联合国环境署确定的世界环境日主题，形成宣传合力。

“环境日”期间，环境保护部举办一系列宣传纪念活动，各地也将围绕“环境日”主题，开展丰富多彩的宣传纪念活动，汇聚全社会的力量，为推动生态文明建设和环境保护做出更大的贡献。

课后练习

1. 书面作业：查阅资料，书写一篇适合老人养生的环境的文章，可以从地域环境、自然环境、居住环境、室内环境等各个方面完成。
2. 复习本单元环境养生内容。
3. 练习改善日常生活中不适宜养生的环境的方法。

拓展阅读

学生自己查阅相关资料，进行学习。

1. 推荐书籍：《风水学》。
2. 学者理论：杨力讲环境养生。
3. 相关新闻：环境污染。
4. 历史故事：《历史名人的养生之道》。

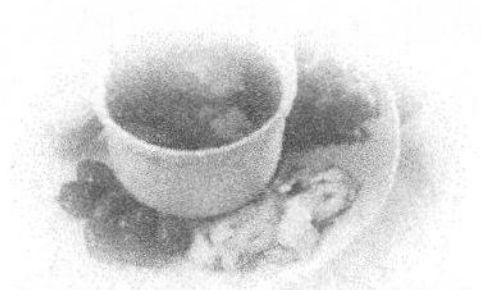
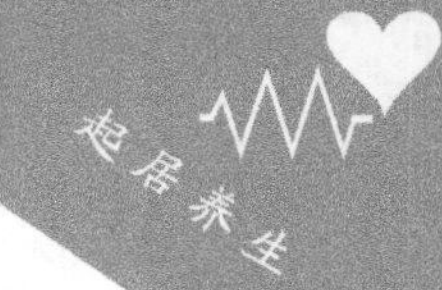

学习单元四　起 居 养 生

学习目标

知识目标

了解起居与人体的关系，熟悉作息、劳逸着装、二便等与健康的关系，掌握起居养生的方法。

能力目标

运用起居养生的知识，学会作息、劳逸着装、二便养生的基本方法。通过实践，掌握起居养生的具体运用。

素质目标

运用起居养生的方法指导老人的日常起居，培养敬老、爱老、为老人服务的理念。

起居养生是指顺应自然变化的规律，合理地安排日常生活、作息时间和锻炼等以达到祛病强身、益寿延年目的的一系列养生方法。起居养生，从广义来讲，包含的内容很多，衣食住行、站立坐卧、苦乐劳逸等，皆属其中，本单元只介绍起居有常、劳逸适度、服装适体、二便通调的基本方法。

情景导入

赵某，男性，43岁，装饰公司经理，生活无规律，经常熬夜至1～2点，应酬多，每天0.5～1斤白酒，抽烟20多年，每天1～2盒。自幼喜食高脂肪、高蛋白、少纤维及油炸食品，身高176cm，体重95kg。发现“大便习惯改变伴脓血便3月”。于入院前3月出现腹泻，平均每天10余次，1个月前无明显诱因出现暗红色血便，无排便困难、排便疼痛，无头晕、发热，无腹痛、腹胀及其他不适。入院前曾在外院诊断肠炎，治疗无效。肛门指检：肛周无溃烂、湿疹、结节等，距肛门5cm处可触及一肿块，大小约5cm×40cm，质硬，呈菜花状，表面凹凸不平。结肠镜检查：距肛门5cm处直肠狭窄，可见溃疡型肿物。活检病理诊断：直肠印戒细胞癌。

我们起居生活中的点点滴滴都在影响着我们的身体健康，养成良好的生活习惯十分必要。

模块一　起居养生的机理与原则

早在《黄帝内经》时代就强调“起居有常”。中医学认为“天人相应”，自然界有寒来暑往的周期性变化，人体的阴阳之气也随之有相应的变化。这与现代医学和时间生物学所提出的“生物钟”学说不谋而合。

根据古代医家的观点，起居养生的总体原则包括适四时、贵自然、尚中和、因地因人等内容。

一、适四时

1. 春季

人体的阳气开始趋向于表，皮肤逐渐舒展，肌表气血供应增多而肢体反觉困倦，往往日高三丈，睡意未消，然而睡懒觉不利于阳气生发，因此，在起居方面要求早起，免冠披发，松缓衣带，舒展

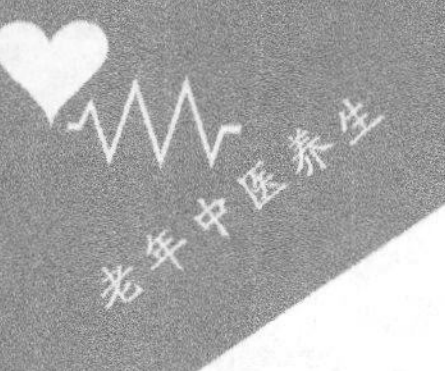

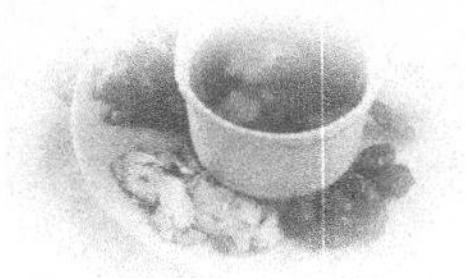

形体，在庭院或场地信步慢行，克服情志的倦懒思眠，以助阳气生发。春季气候变化较大，极易出现乍暖乍寒的情况，加之人体体表开始变得疏松，对寒邪的抵抗能力有所减弱，所以春天不宜顿去棉衣，特别是年老体弱者，减脱冬装尤宜谨慎，不可骤减。

2. 夏季

夏季宜晚些入睡，早些起床，以顺应自然界阳盛阴衰的变化。

夏日炎热，亦受风寒湿邪侵入，睡眠时不宜用扇类送风，更不宜夜晚露宿，也不宜室内外温差过大，纳凉时不要在房檐下、过道里，且应关门窗之缝隙，可在树荫下、水亭中、凉台上纳凉，但不要时间过长，以防贼风入中，得阴暑症。

3. 秋季

自然界的阳气由疏泄趋向收敛，起居要相应调整。《素问・四气调神大论》说："秋三月，早卧早起，与鸡俱兴。"早卧以顺应阳气之收，早起使肺气得以舒展，且防收之太过。初秋，暑热未尽，凉风时至，天气变化无常，即使在同一地区也会有"一天有四季，十里不同天"的情况。因此应多准备几件秋装，做到酌情增减。不宜一下子着衣太多，否则易削弱机体对气候转冷的适应能力，容易受凉感冒。深秋时节，风大转凉，应及时增加衣服。

4. 冬季

不应当扰动阳气，要早睡早起，日出而作，以保证充足的睡眠时间，以利阳气潜藏，阴精积蓄。至于防寒保暖，也必须根据"无扰乎阳"的养藏原则，做到恰如其分。冬季节制房事，养藏保精，对于预防春季温病，具有重要意义。

二、贵自然

贵自然是起居养生的另一个大的原则，指的是自然而然，不刻意造作。这首先是一种豁达的生活态度，因之而生出的日常起居中的潇洒自然，颇似庄子所谓的"不导引而寿""无江海而闲"，即在起居养生行为中的举重若轻。

三、尚中和

尚中和指的是养生行为"无过""无不及"，追求恰到好处，比如对劳逸而言，孙思邈就说："养生之道，常欲小劳，但莫疲及强所不能堪耳。"

四、因地因人

因地因人主要在于养生行为的灵活性，因居住地区的气候、地理等条件不同而相应地制定科学的日常起居安排及养生活动，因每个人的个体体质因素、心理素质的不同，选择适合自己的日常生活方式、起居养生形式。

模块二　起居有常

起居有常主要是指起卧和日常生活的各个方面有一定的规律并合乎自然界和人体的生理常度。它要求人们起居作息、日常生活要有规律，这是强身健体、延年益寿的重要原则。起居有常，就是要按时作息，不要贪睡；适当锻炼，强壮筋骨；一日三餐，定时定量；荤素粗细，合理搭配。

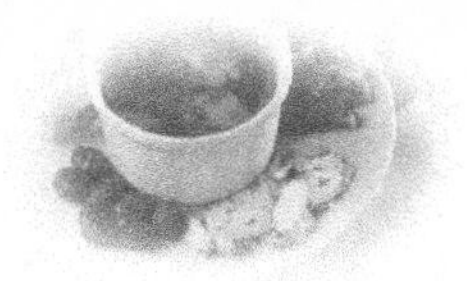

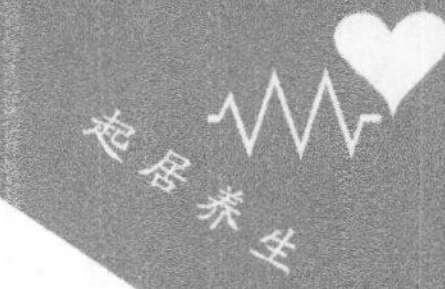

一、起居有常的保健作用

起居，包括生活作息的各个方面；有常，是指有一定的规律，并合乎常度。古代养生家认为，人们的寿命长短与能否合理安排起居有着密切的关系。《素问·上古天真论》说："饮食有节，起居有常，不妄作劳，故能形与神俱，而尽终其天年，度百岁乃去。"可见，自古以来，我国人民就非常重视起居有常对人体的保健作用。

《素问·生气通天论》说："起居如惊，神气乃浮。"清代名医张隐庵说："起居有常，养其神也，不妄作劳，养其精也。夫神气去，形独居，人乃死。能调养其神气，故能与形俱存，而尽终其天年。"这说明起居有常是调养神气的重要法则。神气在人体中具有重要作用，它是对人体生命活动的总概括。人们若能起居有常，合理作息，就能保养神气，使人体精力充沛，生命力旺盛，面色红润光泽，目光炯炯，神采奕奕。反之，若起居无常，不能合乎自然规律和人体常度来安排作息，天长日久则神气衰败，就会出现精神萎靡，生命力衰退，面色不华，目光呆滞无神。

古代养生家认为，起居作息有规律以及保持良好的生活习惯，能提高人体对自然环境的适应能力，从而避免发生疾病，达到延缓衰老、健康长寿的目的。

现代老年医学研究认为：规律的生活作息能使神经中枢在机体内的调节活动建立各种条件反射，并使其不断巩固，形成稳定的良好的生活习惯。一系列条件反射，又促进人体生理活动有规律地健康发展。可见，养成良好的生活作息规律是提高人体适应力，保证健康长寿的要诀之一。

二、生活作息失常的危害

《黄帝内经》告诫人们，如果"起居无节"，便将"半百而衰也"。就是说，在日常生活中，若起居作息毫无规律，恣意妄行，逆于生乐，以酒为浆，以妄为常，就会引起早衰以致损伤寿命。

现代医学研究认为，人体进入成熟期以后，随着年龄的不断增长，身体的形态、结构及其功能开始出现一系列退行性变化，即老化。老化是一个比较漫长的过程，衰老多发生在老化过程的后期，是老化的结果。生理性衰老是生命过程的必然。但仍可通过养生延缓衰老；病理性衰老则可结合保健防病加以控制。有些人生活作息很不规律，夜卧晨起没有定时，贪图一时舒适，四体不勤，放纵淫欲，其结果必致加速老化和衰老，并进而导致死亡。

葛洪在《抱朴子·极言》中指出："定息失时，伤也。"生活规律破坏，起居失调，则精神紊乱，脏腑功能损坏，身体各组织器官都可产生疾病。特别是年老体弱者，生活作息失常对身体的损害更为明显。只有建立合理的作息制度，休息、劳动、饮食、睡眠皆有规律，并持之以恒，才能增进健康，尽终其天年。

三、建立科学的作息制度

人生活在自然界中，与之息息相关。因此，人们的起卧只有与自然界阴阳消长的变化规律相适应，才能有益于健康。

1. 一日作息

《素问·生气通天论》曰："阳气者，一日而主外，平旦人气生，日中而阳气隆，日西而阳气已虚，气门乃闭。"这是说平旦之时阳气从阴始生，到日中之时，则阳气最盛，黄昏时分则阳气渐虚而阴气渐长，深夜之时则阴气最为隆盛。指出人们应在白昼阳气隆盛之时从事日常活动，而到夜晚阳气衰微的时候，就要安卧休息，也就是古人所说的"日出而作，日入而息"，这样可以起到保持阴阳运动平衡、协调的作用。

2. 四时作息

一年之中，四时的阴阳消长，对人体的影响尤为明显。唐·孙思邈《备急千金要方·养性序》

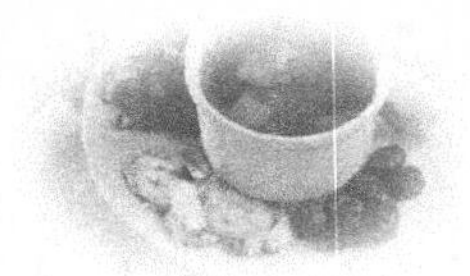

曰：“善摄生者，卧起有四时之早晚，兴居有至和之常制。”即根据季节变化和个人的具体情况制定出符合生理需要的作息制度，并养成按时作息的习惯，使人体的生理功能保持在稳定、平衡的良好状态中，这就是起居有常的真谛所在。《素问·四气调神大论》根据季节变化制定了与之相适应的作息制度，指出春季宜早睡早起，外出散步，以应生发之气；夏季宜晚睡早起，无厌于日，适当参加户外活动，以应长养之气；秋季宜早睡早起，与鸡俱兴，和春夏季节之早起比较宜稍稍迟点起床，以应收敛之气；冬季宜早睡晚起，必待日光，起床和外出时间最好在太阳出来之后，以应潜藏之气。

四、建立正确的生物钟

1. 生物钟的概念

生物钟又称生理钟，是生物体内的一种无形的“时钟”，实际上是生物体生命活动的内在节律性，它由生物体内的时间结构序所决定，如图 4-1 所示。

目前已产生了时辰生物学、时辰药理学和时辰治疗学等新学科。可见，研究生物钟在医学上有着重要的意义，并对生物学的基础理论研究起着促进作用。

2. 人体生物钟

人体随时间节律有时、日、周、月、年等不同的周期性节律。例如人体的体温在 24 小时内并不完全一样，早上 4 时最低，18 时最高，但相差在 1℃以内。

人体的正常的生理节律发生改变，往往是疾病的先兆或危险信号，矫正节律可以防治某些疾病。许多学者的研究指出，按照人的心理、智力和体力活动的生物节律来安排一天、一周、一月、一年的作息制度，能提高工作效率和学习成绩，减轻疲劳，预防疾病，防止意外事故的发生。反之假如突然不按体内的生物钟的节律安排作息，人就会在身体上感到疲劳、在精神上感到不舒适。

3. 生物钟养生要采取三大措施

（1）顺应生物钟，减少生物钟磨损，保证生物钟“准点”。生物钟“准点”是长期健康的基础。

（2）保养生物钟，生物钟难免错点，不能等到出了问题时才注意，而要经常保养，进行健康充电。

（3）“维修”生物钟，生物钟“错点”已表现出来，但还不严重，还未出现疾病，此时需要维修，以免继续发展。

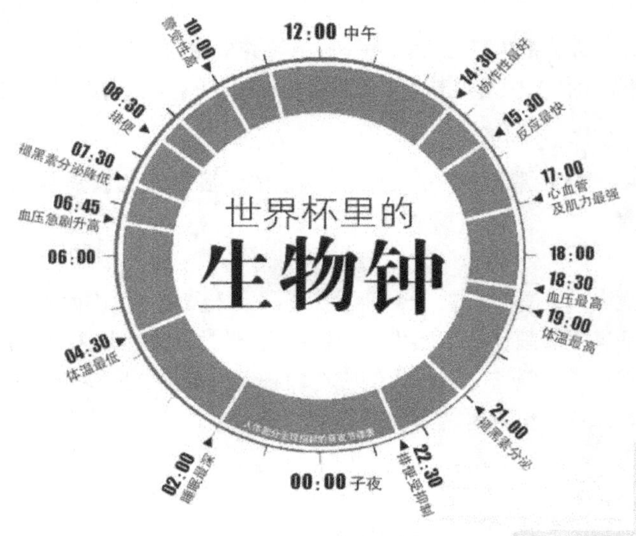

图 4-1 人体生物钟

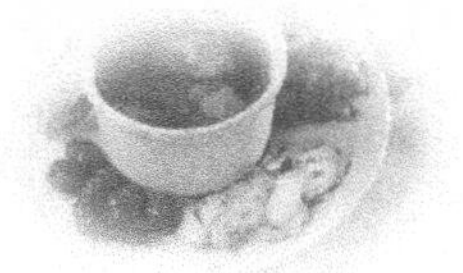

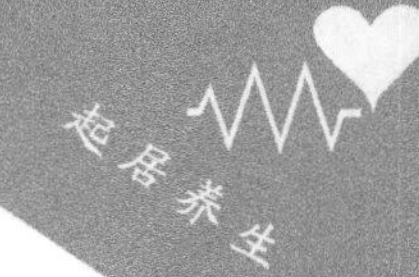

小链接 4-1

人体 24 小时器官作息时间表

1：00 人体进入浅睡眠阶段，易醒，对痛觉特别敏感。

2：00 体内大部分器官处于一天中工作最慢的时刻。而肝脏却在紧张地工作，为人体排毒。

3：00 全身处于休息状态，肌肉完全放松。

4：00 血压最低，人体脑部供血最少。所以，此时老年人容易发生心脑血管意外。

5：00 经历了一定时间的睡眠，人体得到了充分休息。此时起床，显得精神饱满。

6：00 血压开始升高，心跳也逐渐加快。

7：00 体温开始上升，人体免疫力最强。

8：00 皮肤有毒物质排除殆尽，性激素含量最高。

9：00 皮肤痛觉降低。此时是就医注射的好时机。

10：00 精力充沛，最适宜工作。

11：00 精力最旺盛，人体不易感觉疲劳。

12：00 经历了一个上午的工作，人体需要休息。

13：00 此时胃液分泌最多，胃肠加紧工作，适宜进餐，人体稍感疲乏，需要短时间的休息。

14：00 人体应激能力下降，全身反应迟钝。

15：00 体温最高，工作能力开始恢复。

16：00 血糖升高，脸部最红。

17：00 工作效率最高，肺部呼吸运动最活跃，适宜进行体育锻炼。

18：00 人体痛觉再度降低。

19：00 血压略有升高。此时，人们情绪最不稳定。

20：00 记忆力最强，大脑反应异常迅速。

21：00 脑神经反应活跃，适宜学习和记忆。

22：00 呼吸开始减慢，体温逐渐下降。

23：00 机体功能处于休息状态，一天的疲劳开始缓解。

24：00 进入睡眠状态，充分恢复体能。

当然，个人的体质、情绪、生活习惯以及调节适应力不尽相同，每个人体内的生物时钟基础节律有快有慢、有早有晚，在进行较长一段时间的观察后，可摸索出个体的周期性变化规律和特点，便于掌握与了解个体的差异与节奏，从而更好地进行工作和休息。

模块三　劳逸适度

一、劳逸适度的保健作用

劳动是人类赖以生存并改造自然的必要活动之一，安逸是恢复或增强机体生理机能的休息过程。劳和逸之间具有一种相互对立、相互协调的辩证统一关系，二者都是人体的生理需要。人们在生活中，必须有劳有逸，既不能过劳，也不能过逸。孙思邈《备急千金要方·道林养性》说：“养生之道，常欲小劳，但莫疲及强所不能堪耳。”古人主张劳逸“中和”，有常有节。长期以来的实践证明，劳逸适度对人体养生、保健起着重要作用。

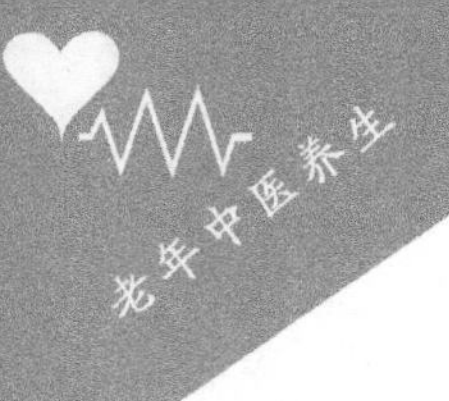

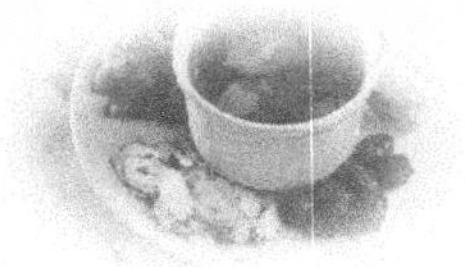

1. 调节气血运行

在日常生活中，经常合理地从事一些体力劳动有利于活动筋骨，通畅气血，强健体魄，增强体质，能锻炼意志，增强毅力，从而保持了生命活动的能力。

现代医学研究认为，合理的劳动对心血管、内分泌、神经、精神、运动、肌肉等各个系统都有好处。如劳动能促进血液循环，改善呼吸和消化功能、提高基础代谢率，兴奋大脑皮层对肌体各部的调节能力，调节精神。

适当休息也是生理的需要，它是消除疲劳、恢复体力和精力、调节身心必不可缺的方法。现代实验证明，疲劳能降低生物的抗病能力，易于受到病菌的侵袭。有人给疲劳和未疲劳的猴子同时注射等量病菌，结果发现疲劳的猴子被感染得病，另一方却安然无恙，这说明合理休息是增强机体免疫能力的重要手段。

2. 益智防衰

所谓“劳”，不光指体力劳动，还包括脑力劳动，科学用脑也是养生、保健的重要方面。科学用脑，就是用脑的劳逸适度问题，它要求人们勤于用脑，注重训练脑力的功能和开发其潜能，又要注重对脑的保养，防止疲劳作业。在实际生活中，许多人由于惰性的原因，往往容易犯“懒于动脑”的毛病。因此，应大力提倡善于用脑，劳而不倦，保持大脑常用不衰。

现代研究证明，一个人经常合理地用脑，不但不会加速衰老，反而有防止脑老化的功能。实验证明，在相同年龄组的人群中，经常用脑和不用脑的人相比，能够经常性合理用脑的人脑萎缩少，空洞体积小。因而得出结论，经常性合理用脑，可以预防衰老，增加智力，尤其是能够预防老年痴呆。

二、劳逸失度的危害

劳动本来是人类的“第一需要”，但劳伤过度则可内伤脏腑，成为致病原因。《庄子·刻意》说：“形劳而不休则弊，精用而不已则劳，劳则竭。”劳役过度，精竭形弊是导致内伤虚损的重要原因。如《素问·宣明五气》说：“五劳所伤，久视伤血，久卧伤气，久坐伤肉，久立伤骨，久行伤筋。”过度劳倦与内伤密切相关。人到老年，气血渐衰，尤当注意劳逸适度，慎防劳伤。

贪逸无度，气机郁滞。过劳伤人，过度安逸同样可以致病。《黄帝内经》中所提到的“久卧伤气”“久坐伤肉”，即指过度安逸而言。张介宾说：“久卧则阳气不伸，故伤气；久坐则血脉滞于四体，故伤肉。”缺乏劳动和体育锻炼的人，易引起气机不畅，升降出入失常。升降出入是人体气机的基本形式。人体脏腑经络气血阴阳的运动变化，无不依赖于气的升降出入。贪图安逸过度，不进行适当的活动，气的升降出入就会呆滞不畅。气机失常可影响到五脏六腑、表里内外、四肢九窍，而发生种种病理变化。故古人主张劳逸亦需“中和”，有度有节。

三、劳逸适度的保健方法

正确处理劳逸之间的关系，对于养生保健起着重要作用。不过，劳与逸的形式多种多样，并且劳与逸的概念又具有相对性，应当根据个人的具体情况合理安排。养生学家主张劳逸结合，互相协调。例如劳与逸穿插交替进行，或劳与逸互相包含，劳中有逸，逸中有劳，只有劳逸协调适度才会对人体有益。

1. 体力劳动要轻重相宜

在工作中，要注意劳动强度轻重相宜，安排好业余生活，使自己的精力、体力、心理、卫生等

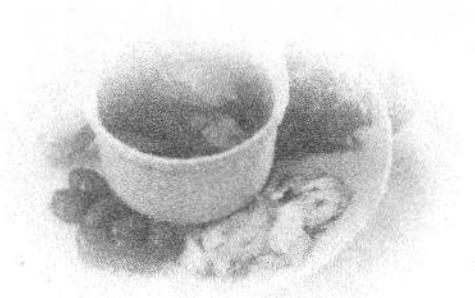

得到充分恢复和发展。根据体力，量力而行，选择适当的内容，要注意轻重搭配。

2. 脑力劳动要与体力活动相结合

脑力劳动偏重于静，体力活动偏重于动。动以养形，静以养神，体脑结合，则动静兼修，形神共养。如脑力劳动者，可进行一些体育锻炼，使机体各部位得到充分、有效的运动。脑力劳动者，可从事美化庭院活动，在庭院内种植一些花草树木，并可结合场景吟诗作画，陶冶情趣，有利于身心健康，延年益寿。

3. 家务劳动秩序化

家务是一项繁杂的劳动，包括清扫、洗晒、烹饪、缝补、尊老爱幼、教育子女等，只要安排得当，则能够杂而不乱，有条不紊，有劳有逸，既锻炼身体，又增添精神享受，有利于健康长寿。反之，若家务劳动没有秩序，杂乱无章，则形劳神疲，甚至造成早衰折寿。

4. 休息保养多样化

要做到劳逸结合，就要注意多样化的休息方式。休息可分为静式休息和动式休息，静式休息主要是指睡眠，动式休息主要是指人体活动，可根据不同爱好自行选择不同形式。例如，听相声、听音乐、聊天、看戏、下棋、散步、观景、钓鱼、赋诗作画、打太极拳等。总之，动静结合，寓静于动，既达到休息目的，又起到娱乐效果，不仅使人体消除疲劳，精力充沛，而且使生活充满乐趣。

模块四　服装适体

服装是人们日常生活中最基本的要素之一，是人类在长期生活中逐渐发明的，既是人类文明的表现，又是人们御寒防暑、保护肌体免受外界刺激和侵袭的必需。服装也反映了时代精神风貌和物质财富水平，在一定程度上体现着社会的文明程度。

一、服装的保健意义

衣着对维护机体内外阴阳的动态平衡起着重要的辅助作用。

现代研究认为，人体和衣服之间存在着一定的空隙，被称为衣服内气候。衣服内气候的正常范围是：温度 32±1℃，风速 0.25±0.15m/s。适当的衣服内气候，可使人的体温调节中枢处于正常状态，维护温热感，有利于提高工作效率和恢复体力。若衣服内气候失常，则体温调节中枢处于紧张状态，甚至可影响到机体其他系统的功能，造成疾病。

衣着适宜，可使人体与外在环境之间进行正常的热量交换，从而维持衣服内气候的相对稳定，达到保健的目的。

二、制装的原则

制装的原则既要顺应四时阴阳变化，又要舒适得体。选择衣料时，可参考以下几点。

1. 质地

内衣和夏装要选择轻而柔软的衣料，穿在身上有较爽的感觉，若贴身穿粗糙硬挺的衣服，不但不舒服，而且皮肤易于摩擦受伤。

2. 色泽

衣料颜色不同，对热的吸收和反射的强度也不相同。一般来说，衣服颜色越深，吸热性越强，

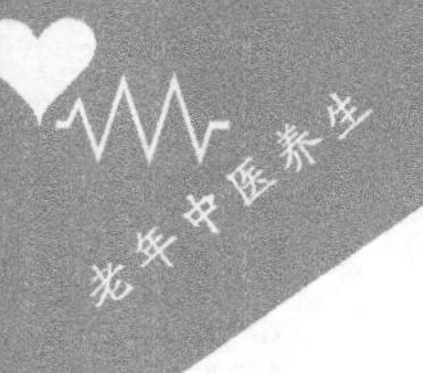

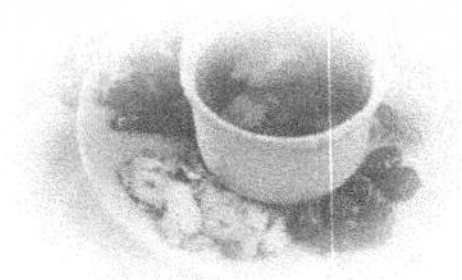

反射性越差；颜色越淡，吸热性越差，反射性越强。夏天宜穿浅颜色服装，以反射辐射热；冬天宜穿深色衣服，以利吸收辐射热。另外，衣着的颜色对人的心情调节和陶冶也有直接关系。

3. 保温性

纺织衣料的导热性越低，它的热缘性和保暖性越好。试验证明，在15℃时，麻纱衣料放热量约为60%，而毛织品不到20%，故麻纱类作为夏季衣料为宜，毛织品可制成冬装。氯纶、醋酯纤维和腈纶等导热性也较低，也是保温性良好的纺织材料。此外，织物越厚，单位时间内散发的热量越少，保暖性能越好。

4. 透气性

冬季外衣织物的透气性应较小，以保证衣服具有良好的防风性能，而起到保温作用。夏季衣料应具有较好的透气性，有利于体内散热。

5. 吸湿性和散湿性

夏天的衣服和冬装内衣，除了注意透气外，还要注意选择吸湿、散湿性能良好的纤维，这样有利于吸收汗液和蒸发湿气。

三、增减衣服的宜忌

由于四季气候的变化各有一定的特点，所以脱着衣服时必须不失四时之节。

1. 随四季增减

春季阴寒未尽，阳气渐生，早春宜减衣不减裤，以助阳气的升发。夏季尽管阳热炽盛，适当的脱着衣服，仍是避其凉热的最佳方法。秋季气候转凉，亦要注意加衣，但要避免一次加衣过多。俗有“春捂秋冻”之说，即春季宁稍暖，秋季可稍凉。《摄生消息论·春季摄生消息论》说：“春季天气寒暄不一，不可顿去棉衣。老人气弱骨疏体怯，风冷易伤腠理，时备夹衣，温暖易之。一重减一重不可暴去。”冬季“宜寒甚方加棉衣，以渐加厚，不得一顿便多，唯无寒而已”。

2. 随天气增减

明·张宇初《彭祖摄生养性论》说：“先寒而后衣，先热而后解。”即是说衣服的脱着要随天气变化及时增减，切不可急穿急脱，忽冷忽热。《老老恒言·燕居》亦说“棉衣不顿加，少暖又须暂脱”。古人认识到穿衣不宜过暖过寒，否则反倒容易受邪致病。因为衣服过暖或过寒，则机体缺乏耐受风寒的能力，而使抗邪防病之力减弱。至于老人和身体虚弱的人，由于对寒热的耐受性较差，所以应当尽量注意慎于脱着，以免风寒暑湿之侵，小心调摄。

小链接 4-2

老年人穿衣的五大禁忌

一、忌领口紧

老年人切忌穿着瘦小的衣服，领口紧更是一个大忌。有些怕风怕冷的老人爱穿领口较紧的衣服，还有人喜欢把领带扎得很紧，这些都存在不少的隐形风险。由于领口的过紧可加重心脏的负担，另外过紧的衣领还会压迫颈部的压力感受器，引起血压下降，使脑部发生供血不足，出现头痛、头晕、眼冒金花等现象，尤其对高血压、糖尿病的患者，甚至会发生晕倒和休克。

二、忌领口高

人的衣领比较高，扭头时就会对颈动脉窦造成压迫。尤其是老年人大多有动脉粥样硬化，颈

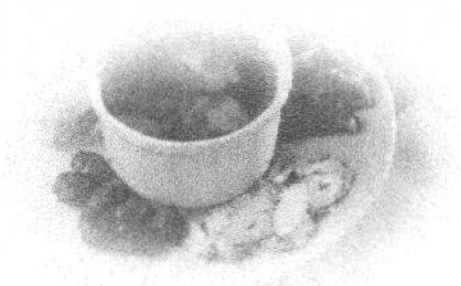
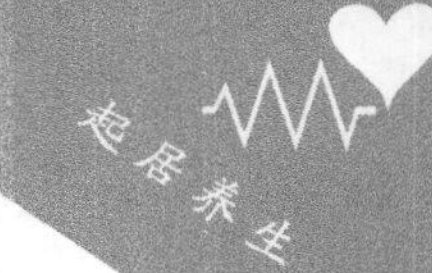

动脉窦的局部也会硬化，导致颈动脉窦敏感，衣服的高领轻易就会挤压到颈部，造成脑供血不足，甚至发生晕厥。

三、忌腰口紧

一方面，过紧的腰带容易使腹部压力增高，导致静脉血回流差，供血不畅；另一方面，过紧的腰带会勒到腰两侧的肾脏，使肾脏压力增大，阻碍肾内血液循环。另外，过紧的腰带也会把腹腔器官束得紧紧的，使肠子不能通过蠕动来消化食物。尤其是腰部有病和肠胃有病的人，长期穿腰口紧的裤子，往往会加重症状。

四、忌袜口紧

俗话说，“养树护根，养人护脚”，人的全身有206块骨头，而双脚就占52块。此外双脚还有66个关节、40多条肌肉、200多条韧带，支撑着身体的全部重量。过紧的袜口会勒紧脚腕，使心脏有营养的血液不能顺利流到脚上，脚上含废物的血液也不能回流心脏。时间一长便会引起脚胀、腿肿、脚凉、腿脚麻木无力，加速人从腿脚衰老到生命衰老的过程。

五、忌长期穿保暖内衣

尽管保暖内衣相对保暖，穿着又贴身，但老年人不宜长期穿着。由于保暖内衣在两层普通棉织物的中间夹了一层蓬松的化学纤维或超薄薄膜，不但会产生静电，还会阻止人体皮肤与外界进行气体和热量的交换，使皮肤的水分减少，进而使皮屑增多，人就会有瘙痒的感觉。另外长期穿保暖内衣还会引发老年人烦躁、失眠、心慌、多汗、头痛等症状，所以最好不要一直穿着。

模块五　二便通调

二便是人体新陈代谢、排除代谢废物的主要形式。二便正常与否，直接影响到人体的健康。所以，养成良好的二便卫生习惯，对健康长寿具有重要意义。

一、大便通畅

1. 大便通畅的意义

古代养生家对保持大便通畅极为重视。汉代王充在《论衡》中指出：“欲得长生，肠中常清，欲得不死，肠中无滓。”金元时代的朱丹溪也说：“五味入口，即入于胃，留毒不散，积聚既久，致伤冲和，诸病生焉。”就是说，肠中的残渣、浊物要及时不断地给予清理，排出体外，才能保证机体的生理功能。如果大便经常秘结不畅，可导致浊气上扰，气血逆乱，脏腑功能失调，因此而产生或诱发多种疾病，如头痛、牙痛、肛门病、冠心病、高血压、脑血管意外、肠癌等。

现代医学的自身中毒学说认为，衰老是由于生物体在自身代谢过程中，不断产生毒素，逐渐使机体发生慢性中毒而出现衰老。大便不畅，最易使机体产生慢性自身中毒而出现衰老。这种学说与中医保持大便通畅可以防病延年的观点是一致的。

2. 大便通畅的方法

保持大便通畅的方法很多。

（1）规定时间排便：在规定的时间内排便，有助于养成良好的排便习惯，可建立良好的条件反射，因此有利于便意的正常产生，能促进大便通畅。例如，晚上睡觉之前或早晨起床之后，可按时上厕所，久而久之，则可养成按时大便的习惯。如果忍便不排，致使排便反射受到抑制，排便机制发生紊乱，“积便”在肠内的感觉会变得迟钝起来，久而久之则可发生便秘。

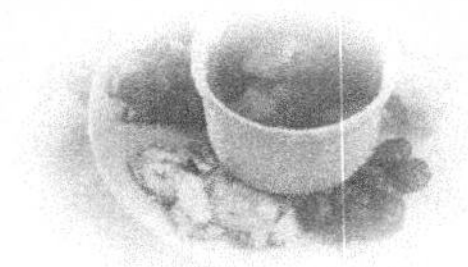

（2）顺其自然：养生家曹慈山在论述排便时说："养生之过，惟贵自然。"要做到有便不强忍，大便不强挣。"强忍"和"强挣"都易损伤人体正气，引起痔疮等病。从现代医学观点看，忍便不解使粪便部分毒素被肠组织黏膜吸收，危害机体。排便时，强挣努啧会过度增高腹内压，导致血压上升，特别对高血压、动脉硬化者不利，容易诱发中风病。另外，由于腹内压增高，痔静脉充血，还容易引起痔疮、肛瘘等病。所以，年老者尤当注意。

（3）运动按摩通便：运动按摩可起到疏畅气血，增强肠胃功能和消化、排泄功能，加强大小肠的蠕动，促进新陈代谢，通畅大便的作用。平常可选用一些传统保健功法锻炼，如太极拳、气功导引养生功、腹部按摩保健法等。

（4）饮食调摄通便：饮食与大便通畅有着密切的关系。随着人们生活水平的提高，肉类食物、精致食品越来越多，这些食品不利于胃肠的蠕动，易造成便秘。在日常生活中，应该饮食多样化，多素少荤，粗细结合，做到饮食平衡。此外，还可以多喝开水，使肠腔内保持足够的使大便软化的水分，从而达到治疗大便干燥的目的。多吃含纤维素多的新鲜蔬菜，如芹菜、韭菜等。因为这类食物既可供给人体丰富的维生素C，又能提供足够的食物残渣，刺激肠壁，促使肠蠕动加快，使粪便易于排出体外。必要时还可用些能产生气体的食物，如洋葱、黄豆、萝卜等来刺激肠道蠕动。体重正常，血脂也不高的便秘患者，可多吃含油脂食物。

（5）肛门卫生和便后调理：肛门对健康的关系在一定意义上讲并不亚于口腔，但通常人们对肛门卫生注意不够。大便之后所用手纸应以薄而柔软、褶小而均匀为宜，不可用含油墨的废报纸、旧书纸、圆珠笔写过的纸，更不可用土块、石块、木块等代替手纸，以免污染肛门，或刺伤肛门引起感染。每天晚上睡觉前，最好用温水清洗一下肛门，或经常热水坐浴，保持肛门清洁和良好的血液循环。内裤宜用薄而柔软的棉布制品制作，不宜用粗糙或化学纤维的制品。如果肛门已有炎症，最好用水冲洗，不要用纸揩拭，并要积极治疗，防止再引起其他疾病。尤其是老年人，更应重视肛门卫生。

二、小便清利

1. 小便与健康的关系

小便是人体水液代谢后排除废液的主要形式，与肺、脾、肾、膀胱等脏腑的关系极为密切。肾气是整个水液代谢的原动力，调节着每一环节的功能活动，故有"肾主水"之称。水液代谢正常与否反映了机体脏腑功能是否正常，特别是肾气是否健旺。小通利，则人体健康；反之，则说明人有疾患。所以古代养生家十分重视小便卫生。苏东坡在《养生杂记》中说："要长生，小便清；要长活，小便洁。"《老老恒言·便器》亦说："小便惟取通利。"

2. 小便清利的方法

保持小便清洁、通利，是保证身体健康的重要措施。其具体方法如下。

（1）饮食调摄：水液代谢以通畅和调为顺，不可滞留，故《素问·经脉别论》有"通调水道"之说。对于保证水道通调之法，清代曹慈山在《老老恒言》中提出了重在饮食调摄的四个要点："食少化速，则清浊易分，一也；薄滋味，无粘（黏）腻，则渗泄不滞，二也；食久然后饮，胃空虚则水不归脾，气达膀胱，三也；且饮必待渴，乘微燥以清化源，则水以济火，下输倍捷，四也。所谓通调水道，如是而已。如但犹不通调则为病。然病能如是通调，亦以渐而愈。"由此可见，正确调摄饮食，做到少食、素食、食久后饮、渴而才饮等，是保证小便清利的重要方法。此外，情绪、房事、运动对小便的清利也有一定的影响，因此还要保持情绪乐观、节制房事和适当运动锻炼。

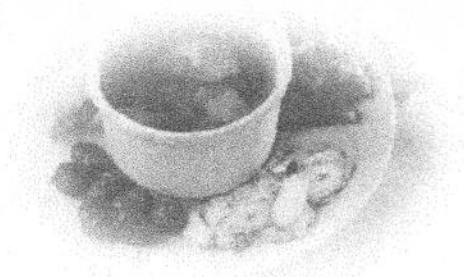
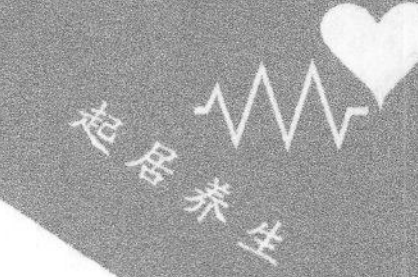

（2）导引按摩：经导引按摩，对于小便通利很有好处，其主要方法有三：

1）导引壮肾：晚上临睡时，或早晨起床后，调匀呼吸，舌抵上腭，眼睛视头顶上方，随吸气，缓缓做收缩肛门动作，呼气时放松，连续做 8 ～ 24 次，待口中津液较多时，可嗽津咽下。这种方法可护养肾气，增强膀胱制约能力，可以防治尿频、尿失禁等症。

2）端坐摩腰：取端坐位，两手置于背后，上下推搓 30 ～ 50 次，上至背部，下至骶尾，以腰背部发热为佳，可在晚上就寝时和早晨起床时进行练习。此法有强腰壮肾之功，有助于通调水道。

3）仰卧摩腹：取仰卧位，调匀呼吸，将掌搓热，置于下腹部，先推摩下腹部两侧，再推下腹部中央，各做 30 次。动作要由轻渐重，力量要和缓均匀。做功时间亦可在早晚。此法可益气，增强膀胱功能。对尿闭、排尿困难有一定防治作用。

3. 注意排尿宜忌

排尿是肾与膀胱气化功能的表现，是一种生理反应，因此有尿时要及时排出，不要用意志控制不解，否则会损伤肾与膀胱之气，引起病变。《备急千金要方·道林养性》说：“忍尿不便，膝冷成痹。”《老老恒言·便器》指出：“欲溺便溺，不可忍，亦不可努力，愈努力则愈数而少，肾气窒塞，或致癃闭。”排尿要顺其自然，强忍不尿，努力强排，都会对身体健康造成损害。

男子排尿时的姿势也有宜忌。《备急千金要方·道林养性》说：“凡人饥欲坐小便，若饱则立小便，慎之无病。”《老老恒言》解释其道理说：“饱欲其通利，饥欲其收摄也。”

案例思考

案例：倒班人群的亚健康现象

据上海市70所医院的2100名临床护士的调查显示：仅有46.4%的护士“准备长期从事护理工作”，而选择“一有机会就改行”的护士占到 39.3%，护士中发生抑郁症的比例比普通人的 3 倍还高。

另一项调查针对宁波市数千名倒夜班的护士进行了问卷调查，结果显示：近 9 成护士反映压力较大，9 成以上的护士存在着一定的工作倦怠的情况。其临床表现有：感到有工作倦怠的，占 96%；有沮丧感的，占 72.3%；感到心力交瘁的，占 68%；感到严重工作倦怠，占 45%；无成就感，占 40%；而感到筋疲力尽的，占到 32%。这份调查报告调查了以下几个压力来源：认为倒班生活不规律占 36%，收入低占 37.4%，社会地位低有 46.8%，而认为工作量大的占到 60.3%。

由此可见，压力来源主要来自工作量大和不规律的生活。从这些数值可以看出护士的身心健康正处于一种很不乐观的状态。

许多医院的医生护士都有“假期恐惧症”，尤其急诊科医生护士更是如此，因为假期对她们而言并不意味着放松，而是更紧张。一旦有重大抢救或突发事件就要随叫随到。因为长期处于应急状态，很多医生护士患有神经衰弱，难以入睡。

案例分析

混乱作息导致亚健康

日出而作，日落而息，是人类在百万年的进化中形成的作息习惯和生理节律。但出于工作需要，越来越多的人涉及倒班。这些特殊的倒班制度保证了社会的健康运转，但违背了人类百万年来的生理作息节律，引起了一部分轮班人员生物钟错乱，生理失调，出现了亚健康现象，医学上称之为“倒班综合征”。而医生护士就是其中的倒班一族。

思考题：长期倒班，对身体可造成哪些影响？

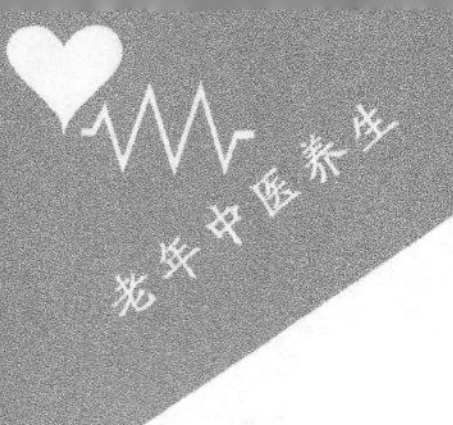

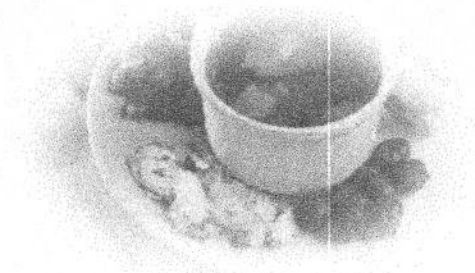

实践训练

情景模拟：两人一组，一人饰演患者，一人饰演操作者，双方充分交流后，操作者根据患者身体情况与具体需求选择按摩方式，进行按摩操作，患者则将操作时的感受详细反馈于操作者，以助其提高水平。

操作过程：先阅读下面文字，学习习惯性便秘的治疗方法，按摩操作先从体针开始，然后进行贴耳穴，最后进行按摩，当所有操作进行一次之后，双方交换角色，继续练习。

习惯性便秘的治疗

习惯性便秘又称功能性便秘，是指大便秘结不通、排便周期延长或欲大便而艰涩不畅的一种临床症状。临床采用中医针刺、贴耳穴、自我按摩治疗中老年人习惯性便秘有一定疗效。

体针：选取气海、足三里、上巨虚、天枢、大肠俞、支沟、中脘、合谷等穴位，局部用 75% 乙醇棉球或棉签由中心向外擦拭消毒后，选用 1.5 寸毫针，施以提插捻转平补平泻。得气后留针 20 ～ 30 分钟，用 TDP 治疗仪烤电治疗，留针半小时，每天 1 次，14 天为 1 个疗程。

贴耳穴：脑干、枕、皮质下、大肠、三焦、腹、内分泌、耳郭，具体穴位（见图 4-2）。局部用 75% 酒精常规消毒后，用粘有王不留行的胶布，贴在耳穴上，并用手按压使之固定。一般每次贴压一侧耳穴，两耳交替，每天按压刺激穴位 3 次，每次 5 分钟左右。每隔 3 ～ 5 日贴 1 次，1 个月为 1 个疗程。人体十二经脉均直接或间接与耳联系，刺激耳穴能疏通经络，运行气血，调节脏腑功能，防治便秘。

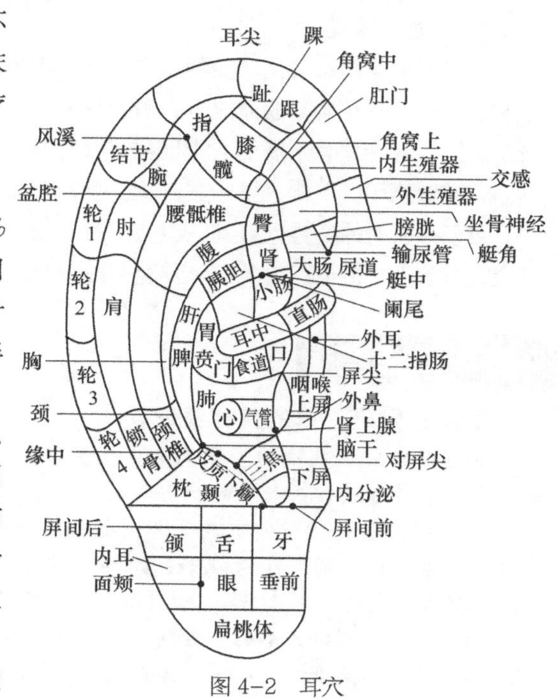

图 4-2　耳穴

按摩治疗法

揉腹：平躺在床上，全身放松，将两手手心叠放按于肚脐上（见图 4-3），先按顺时针方向揉 100 次，然后按逆时针方向揉 100 次，揉时用力适度，动作轻柔，呼吸自然。

按摩：平躺在床上，双腿弯起来，腹肌放松，将一手掌放在肚脐正上方，用拇指以外的四指指腹，从右到左沿结肠走向按摩。当按摩至左下腹时，应适当加强指的压力，以不感疼痛为度，按压时呼气，放松时吸气，每次 10 分钟左右。揉腹和腹部按摩可随时进行，但一般选择晚上入睡前或晨起时，揉腹前应排空小便，不宜在过饱或过于饥饿的情况下进行。

指压相关穴位：腹部穴位（见图 4-4）。大便未出时，两手重叠在神阙穴（即肚脐）周围，按顺逆时钟各按摩 15 次，然后轻拍肚子 15 次。大便将出不出时，用右手示指压迫会阴穴（二阴之间中点），便可助大便缓缓排出，心情要轻松，千万不可焦急。此外，坐在马桶上，静神，深呼吸，引意念于肠，做提肛运动 15 次，也可以起到很好的排便效果。

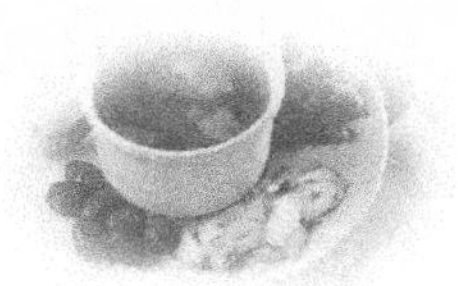

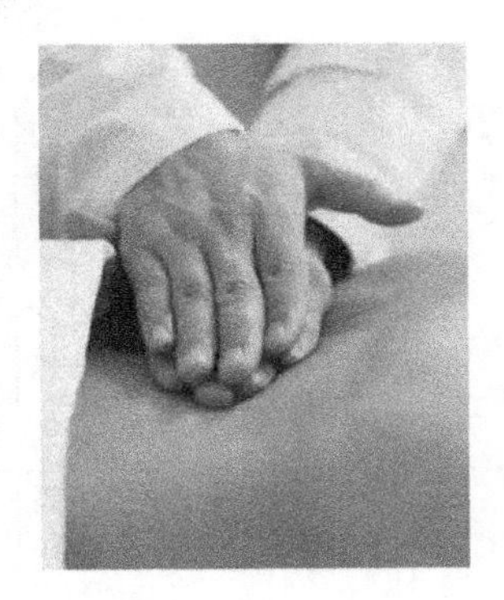

图 4-3　腹部按摩

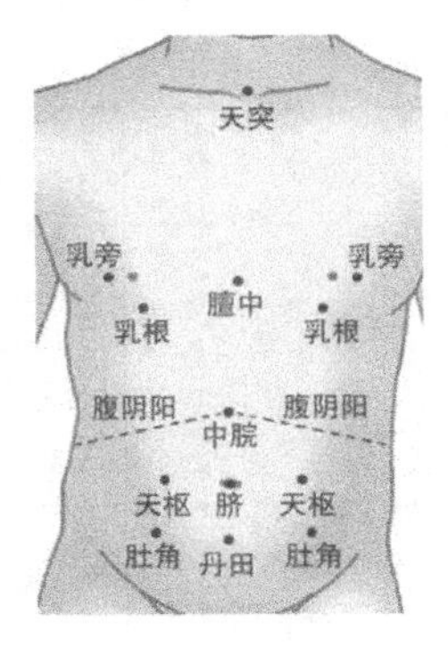

图 4-4　腹部穴位

知识拓展

《黄帝内经》十二时辰养生对照表，见表 4-1。

表 4-1 《黄帝内经》十二时辰养生对照表

十二时辰	别　名	解　析	对应生肖	当令器官	循行经脉	常见症状	时辰宜忌
子时（23：00～1：00）	夜半，又名子夜、中夜	由天黑转为天亮这一时间段	鼠	胆	胆经	头晕目眩、口苦、善叹息	宜：睡觉；忌：熬夜；吃夜宵
丑时（1：00～3：00）	鸡鸣，又名荒鸡	指深夜过后，鸡鸣之时	牛	肝	肝经	胸闷、疲倦、黑眼圈、特别容易烦躁	宜：熟睡忌：熬夜；生闷气；久视
寅时（3：00～5：00）	平旦，又称黎明、早晨、日旦	天刚蒙蒙亮的时候	虎	肺	肺经	肺部胀满、咳嗽气喘、缺盆部疼痛	宜：熟睡。或导引吐纳，调理肺经。忌：熬夜
卯时（5：00～7：00）	日出，又名日始、破晓、旭日	太阳刚刚露脸，冉冉初升的那段时间	兔	大肠	大肠经	牙齿疼痛、颈部肿大	宜：起床喝温热的白开水；排便；调理大肠经。忌：饮酒
辰时（7：00～9：00）	食时，又名早食	吃早饭时间	龙	胃	胃经	腹胀肠鸣、消化不良	宜：及时吃早餐，让胃有事可干，调理胃经。忌：早餐质量不好
巳时（9：00～11：00）	隅中，又名日禺	临近中午的时候	蛇	脾	脾经	舌根强直、食则呕吐、胃脘疼痛、腹内发胀、时时嗳气	宜：适量饮水，调理脾经。忌：思虑过度，久坐不动

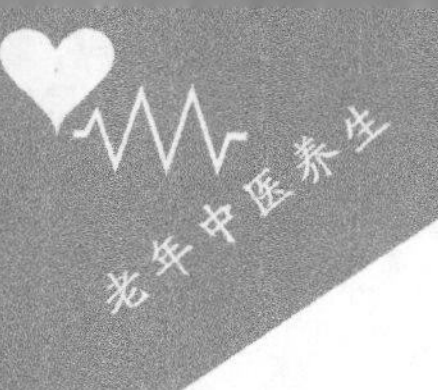

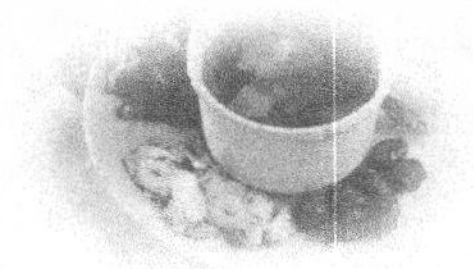

（续）

十二时辰	别　名	解　析	对应生肖	当令器官	循行经脉	常见症状	时辰宜忌
午时（11：00～13：00）	日中，又名日正、中午	此时太阳最猛烈	马	心	心经	喉咙干燥、头痛、口渴难忍	宜：吃午餐；小憩；静养阴血，调理心经。忌：午餐过多；餐后马上运动
未时（13：00～15：00）	日昳，又名日跌、日央	太阳偏西	羊	小肠	小肠经	喉咙痛、颌部肿、肩痛如裂、臂痛如断	宜：调理小肠经。忌：多吃食物
申时（15：00～17：00）	哺时，又名日铺、夕食	傍晚	猴	膀胱	膀胱经	头痛、眼睛痛、颈项痛、	宜：适量饮水；运动；抓紧时间工作；调理膀胱经。忌：憋小便
酉时（17：00～19：00）	日入，又日落、日沉、傍晚	太阳落山的时候	鸡	肾	肾经	四肢冰冷、腰酸背痛、耳鸣	宜：休息；调理肾经。忌：过劳
戌时（19：00～21：00）	黄昏，又名日夕、日暮、日晚	此时太阳已经落山，天将黑未黑	狗	心包	心包经	胸痛、心律不齐、手部灼热	宜：吃晚餐；心情快乐；做散步，调理心包经。忌：晚餐过肥腻；生气
亥时（21：00～23：00）	人定，又名定昏	此时夜色已深，人们也已经停止活动，安歇睡眠了。人定也就是人静	猪	三焦	三焦经	耳聋、听声模糊、咽喉肿痛、喉咙闭塞	宜：心平气和；入睡；调理三焦经。忌：熬夜；生气；饮茶

课后练习

1. 书面作业：查阅资料，书写一篇有关防治中老年人习惯性便秘的养生、保健方法，可以从饮食、起居、按摩等各个方面完成。
2. 复习本单元起居养生内容。
3. 练习适合预防中老年人的习惯性便秘按摩保健操。

拓展阅读

学生自己查阅相关资料，进行学习。

1. 推荐书籍：《素问·四气调神大论》。
2. 学者理论：92岁老中医路志正谈养生，起居有常修德增寿。
3. 相关新闻：日本拟实施《过劳死等防止对策推进法》。
4. 历史人物故事：“十常四勿长寿经”，乾隆皇帝的养生之道。

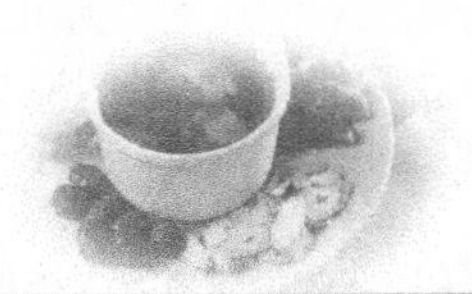

学习单元五 睡 眠 养 生

学习目标

知识目标

了解睡眠的生理，掌握睡眠的时间与质量、睡眠的方位与姿势、睡眠与卧具、睡眠环境与宜忌和失眠的预防内容。

能力目标

应用睡眠养生的方法预防老人失眠。

素质目标

掌握老人睡眠养生的方法，培养敬老、爱老、为老人服务的理念。

睡眠，本属“起居作息”范畴，由于人的一生约有1/3的时间是在睡眠中度过的，因而显得特别重要，而且睡眠养生的内容又十分丰富，老年人的睡眠问题也尤为重要。

所谓睡眠养生就是根据宇宙与人体阴阳变化的规律，采用合理的睡眠方法和措施，以保证睡眠质量，恢复机体疲劳，养蓄精神，从而达到防病治病、强身益寿的目的。

情景导入

王阿姨今年63岁，住在临街的一栋居民楼里。从前这里十分安静，但最近一段时间由于市场的发展变得越来越热闹，经常已经深夜了，窗外的食客还在吃着大排档，唱着卡拉OK。王阿姨年轻时是医院的护士，经常值夜班，因此得了较严重的神经衰弱，如今夜里窗外的噪声吵得她根本无法睡眠，整个人也因此而憔悴。儿女们看在眼里急在心里，跟市场的负责人多次协调未果后，最终决定帮老人搬家。

模块一 睡眠的生理

在《素问·上古天真论》中，黄帝问岐伯如何才能像上古时代的人一样长寿，岐伯回答说想要长寿必须做到“法于阴阳，和于术数，食饮有节，起居有常，不妄作劳”，其中“起居有常”主要就是指起卧作息和日常生活的各个方面有一定的规律并合乎自然界和人体的生理常度。它要求人们起居作息、日常生活要有规律，这是强身健体、延年益寿的重要原则。

一、中医的睡眠理论

1. 昼夜阴阳消长决定人体寤寐

由于天体日月的运转，自然界处于阴阳消长变化中，最突出的表现就是昼夜交替出现。昼属阳，夜属阴。与之相应，人体阴阳之气也随昼夜而消长变化，于是就有了寤和寐的交替。寤属阳，为阳气所主；寐属阴，为阴气所主。

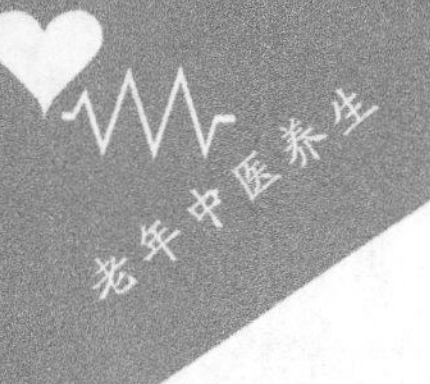

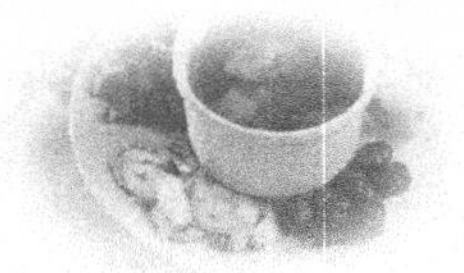

2. 营卫运行是睡眠的生理基础

人的寤寐变化以人体营卫气的运行为基础，其中与卫气运行最为相关。《灵枢・卫气行》说："卫气一日一夜五十周于身，昼行于阳二十五周，夜行于阴二十五周。"《灵枢・营卫生会》也说："卫气行于阴二十五度，行于阳二十五度，分为昼夜，故气至阳而起，至阴而止。"起指起床，止即入睡。由此可见，卫气行于阴，则阳气尽而阴气盛，故形静而入寐；行于阳，则阴气尽而阳气盛，故形动而寤起。所以《灵枢・天年》说："营卫之行，不失其常，故昼精而夜瞑。"

3. 心神是睡眠与觉醒的主宰

寤与寐是以形体动静为主要特征的，形体的动静受心神的指使，寐与寤以心神为主宰。神静则寐，神动则寤；心安志舒则易寐，情志过极则难寐。

由于睡眠受心神的支配，人们常因主观意志需要，使睡眠节律改变。总之，在形神统一观的指导下，寤与寐就被看作是两者相互转化的心身过程。

二、睡眠的分期

现代实验研究将睡眠按深度分为四期：Ⅰ入睡期、Ⅱ浅睡期、Ⅲ中等深度睡眠期、Ⅳ深度睡眠期。Ⅰ、Ⅱ期易被唤醒，Ⅲ、Ⅳ期处于熟睡状态。

睡眠又可分为两种，即慢波睡眠（NREM）和快波睡眠（REM）。开始入睡是慢波睡眠，大约持续 90 分钟左右，然后转入快波睡眠持续 15 ～ 30 分钟，睡眠过程是这两种状态交替进行的，二者交替一次，即称一个睡眠周期（见图 5-1）。一夜有四五个周期。慢快波睡眠期的正常比例是保证睡眠顺利进行的条件。

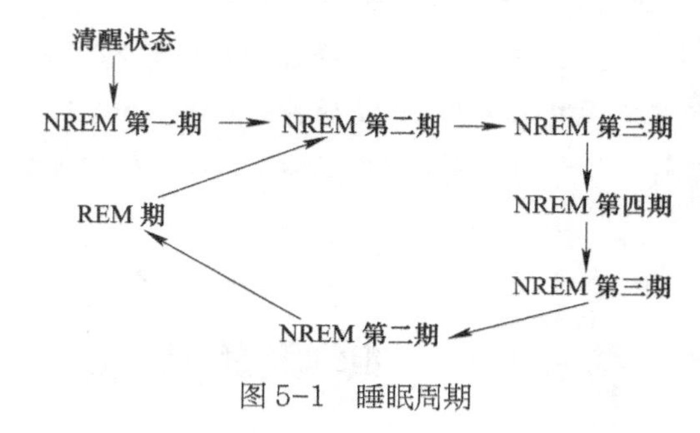

图 5-1　睡眠周期

三、睡眠的作用

1. 消除疲劳

睡眠是消除身体疲劳的主要形式。睡眠时，人体精气神皆内守于五脏，五体安舒，气血和调，体温、心率、血压下降，呼吸及内分泌明显减少，从而使代谢率降低，体力得以恢复。

2. 保护大脑

睡眠不足者，表现为烦躁、激动或精神萎靡、注意力分散、记忆减退等精神、神经症状，长期少眠则会导致幻觉。因此，睡眠有利于保护大脑。此外，大脑在睡眠状态中耗氧量大大减少，利于脑细胞能量贮存，可以恢复精力，提高脑力和效率。

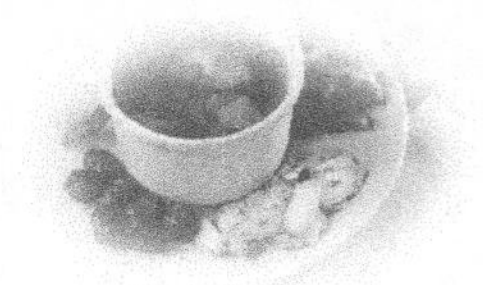
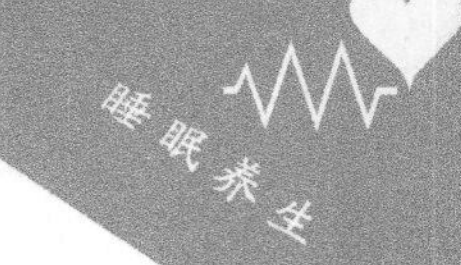

3. 增强免疫

睡眠不仅是智力和体力的再创造过程，而且还是疾病康复的重要手段。睡眠时能产生更多的抗原抗体，增强了机体抵抗力，睡眠还使各组织器官自我修复加快。现代医学常常把睡眠作为一种治疗手段，用来医治顽固性疼痛及精神病等。

4. 促进发育

睡眠与儿童生长发育密切相关。婴幼儿在出生后相当长时期内，大脑继续发育，需要更多的睡眠。婴儿睡眠中有一半是快动眼睡眠期（REM），而早产儿 REM 可达 80%，说明他们的大脑尚未成熟。儿童生长速度在睡眠状态下增快，在慢波睡眠期血浆中生长激素可持续数小时维持在较高水平，故要使儿童身高增长，就应当保证睡眠足够时间和质量。

5. 利于美容

睡眠对皮肤健美有很大影响。甜蜜的熟睡可使第二天皮肤光滑，眼睛有神，面容滋润，而由于精神创伤、疲劳过度及其他不良习惯造成的睡眠不足或失眠则会颜面憔悴，毛发枯槁，皮肤出现细碎皱纹。由于睡眠过程中，皮肤表面分泌和清除过程加强，毛细血管循环增多，加快了皮肤的再生。所以说，睡眠是皮肤美容的基本保证。

模块二　睡眠的时间与质量

足够的睡眠是健康长寿的保证，但人的睡眠时间多长才算足够，很难机械规定。每人每天生理睡眠时间根据不同的年龄、性别、体质、性格、环境因素等而变化。

一、与睡眠时间有关的因素

1. 年龄与性别

婴幼儿无论脑还是身体都未成熟，青少年身体还在继续发育，因此需要较多睡眠时间。老年人由于气血阴阳俱亏，“营气衰少而卫气内伐”，故有“昼不精，夜不瞑”的少寐现象，但并不等于生理睡眠需要减少。相反，由于老人睡眠深度变浅，质量不佳，反而应当增加必要的休息，尤以午睡为重要，夜间睡眠时间也应参照少儿标准。“少寐乃老人大患”“遇有睡思则就枕”。女性比男性平均睡眠时间长，现代研究认为可能与性激素分泌差异有关。

2. 体质与性格因素

根据临床体质分类：阳盛型、阴虚型睡眠时间较少；痰湿型、血瘀型睡眠时间相对多。

根据五行体质分类：金型、火型睡眠时间相对少；水型、土型睡眠时间较多。

3. 环境、季节因素

春夏宜晚睡早起（每天需睡 5 ～ 7 个小时），秋季宜早睡早起（每天需睡 7 ～ 8 个小时），冬季宜早睡晚起（每天需睡 8 ～ 9 个小时）。如此以合四时生长化收藏规律。阳光充足的日子一般人睡眠时间短，气候恶劣的天气里一般人的睡眠时间长。随地区海拔增高，一般人的睡眠时间稍稍减少。随纬度增加，一般人的睡眠时间要稍延长。

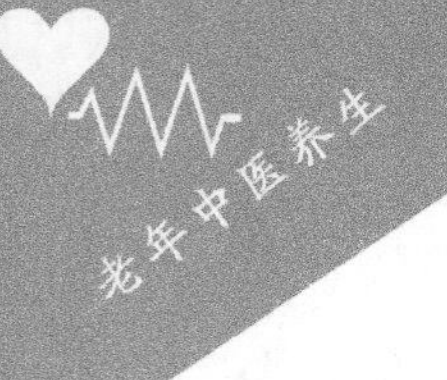

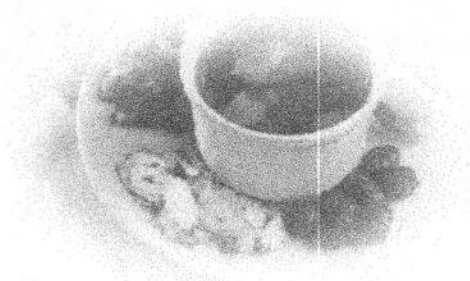

4. 其他影响睡眠的因素

睡眠时间的变化还与工作性质、体力消耗和生活习惯有关。体力劳动者比脑力劳动者所需睡眠时间长，而脑力劳动者较体力劳动 REM 时间长。

现代研究认为每个人最佳睡眠时间（称睡眠中心时刻）是不同的，可分为“猫头鹰型”和“百灵鸟型”。猫头鹰型人每到夜晚思维能力倍增，精力充沛，工作效率高，但上午精神欠佳。百灵鸟型人的特点表现为入睡早，醒得也早，白天精力充沛，入夜疲倦。一般来说，大部分人为百灵鸟型节律。

此外，睡眠时间的长短还与精神因素、营养条件、工作环境等有关。尽管个体所需睡眠时间差异很大，只要符合睡眠质量标准就视为正常。

二、睡眠的质量标准

决定睡眠是否充足，除了量的要求外，更主要的还有质的要求。睡眠的质决定于睡眠深度和 REM 的比例。快波睡眠对改善大脑疲劳有重要作用。实验表明，经过剥夺异相睡眠的猫和鼠，它的行为会发生变化，如记忆减退、食欲亢进等。

实际生活中可用以下标准检查是否有较高的睡眠质量：

（1）入睡快。上床后 5 ～ 15 分钟进入睡眠状态。

（2）睡眠深。睡中呼吸匀长，无鼾声，不易惊醒。

（3）无起夜。睡中梦少，无梦惊现象，很少起夜。

（4）起床快。早晨醒来身体轻盈，精神好。

（5）白天头脑清晰，工作效率高，不困倦。

一般说来，睡眠质量好，则睡眠时间可以少些。

三、睡眠规律与子午觉

养成良好的睡眠习惯，符合觉醒——睡眠节律，是提高睡眠质量的基本保障。前面已经谈过睡眠起卧规律与四时的关系，一天之中起卧亦有规律，即要使睡眠模式符合一日昼夜晨昏的变化。

子午觉是古人睡眠养生法之一，即每天于子时、午时入睡，以达颐养天年的目的。中医学认为，子午之时，阴阳交接，极盛极衰，体内气血阴阳极不平衡，必欲静卧，以候气复。现代研究也发现，夜间 0 点至 4 点，机体各器官功率降至最低；中午 12 点至 1 点，是人体交感神经最疲劳的时间，因此子午睡眠的质量和效率都好，符合养生道理。统计表明，老年人睡子午觉可降低心、脑血管病的发病率，有防病保健意义。

模块三　睡眠的方位与姿势

一、睡眠的卧向

所谓卧向，是指睡眠时头足的方向位置。睡眠的方位与健康紧密相关。中国古代养生家根据天

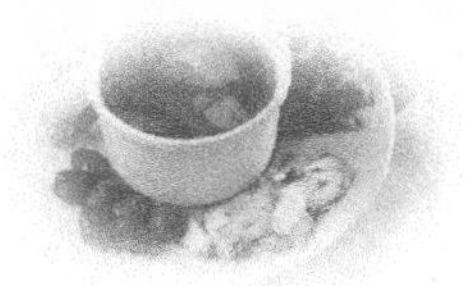

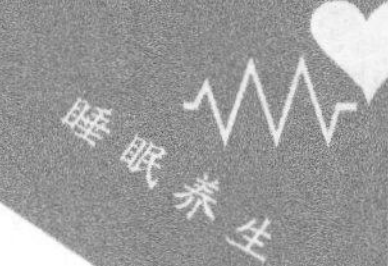

人相应、五行相生理论，对寝卧方向提出过几种不同的主张。

（1）按四时阴阳定东西：主张应四时所旺之气而定寝卧方向。如春气旺于东，头应向东；夏气旺于南，头应向南；秋气旺于西，头应向西；冬气旺于东北，头应向北。

（2）寝卧恒东向：《老老恒言》引《记玉藻》云："寝恒东首，谓顺生气而卧也。"中医学认为，头为诸阳之会，人体之最上方，气血生发所向，而东方震位主春，能够生发万物之气，故头向东卧，可保证升清降浊，头脑清楚。

（3）避免北首而卧：《老老恒言·安寝》指出："首勿北卧，谓避地气。"中医学认为北方属水，阴中之阴位，主冬主寒。若头朝北，恐北首而卧使阴寒之气直伤人体元阳，损害元神之府。

而现代有些观点则认为，人睡觉时采取头北脚南的姿势，可以使地球磁场的磁力线平稳地穿过人体，最大限度地减少地球磁场对人体的干扰，使人代谢降低，能量消耗减少，利于血液通畅，提高睡眠质量。

以上主张各有其道理，但在实际生活中，因个人所处的地理位置和睡眠习惯不同，采取的睡眠方位也不尽相同。因此，选择与个人环境和身体相协调的睡眠方位才是最佳的。

二、睡眠姿势

古人云："立如松、坐如钟、卧如弓"。养生家认为行走坐卧都有要诀，能够做到这一点，则自然不求寿而寿延。睡姿虽有千姿百态，以体位来分，不外乎仰卧、俯卧、侧卧三种。

1. 常人宜右侧卧

右侧卧为最佳卧姿。这是因为右侧卧优点在于使心脏在胸腔中受压最小，利于减轻心脏负荷，使心输出量增多。另外，右侧卧时肝处于最低位，肝藏血最多，加强了对食物的消化和营养物质的代谢。右侧卧时，胃及十二指肠的出口均在下方，利于胃肠内容物的排空。

2. 孕妇宜左侧卧

对于女性来说侧卧较仰卧和俯卧好。俯卧可使颜面皮肤血液循环受影响，致皱纹增加。仰卧对妇女盆腔血液循环不利，易致各种月经病。尤其是进入中、晚期妊娠的人，此时大约有80%的孕妇子宫右旋倾斜，右侧卧使右侧输尿管受压，易产生尿潴留倾向，长期可致右侧肾盂肾炎。另外，右侧卧可压迫腹部下腔静脉，影响血液回流，不利于胎儿发育和分娩。仰卧时，增大的子宫可直接压迫腹主动脉，使子宫供血量骤然减少严重，影响胎儿发育和脑功能。因此，左侧卧最利于胎儿生长，可以大大减少妊娠并发症发生。

3. 婴幼儿睡姿

对婴幼儿来说俯卧是最不卫生的卧姿。婴儿自主力差，不能主动翻身，加之颅骨软嫩，易受压变形，俯卧时间一长，会造成面部五官畸形。长期侧卧或仰卧也易使头颅发育不对称。因而婴幼儿睡眠时，应在大人的帮助下经常地变换体位，每隔1～2小时翻1次身。

4. 老人及患者睡姿

老年人仰卧、俯卧、左侧卧均不适宜，以右侧卧最好，避免睡眠时压迫心脏，影响供血。

心脏病患者应忌左侧卧或俯卧，若心脏功能尚好，可向右侧卧；心衰患者及咳喘发作患者宜取半侧位或半坐位，同时将枕与后背垫高，以减轻呼吸困难；肺病等造成的胸腔积液患者，宜取患侧

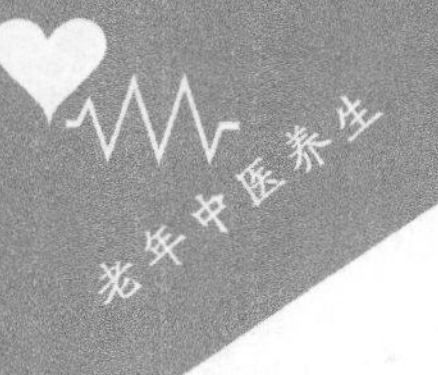

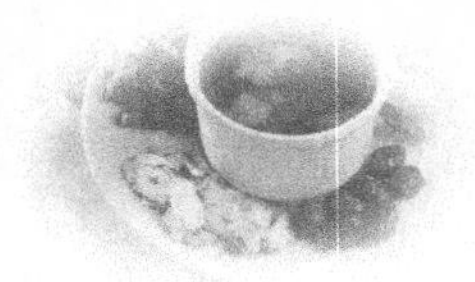

卧位，使胸水位置最低，不妨碍健侧肺的呼吸功能；有瘀血症状的心脏病患者，如肺心病患者等一般不宜取左侧卧或俯卧，以防心脏负荷过大；脑血栓患者应仰卧睡姿，避免侧卧时因动脉硬化而加重血流障碍；胃溃疡患者宜左侧卧，避免右侧卧时流向食管的酸性物质过多，使胃痛更趋严重；胆石症患者应平卧或右侧卧，因左侧卧时胆囊结石在重力作用下易发生嵌顿，诱发胆绞痛发作；腰背痛患者宜侧卧，避免肌肉紧张加重疼痛。

模块四　睡眠与卧具的选择

一、床铺

床铺又称床榻，是供人睡卧的用具。床在我国已有2500多年的历史了。从北方的火炕到南方的藤床，从小儿的摇篮到老人的躺椅，床的种类不计其数。随着社会进步和科学的发展，床的功能也在增多。从养生保健角度要求，床无论怎样变化，应具备以下几个要素：

1. 床宜高低大小适度

床的高度以略高于就寝者膝盖水平为好，为0.4～0.5m，这样的高度便于上下床。若床铺过高，易使人产生紧张感影响安眠；若床铺过低则易于受潮，使寒湿、湿热之地气直中脏腑，或造成关节痹证。在过低的床铺上睡眠，往往呼吸不到新鲜空气，灰尘、二氧化碳较多，影响健康。床铺面积大，则睡眠时便于自由翻身，有利于气血流通、筋骨舒展。一般来说，床铺宜长于就寝者长的0.2～0.3m；宽于就寝者身宽，达0.4～0.5m。

2. 床宜软硬适中

标准的软硬度以木板床上铺0.1m厚的棉垫为宜。其他的床，如南方的竹榻、藤床、棕绷床也较符合养生要求。现代的钢丝弹簧床、沙发床、“席梦思”有弹性过大、过软的缺点，对此可采用软床铺硬垫的办法纠正。软硬适中的床可保证脊椎维持正常生理曲线，使肌肉放松，有利于消除疲劳。而过软的床使脊椎周围韧带和椎关节负荷增加，肌肉被动紧张，久则引起腰背疼痛。

二、枕头

枕头是睡眠不可缺少的用具，适宜的枕头有利于全身放松，保护颈部和大脑，促进和改善睡眠，还有防病治病之效果。

1. 枕头的高度、长宽度、软硬度

枕高以稍低于肩到同侧颈部距离为宜，枕头过高和过低都有害。枕高是根据人体颈部七个颈椎排列的生理曲线而确定的。只有保持这个正常的生理弯曲，才能使肩颈部的肌肉、韧带及关节处于放松状态。现代研究认为高枕妨碍头部血液循环，易形成脑缺氧、打鼾和落枕。低枕使头部充血，易造成眼睑和颜面浮肿。一般认为，高血压、颈椎病及脊椎不正的患者不宜使用高枕；肺病、心脏病、哮喘病患者不宜使用低枕。否则，不利于康复。

枕的长度应够睡眠翻一个身后的位置，一般要长于头横断位的周长。枕头不宜过宽，以0.15～0.2m为好，过宽对头颈部关节肌肉造成被动紧张，不利于保健。

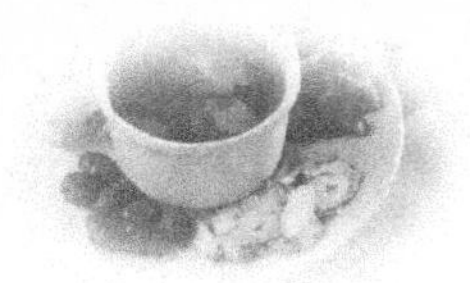

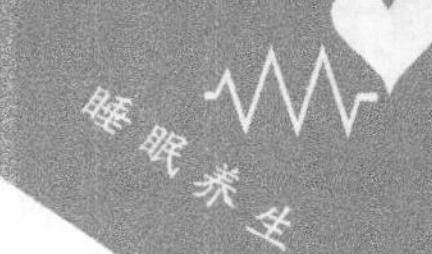

枕芯应选质地松软之物，制成软硬适度，稍有弹性的枕头为好，枕头太硬会使头颈与枕接触部位压强增加，造成头部不适。枕头太软，则枕难以维持正常高度，头颈项部得不到一定支持而疲劳。此外，枕的弹性应适当，枕头弹性过强，则头部不断受到外加的弹力作用，产生肌肉的疲劳和损伤。

枕头的使用有一定要求。一般仰卧时，枕应放在头肩之间的项部，使颈椎生理前凸得以维持；侧卧时，枕应放置于头下，使颈椎与整个脊柱保持水平位置。

2. 保健药枕

药枕的内容物多为碾碎的具有挥发性的中药，花、叶、种子最常用。在药枕制作上一般多做成传统的圆枕。药枕的保健原理在于枕内的中药不断挥发，中药微粒子借头温和头上毛窍吸收作用透入体内，通过经络疏通气血，调整阴阳；另一途径为通过鼻腔吸入，经过肺的气血交换进入体内，此所谓“闻香治病”的道理。

人生约有 1/3 的时间处于睡眠中，充分利用枕头，对健康有着非常重要的作用。药枕就是改善睡眠的一项重要措施。药枕中的药物多具有芳香走窜的性质，作用于头部后侧的穴位，再通过经络的传导，对人体有调和气血、祛病延年的作用。药枕多适用于慢性疾病患者，如五官病、颈椎病、偏头痛、高血压等。

药枕对人体既有治疗作用，又具保健作用，可以疗疾除病协调阴阳，又可聪耳明目益寿延年。药枕的使用要贯彻辨证的原则。即根据不同的年龄、体质、疾病和季节环境变化来辨证处方，对证施枕。

三、其他卧具

1. 被

被里宜柔软，可选细棉布、棉纱、细麻布等，不宜用腈纶、尼龙、“的确良”等带静电荷的化纤品。

被宜保温。盖被目的在于御寒护阳，温煦内脏，故被内容物宜选棉花、丝棉、羽绒为最好，腈纶棉次之。丝棉之物以新轻为优，不宜使用超过两年。陈旧棉絮既沉且冷，易积湿气，不利于养生。被宜轻不宜重。重则压迫胸腹四肢，使气血不畅，心中烦闷，易生梦惊。

被子宽大利于翻身转侧，使用舒适。故现代流行的睡袋不如传统被子保健性好。睡袋上口束紧，三面封闭，影响了肢体活动和皮肤新陈代谢。

2. 褥

褥宜软而厚。厚褥利于维持人体体表生理曲线。一般以 0.1m 厚为佳，随天气冷暖变化加减。

3. 睡衣

睡眠时换衣为好。睡衣宜宽大，无领无扣，不使颈、胸、腰受束。睡衣要有一定的长度，使睡眠时四肢覆盖，不冒风寒。睡衣选料以天然织品为好，秋冬选棉绒、毛巾布为料，春夏宜选丝绸、薄纱为料。睡衣总以宽长、舒适、吸汗、遮风为原则。

4. 睡帽与肚兜

老人冬日睡卧宜带睡帽，以棉布做成，以能遮盖住整个头顶为宜。老人不论冬夏，睡卧时宜带肚兜，对 70 周岁以上老人，应嘱其日夜不离。因老人阳气已虚，易为风寒所伤，伤腹则直中脾胃，产生腹痛、泄泻等病。

一切床上用品均应勤洗勤晒，日晒起到消毒杀菌作用，还能间接使皮肤接受紫外线刺激，是很

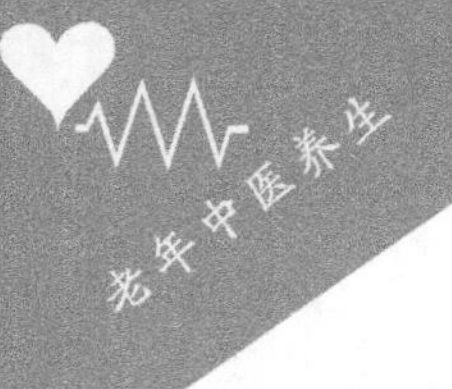

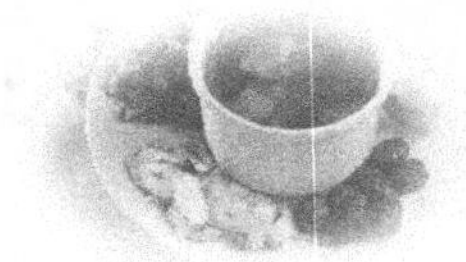

好的保健措施。

小链接 5-1

使用药枕的注意事项

枕内容物宜选辛香平和、微凉、清轻之品，以植物花、叶、茎为好，不宜使用大辛大热、大寒及浓烈毒之物，如附子、乌头、狼毒、斑蝥等。

选药时慎用动血、破血之品，如麝香等，阳亢阴虚患者、孕妇及小儿禁用。

对于药效强、药力猛的治疗性药枕，如治疗风湿、类风湿之药枕，不可滥用于常人保健。

用来充当枕芯的药物，通常选用质地轻柔的花、叶、子类药物，不可过硬。如果使用质地较硬的药物，注意要将其研为粗末后再装入枕头，枕套使用真丝软缎最佳，枕巾最好使用纯棉枕巾。松软的枕头不但枕起来舒适，而且还可增加头与枕之间的接触面积，使药物充分渗透到头颈部。药枕中的药物也有保质期，在不使用药枕时，为防止有效成分挥发，应当用塑料袋包好，一般1～3年就需更换1次枕内药物。药物过敏者和孕妇慎用。

应用举例：草决明枕、白菊花枕、蚕砂枕、茶叶枕、绿豆枕、祛风通窍枕、养心安神枕、祛风醒目枕、汉武帝药枕等。

特点：药枕药物气流丰富，药味大，通过鼻腔作用脉络，鼻黏膜血管丰富，药物易吸收，作用快。药枕所选药物多具有芳名之气，辛凉解表，开窍通经，伍用驱寒邪，祛痰健脾，调剂血气，祛风明目，理气郁，避秽恶，平衡阴阳，壮筋骨，强肾阳，乌发明目，增强免疫力。

适宜人群：

（1）长期从事脑力劳动的人员和在校学生。

（2）食欲不振、躁动不安的儿童。

（3）驾驶员和从事计算机操作等容易诱发颈椎病的人员。

（4）夜间因娱乐生活过多过久而引发“现代文明病”患者。

（5）老年综合征患者。

（6）免疫功能下降易患感冒者。

模块五　睡眠的环境宜忌

一、睡眠环境

1. 恬淡宁静

安静的环境是帮助入睡的基本条件之一。嘈杂的环境使人心神烦躁，难于安眠。因而卧室选择重在避声，窗口远离街道闹市，室内不宜放置音响设备。

2. 光线幽暗

在灯光中入睡，使睡眠不安稳，浅睡期增多，因此睡前必须关灯。窗帘以冷色为佳。住房面积有限，没有专用卧室者，应将床铺设在室中幽暗角落，并以屏风或隔带与活动范围隔开。

3. 空气新鲜

卧室房间不一定大，但应保证白天阳光充足，空气流通，以免潮湿之气、秽浊之气滞留。卧室

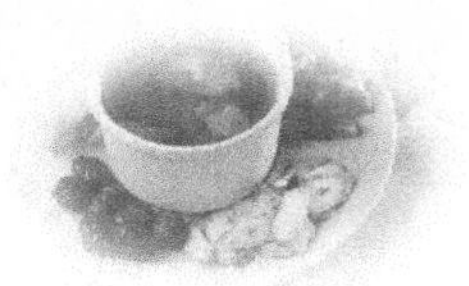

必须安窗，在睡前、醒后及午间宜开窗换气。在睡觉时也不宜全部关闭门窗，应保留门上透气窗，或将窗开个缝隙。氧气充足不仅利于大脑细胞消除疲劳，而且利于表皮的呼吸功能。

此外，应注意不在卧室内用餐、烧炉子，以防蚊蝇孳生和中毒的发生。

4. 温湿度适宜

卧室内要保证温湿度相对恒定，室温以20℃为好，湿度以40%左右为宜。

卧室内要保持清洁，可置兰花、荷花、仙人掌等植物一盆，此类植物夜间排的一氧化碳很少，室内植物利于温湿度调节。室内家具越少越好，一切设置应造成简朴、典雅的气氛，利于安神。

二、睡眠的宜忌

我国古人把睡眠经验总结为“睡眠十忌”。一忌仰卧；二忌忧虑；三忌睡前恼怒；四忌睡前进食；五忌睡卧言语；六忌睡卧对灯光；七忌睡时张口；八忌夜卧覆首；九忌卧处当风；十忌睡卧对炉火。

概括起来可分三个方面：

（1）睡前禁忌：睡前不宜饱食、饥饿又或大量饮水及浓茶、咖啡等饮料。饱食即卧，则脾胃不运，食滞胸脘，化湿成痰，大伤阳气。饥饿状态入睡则饥肠辘辘，难以入眠。睡前亦不宜大量饮水，饮水损脾，水湿内停，夜尿增多，甚则伤肾。睡前更不宜饮兴奋饮料，烟酒亦忌，以免难以入睡。睡前还忌七情过极，读书思虑。大喜大怒则神不守舍，读书极虑则神动而躁，致气机紊乱，阳不入阴。睡前亦不可剧烈运动，以免影响入睡。

（2）睡中禁忌：寝卧忌当风，对炉火、对灯光。睡卧时头对门窗风口，易成风入脑户引起面瘫、偏瘫。卧时头对炉火、暖气，易使火攻上焦，造成咽干目赤鼻衄，甚则头痛。卧时头对灯光则神不寐。其次卧忌言语哼唱。古人云：“肺为五脏华盖，好似钟磬，凡人卧下肺即收敛。”如果卧下言语，则肺震动而使五脏俱不得宁。

睡卧时还忌蒙头张口，《备急千金要方·道林养性》说：“冬夜勿覆其头得长寿。”此即所谓“冻脑”之意，可使呼吸通畅，脑供氧充足。孙氏在书中还说：“暮卧常习闭口，口中即失气。”张口睡眠最不卫生，易生外感，易被痰窒息。

（3）醒后禁忌：醒后忌恋床不起，“令四肢昏沉，精神瞢昧”（《混俗颐生录》）。睡懒觉不利于人体阳气宣发，使气机不畅，易生滞疾。此外，旦起忌嗔恚、恼怒，此大伤人神。《养生延命录·杂诫篇》说“凡人旦起恒言善事，勿言奈何，歌啸”“旦起嗔恚二不详”，认为这样影响一日之内的气血阴阳变化，极有害于健康。

模块六　失眠的预防

失眠，中医称为“不寐”，是指睡眠时间不足或质量差。其表现有：夜晚难于入眠，白天精神不振，工作和学习效率低。失眠可分为偶然性失眠与习惯性失眠。偶然失眠不能算作疾病，它是由偶然因素引起的。长期、反复的失眠称习惯性失眠，又分为继发性和原发性两种。习惯性失眠就是病态了。

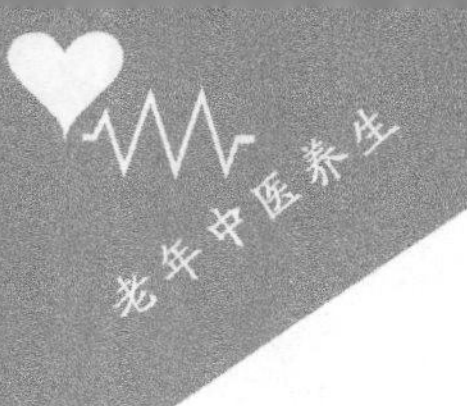

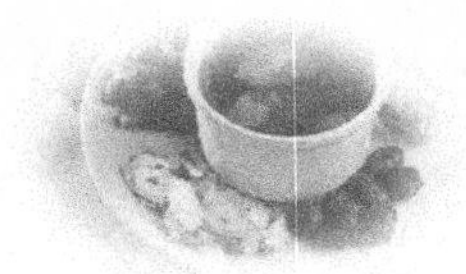

一、失眠的类型

失眠有多种，常见的有三种。

1. 起始失眠

起始失眠又称入睡困难型失眠。特点为夜晚精力充沛，思维奔逸，上床后辗转难眠，毫无困意，直至后半夜才因极度疲劳而勉强入睡。这种类型的人占失眠者的大多数，通常是“猫头鹰型人”，以青壮年为多见。

2. 间断失眠

间断失眠又称熟睡困难型失眠。特点为睡眠程度不深，夜间常被惊醒，醒后久久无法再眠。这种类型的人通常更为焦虑、痛苦。其常见于体弱、有慢性病及个性特殊的人。

3. 终点失眠

终点失眠又称睡眠早醒型失眠。特点是早早醒来，后半夜一醒即再难入睡。白天精神状态差，常常打盹，至下午精神才好转，常见于动脉硬化患者及年迈的老人。

由于各人睡眠规律与类型的不同，诊断失眠还应参照睡眠质量标准。有的老年人素来醒得很早，醒后十分精神，白无不觉疲劳，尽管少眠不属失眠范围。

二、失眠的原因

中医学认为失眠的基本病机是“脏腑不和，阴阳失交”。具体分析起来原因很多，约有以下四类：

1. 起居失常

生活不规律，劳逸失度，工作任务紧时长期开夜车，晨昏颠倒破坏了睡眠——觉醒节律，自主神经系统紊乱，这些是失眠的常见原因。

2. 心理因素

中医称此类因素为情志过极，白天过度紧张或整日忧心忡忡，恼怒、恐惧、抑郁都能造成大脑皮层兴奋抑制失常，以致夜晚失眠。临睡前大怒大喜或激动、悲伤亦可造成大脑局部兴奋灶强烈而持久的兴奋，引起失眠。因心理因素导致失眠者，占相当比例。

3. 身体因素

来自身体内部的生理、病理刺激，会影响正常的睡眠，如过饥、过饱、大渴、大饮、腑实便秘、疼痛、瘙痒、呼吸障碍等。

4. 环境因素

不良的卧室环境也能引起失眠，如噪声、空气污染、蚊蝇骚扰、强光刺激、大寒大暑以及地域时差的变化等。

三、失眠的预防

防治失眠自古至今方法很多，可概括为病因防治、心理防治、体育防治、食物防治、气功按摩防治、药物防治等几方面，概括介绍如下：

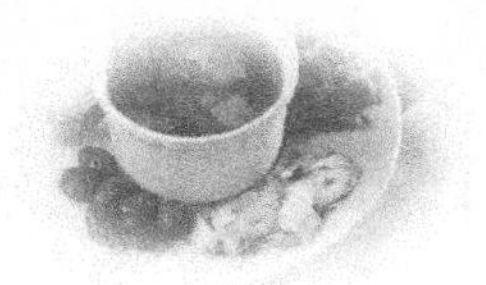

1. 病因防治

对于身体因素、起居失常、环境因素等造成的失眠，宜采用病因疗法，即消除失眠诱因。对身患各种疾病而影响安眠的患者，应当首先治疗原疾病，再纠正继发性失眠。

2. 心理防治

平素宜加强精神修养，遇事乐观超脱，不过分追求能力以外的名利，是避免情志过极造成失眠的良方。青年人应学会驾驭自己的情感，放松思想；老年人要学会培养对生活的浓厚兴趣，每天对生活内容做出紧凑的安排，防止白天萎靡不振。

3. 体育防治

体育锻炼不仅改善体质，加强心肺功能，使大脑得到更多的新鲜血液，而且有助于增强交感－副交感神经的功能稳定性，对防治失眠有良好作用。一般在睡前 2 小时左右可选择一些适宜项目进行锻炼，以身体发热、微汗出为度。

4. 食物防治

失眠者可适当服用一些有益睡眠的食物，如蜂蜜、桂圆、牛奶、大枣、木耳等，还可配合药膳保健。

5. 气功按摩防治

失眠者可于睡前摆卧功姿势，然后行放松功。调节呼吸，全身放松，排除杂念，可帮助入静安眠。亦可躺在床上进行穴位按摩，如按揉双侧内关穴、神门穴、足三里穴及三阴交穴，左右交替揉搓涌泉穴等都有助于催眠（见图 5-2 ～图 5-6）。在气功按摩过程中要尽量做到心平气和、思想放松，如此效果才好。

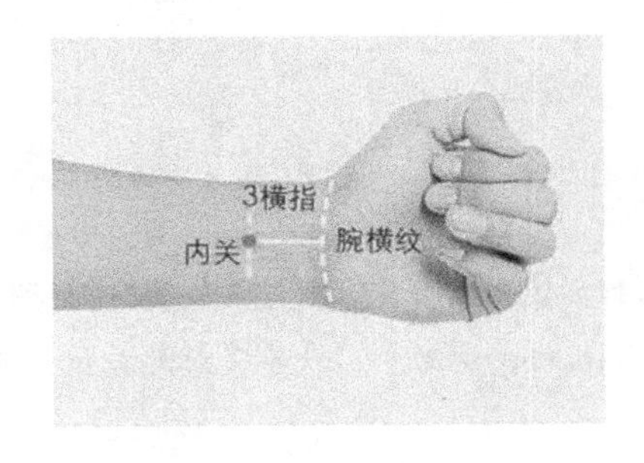

图 5-2　内关穴

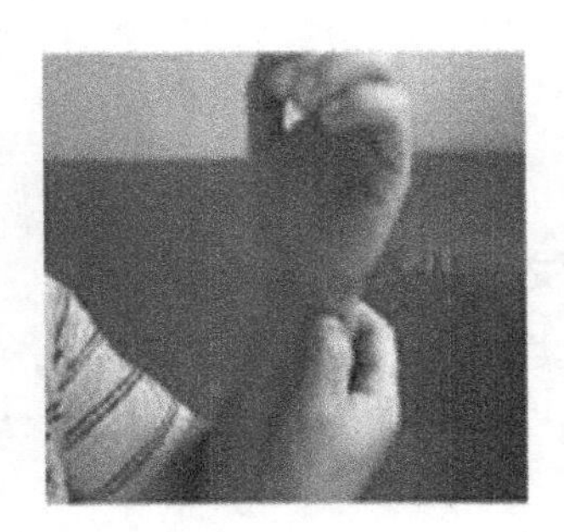

图 5-3　神门穴

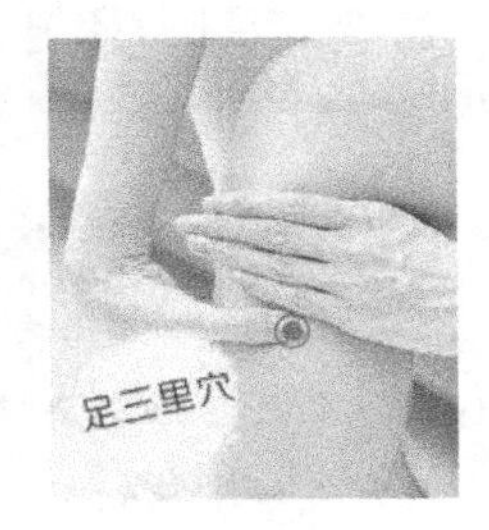

图 5-4　足三里穴

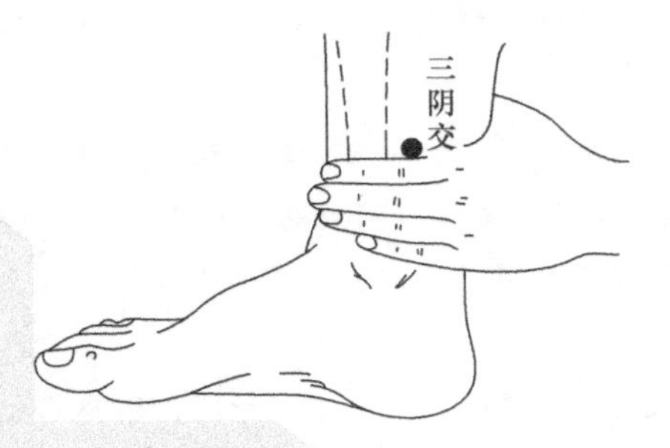

图 5-5　三阴交穴

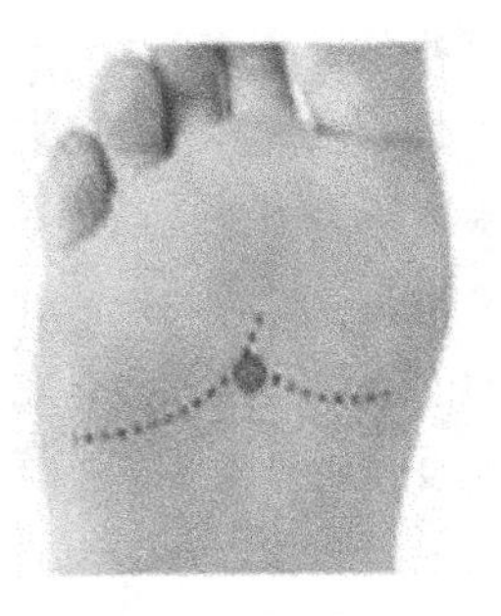

图 5-6　涌泉穴

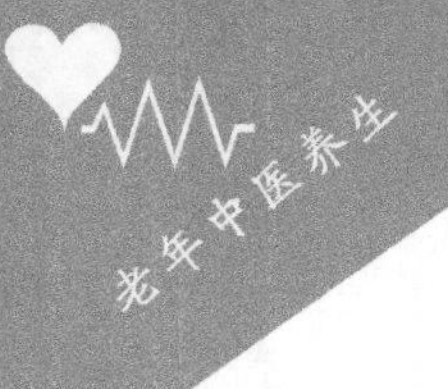

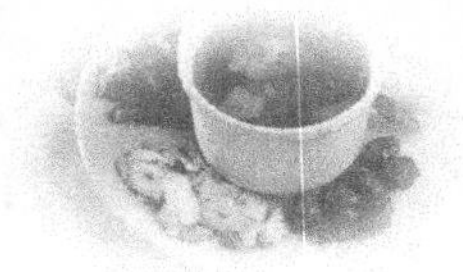

6. 药物防治

安眠药治疗失眠应用面最广，但一般来说，不到不得已时不宜使用或尽量少用。安眠药一经服用往往产生依赖性、成瘾性，对肝、脑以及造血系统还有不良作用，易发生药物中毒反应。安眠药还打乱了睡眠周期节律，影响脑力恢复。所以安眠药偶尔服、短期用较好，对于中老年人以及失眠不严重的人宜选中成药为佳。

小链接 5-2

失眠的自我按摩

（1）坐好，全身放松，全神贯注。双手握拳，用拇指关节沿脊柱旁两横指处，自上而下慢慢推按。

（2）用右手中间三指摩擦左足心涌泉穴，然后换成右足心。

（3）脱衣仰卧于被内，双目自然闭合。用两手食指第二节内侧缘从两眉内侧推向外侧。

（4）用两手中指端轻轻揉按太阳穴。

（5）用手掌根部轻轻拍击头顶囟门处。

（6）用两手拇指端揉按风池穴（胆经与阳维脉交会穴，后发际凹陷处）。

（7）用两手拇指指腹沿两侧颞部由后向前推摩。

（8）将两手叠放在腹部，然后用手掌大鱼际轻轻揉按中脘穴（脐上 4 寸）。

（9）将两手移至下腹部，然后用手掌大鱼际徐徐揉按丹田（即气海穴，脐下 1.5 寸）。

案例思考

案例：城市噪声：挥之不去的梦魇

近几个月来，住在南京某单位宿舍的小南总是失眠，他已打算搬出宿舍，到外面租房子住。他说，自从楼下新开了一家烧烤店，每天晚上就被各种噪声吵得无法入睡，劝酒声、猜拳声此起彼伏，从晚上八九点钟折腾到半夜。

湖州的陈女士说："工作了一天很疲惫，却连一个安静的睡眠环境都没有，让人难以忍受！"原来她家两间卧室的窗户正对着附近一处在建楼盘。即使窗户紧闭，该楼盘的施工声还是不断传进房间，电视开得很大声，也盖不住施工噪声。陈女士说，近段时间，深夜还能听到钻机声和渣土车作业的声音，这些噪声甚至持续到凌晨三点多。

天津某中学一名刚毕业的学生反映，三年的初中生活，他早对建筑工地上的噪声烦不胜烦了：先是一个楼盘施工，接着又是另一楼盘施工，现在另一边的又一楼盘也开始施工了，打桩机的震动、搅拌机的轰鸣，来往运渣土或砼土的车辆更是把课堂吵得不像样，几千名在校学生每天上课只得忍受着这些没完没了的噪声。

位于北京市怀柔的一个小区广场，由老年人自发形成的"大家唱"场所，因声响太大且临近居民区和酒店，常遭投诉。管理处对这一地点做出禁唱决定，并表示街道社区将会专门开放适合活动

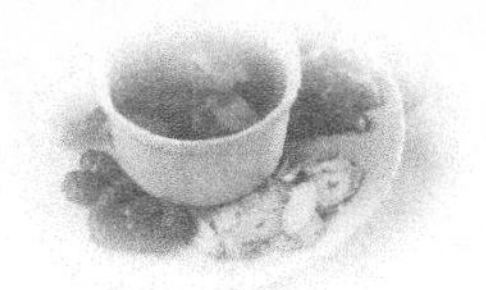

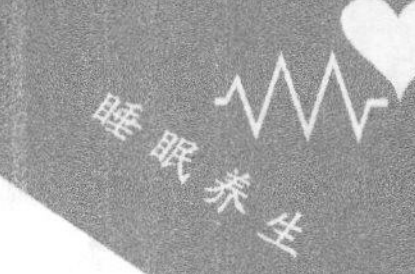

的场地，社区居民可以进行聚会唱歌。这一做法，既照顾了老年人的休闲娱乐需求，又保障了小区居民的安静生活不受打扰，受到多数人的理解和欢迎。

案例分析

城市噪声

打桩机、搅拌机日夜轰鸣，街边店、路面摊喇叭揽客，广场舞、公园唱早晚不歇，划酒拳、嬉闹声此起彼伏……无处不在的噪声包围着我们的城市，也困扰着想安静的居民，严重影响了居民的睡眠健康。环保、市容、公安等部门时常出动，但直至今天，我们仍然无法解决城市噪声问题。噪声治理不仅有赖于公民的道德素养，更体现一个城市的社会管理水平。因此，我们应该提倡文明行为，对他人的处境要有“同理心”，积极进行沟通，减轻城市噪声污染，还我们健康睡眠。

思考题：我们应如何减少噪声污染对睡眠质量的影响？

实践训练

情景模拟：两人一组，一人饰演患者，一人饰演操作者，双方充分交流后，操作者根据患者身体情况与具体需求选择按摩方式，进行按摩操作，患者则将操作时的感受详细反馈于操作者，以助其提高水平。

操作过程：先阅读下面文字学习失眠的按摩保健手法，按摩操作先从耳穴开始，然后进行全身按摩，最后进行足部按摩。当所有操作进行一次之后，双方交换角色，继续练习。

失眠的按摩保健手法

1. 全身按摩

先以一指禅推法或揉法从印堂向上至神庭，往返5～6次。然后用一指禅推法沿眼眶周围治疗，往返3～4次。再从印堂沿鼻两侧向下经迎香沿颧骨至两耳前，往返2～3次。

双手抹印堂、神庭、睛明、攒竹、太阳穴，配合按揉睛明、鱼腰穴。再用扫散法在头两侧沿胆经循行治疗，配合按角孙。然后从头顶开始用五指拿法到枕骨下部转三指拿法，配合按拿两侧肩井，时间约10分钟。最后顺时针方向摩腹，同时配合按揉中脘、气海、关元穴，时间约6分钟。

2. 足底按摩

人的足底的穴位映射人体大脑部位，失眠可以通过按压相应的足部穴位来治疗和改善失眠的状况（见图5-7）。映射失眠的穴位在足底有三个点。

第一失眠点：如果把人脚跟看成圆，这个圆最靠近前面5个脚趾的那一点就是失眠点。睡觉前洗完脚，用手指用力按压这个部位1分钟左右。

第二失眠点：人站立时，5个脚趾的最前端。用手指依次从大拇趾的相应部位按压到小拇趾，再从小拇趾按压回来，反复做10次。

第三失眠点：整个大拇趾的足底部分，用手指按压1分钟即可。

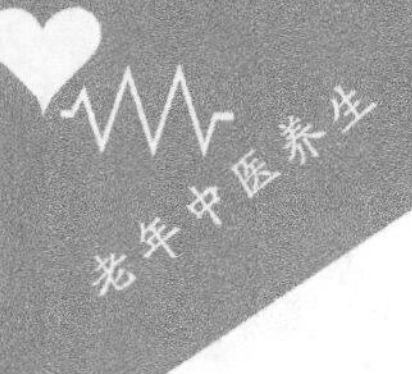

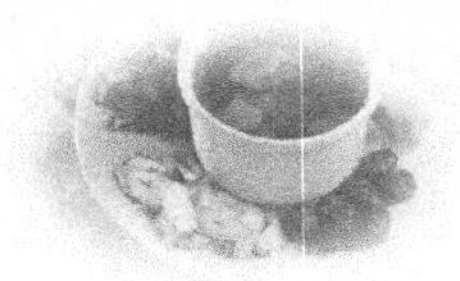

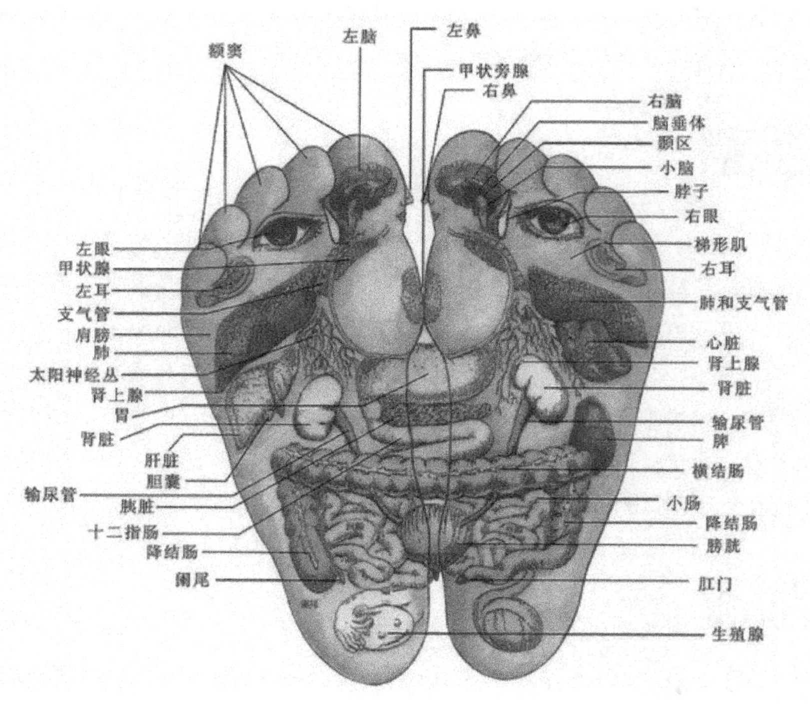

图 5-7　足底反射区

3. 耳穴压豆

耳穴压豆法，是用胶布将药豆准确地粘贴于耳穴处，给予适度的揉、按、捏、压，使其产生麻、胀、痛等刺激感应，以达到治疗目的的一种外治疗法。

王不留行籽、绿豆、白芥子、六神丸等都可以作为耳穴压豆的介质，但是因为王不留行籽有活血通经、消肿止痛的功效，所以最为常用。采取耳穴压豆的方法能调节患者脏腑功能、镇静止痛、疏通经络、调和气血，增强患者体质，调解患者心态，帮助患者康复。

因神经衰弱引起的失眠多梦的患者较为常见，因此神门、皮质下、心三穴是必选的穴位；伴有头痛者配以枕穴；伴有耳鸣者配以补肾聪耳的内耳、外耳、肾穴；情志不畅的患者配以肝穴。

耳穴压豆的操作也必须特别细致。根据患者病情选择 1 ～ 2 组耳穴，先进行耳穴探查，找出阳性反应点，并结合病情，确定主辅穴位，以酒精棉球轻擦消毒，左手手指托持耳郭，右手用镊子夹取割好的方块胶布，中心粘上准备好的药豆，对准穴位紧贴压其上，并轻轻揉按 1 ～ 2 分钟。每次以贴压 5 ～ 7 穴为宜，每日按压 3 ～ 5 次，两组穴位交替贴压。

知识拓展

《老老恒言》论述“长寿睡眠法”

我国历史悠久，养生方法丰富多样。清代乾隆年间慈山居士的《老老恒言》专谈老年生活，其中就有对睡眠与长寿关系的论述，介绍了不少睡好觉的方法，不妨一试。

（1）入睡困难，默视丹田。失眠中最常见的就是入睡困难，躺在床上脑子越来越清醒，过去的

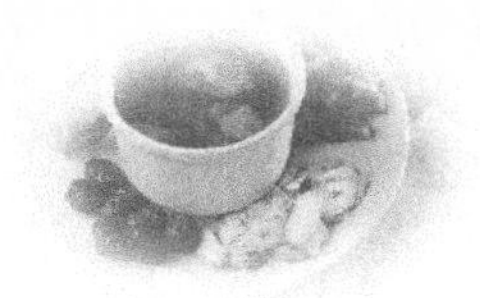
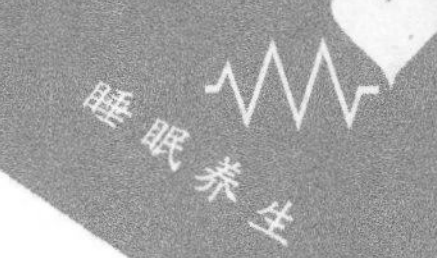

事情像放电影一样，不停地在大脑里出现，越是强迫自己不去想这些事，越易引起烦躁，不能入睡。遇到这种情况时，可以试着控制自己的意念，集中精力，数着鼻子呼吸的次数，目光注视丹田（脐下三指），使大脑中的想法集中在一个点上，这样就不会胡思乱想了。睡前用温热水泡脚，听轻柔和缓的音乐或者喝点牛奶、小米红枣粥，也可以帮助你快速入眠。

（2）睡觉姿势不要强求，因人而异。宋代道士陈抟活了 118 岁，长寿秘诀就是睡觉，因此得名“睡仙”。他的安睡秘诀是：如果左侧睡，就将左腿和左臂弯曲，用手上接头部，同时，把右足伸直，将右手放在右大腿上；右侧卧时，则相反。这种睡姿虽然有一定道理，但我们认为睡姿还是需要因人而异。仰卧对脊柱健康有好处，中青年可以多采用这种姿势；患有心脏病、脑血管疾病、呼吸系统疾病的人最好不要仰卧或俯卧，建议采取右侧卧位。另外，当你感觉一种姿势不舒服或者睡得不安稳时，可以反复翻身，这样不但可以舒筋活血，还有助于促进睡眠。

（3）冬天要保持头部清凉，不要蒙头。从中医角度来说，头部是人体阳经会聚的地方，也是人体阳气最旺盛之处。因此，头部最不怕冻。即使天气再冷，睡觉时也要把头露在外面，保持头部的清凉，即“冬宜冻脑”。人到老年，阳气渐衰，有的老人喜欢戴睡帽。但聪明的中国人早在南北朝时期就发明出了空顶帽，其形状类似儿童戴的帽箍，即顶部露空，以达到“冻脑”的目的。另外，不蒙头睡觉，还可以保持通畅的呼吸，减少二氧化碳对人体的不良影响。遵循这两条原则，可以使老年人晚上睡个好觉，白天有个清醒的头脑。

（4）腹部保暖最重要。睡眠的学问很多，同一个人在睡觉时脑袋要清凉，而腹部则宜暖温。腹部是五脏会合之处，是气血运行的重要场所。睡觉时，人进入安静的状态，气血运行缓慢，寒邪易于入侵。因此睡眠时一定要让腹部温暖，老年人更应注意。我们现在只有在舞台上才能看到的肚兜，其实是中国人使用了上千年的物件，既简单又科学。不妨自己做一个肚兜，稍做改良，夹层里铺一层薄薄的丝棉，晚上睡觉时裹在腹部。如果经常觉得腹部冷痛，也可将干姜、桂皮等味辛性温的药装在里面，有很好的治疗效果。

（5）老年人不适合裸睡。有些人喜欢在睡觉的时候不穿衣服，认为这样全身可以得到放松，有助于提高睡眠质量。还有些人认为裸睡是一种时尚，但这种睡眠方式对老年人不适宜。睡觉时不穿衣服，仅靠盖被子来御寒，是很难完全盖住肩部和颈项部的。项部正中是督脉，后发际正中直上 1 寸是风府穴。所谓“风”指风邪，“府”指聚会之处，意思是此穴为风邪侵袭和聚集的部位，一旦受寒，会引起头痛、目眩、咽喉肿痛、中风等，所以睡觉时最好穿睡衣。

（6）吃完不要马上睡觉。吃饱喝足后往往容易出现倦意，这是因为进餐后体内大部分血液到了消化系统，大脑的供血量相对减少。同时餐后体内血糖升高，抑制了大脑相关的神经元。如果饭后想睡觉，最好强制自己不要睡，否则会影响胃肠道消化，长此以往可能引起胃病，还容易因脑供血不足而形成血栓。午饭后应至少隔 30 分钟再睡，这期间可以走一走，但不要做剧烈运动。如果实在想睡，应采取右侧卧位，便于食物的消化吸收。

（7）睡衣选择宽大舒适的。尤其是衣领部位更应宽松，否则容易妨碍呼吸；睡衣的基本功能要护住肩颈，这些都是比较容易受寒的部位，尤其是有肩周炎、颈椎病、脾胃虚寒的老年人更应注意；材质以棉质、丝质为佳，不宜过厚。

（8）上了床就马上关灯。一旦上床准备睡觉，就应该马上熄灯，这样不容易受外界光线的影响，有助于快速入睡。光线对人体的影响非常大，不同的光有不同的作用。冷色调的光使人安宁，如浅蓝、

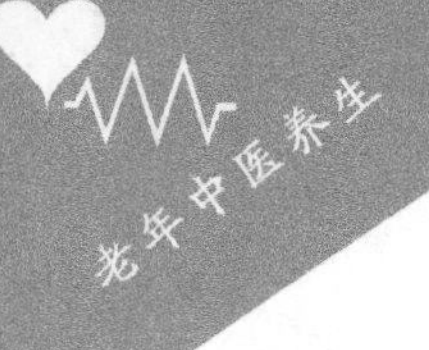

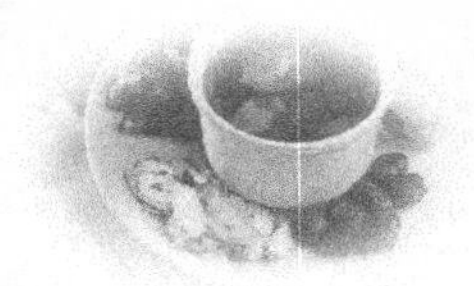

浅灰、米色、白色等，比较适合卧室使用；暖色调的光会使人兴奋，如红色、橙色、黄色等，就不宜在卧室用了。有的人喜欢开着灯入睡，光线给予他们的是一种安全感。对于这样的人，建议使用可调节光线或带罩的灯，将灯光调至昏暗，有助于神经系统进入抑制状态，可尽快入睡。

（9）睡前不要大声说话。寝而不语这个人人皆知的常识，是提高睡眠质量不可忽视的细节。《玉笥要览》中也有这样的记载：躺下准备睡觉的时候应闭口不言，元气就不会往外泄，邪气也不会侵入体内，这样可以睡个好觉，使身体得到良好的休息。否则长期睡眠不好，就会使人脸色失去血色而变得萎黄。

课后练习

1. 书面作业：查阅资料，书写一篇有关失眠老人的养生保健方法，可以从饮食、起居、按摩等各个方面完成。
2. 复习本单元睡眠养生内容。
3. 练习治疗失眠的按摩保健手法。

拓展阅读

学生自己查阅相关资料，进行学习。

1. 推荐书籍：《黄帝内经》。
2. 学者理论：南怀瑾谈睡眠养生。
3. 相关新闻：世界睡眠日。
4. 历史故事：《建安神医董奉传奇及养生智慧》中“充足睡眠为养生之首”。

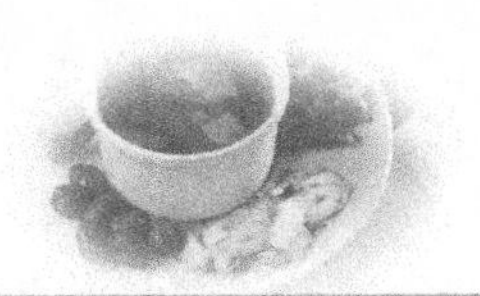

学习单元六 饮食养生

学习目标

知识目标

了解饮食养生的历史源流、原理与作用，掌握饮食养生的原则、饮食卫生、饮食宜忌及食后保健等内容。

能力目标

应用饮食养生的方法有针对性地为老人确定养生方案。

素质目标

运用饮食养生的方法为老人制定饮食方案，培养敬老、爱老、为老人服务的理念。

饮食养生法，是在中医理论指导下，运用饮食来调整机体状态，将食物中所含营养成分和其他具有某种食疗功能的成分，合理地加以摄取，以达到增进健康，延衰益寿，促进机体康复目的的养生方法。

合理的膳食能起到补益精气、维护生命活动的作用，利用食物的特性，可以纠正脏腑阴阳偏颇、增进机体健康、推迟衰老或预防疾病发生、促进病体康复；而饮食不足或调理不当，则可导致一些疾病。饮食养生的目的在于通过合理而适度地补充营养，以补益精气，并通过饮食调配，纠正脏腑阴阳之偏颇，从而增进机体健康、抗衰延寿。由于饮食为人所必需，而饮食不当，又最易影响健康，故食养是中医养生学的重要组成部分。

情景导入

医院里突然被送来了一个糖尿病患者，在人来人往的医院里，这本没什么稀奇，但这位患者有些特殊，才21岁，是个在外地上大学的学生，昏迷不醒被送进医院，确诊为糖尿病，合并酮症酸中毒。“当时我们确诊糖尿病时，他的家人都不相信，这么年轻的小伙怎么可能得这个病？但事实却是如此。”医生说。在救治的过程中，医生不断地追问病史，才知道小伙的糖尿病是喝碳酸饮料惹的祸。

原来，小伙自从到外地上大学之后没人监督，饮食和生活上随心所欲，渴了不喝白开水，只喝碳酸饮料，基本以可乐代替水。同时又非常喜欢打游戏，经常通宵不睡，沉浸在游戏的世界里。这种生活持续了3年多，身体突然出现问题，被送到医院时处于昏迷状态，被诊断为糖尿病。

医生强调，不健康的饮食习惯跟糖尿病的关系重大，管住嘴是预防糖尿病的关键。

模块一 饮食养生的原理与作用

一、饮食养生的原理

饮食养生侧重于利用食物的性能滋养五脏六腑、调节人体阴阳和预防疾病。古有“药食同源”

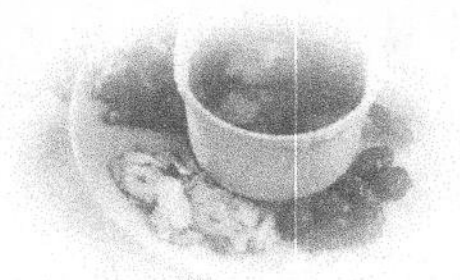

之说，药物和食物皆属天然之品，二者在性能上有相通之处。食物和中药一样也具有“四气”、“五味”、“升降浮沉”、“归经”和“功效”等属性。

1. 四气五味

四气又称四性，即寒、热、温、凉四种不同的食物性质。寒凉属阴，故具有寒性或凉性的食物大多具有清热、解毒、泻火、凉血、滋阴等作用。温热属阳，故具有温性或热性的食物大多具有散寒、助阳、温经、通络等作用。此外，还有一些平性食物，是指寒热之性不甚明显的食物。它们的性质虽为平性，但其中也有偏温、偏凉之分，并未超出四气的范畴，所以平性是指相对的属性，而不是绝对性的概念。平性食物的作用比较缓和。

五味，即酸、苦、甘、辛、咸五种不同的食物滋味，也是食物效用的抽象归纳。实际上有些食物还具有淡味或涩味，但中医学认为“淡附于甘”“涩乃酸之变味”，所以仍然称为五味。至于五味的阴阳属性，《素问·阴阳应象大论》总结为：“辛甘发散为阳，酸苦涌泄为阴。”即辛、甘、淡味为阳，酸（涩）、苦、咸味为阴。一般而言，酸（涩）味食物具有收敛、固涩的作用；苦味食物具有泻热坚阴、燥湿降逆的作用；甘味食物具有补益、和中、缓急的作用；辛味食物具有发散、行气、行血的作用；咸味食物具有软坚散结、泻下的作用；淡味食物具有渗湿、利尿作用。《素问·脏气法时论》对五味的作用进行了归纳，即“辛散、酸收、甘缓、苦坚、咸软”。

2. 升降浮沉

食物的升降浮沉性质中，升表示上升，降表示下降，浮表示发散，沉表示泄利。食物升降浮沉的性能与食物本身的性味有不可分割的关系。具有温、热性和辛、甘味的食物，大多具有升、浮的性能；具有寒、凉性和酸、苦、咸、涩味的食物，大多具有沉、降的性能。

3. 归经、功效

归经，指食物对于机体某一部分的选择性作用，即主要对某经或某几经发生明显的作用，而对其他经的作用较小，或没有作用。如同为补益之品，就有补肝、补心、补脾、补肺、补肾的区分。

在饮食养生中应将食物的四性、五味、升降浮沉、归经、功效等多种性能结合起来综合应用，才会取得良好的效果，如图 6-1 所示。

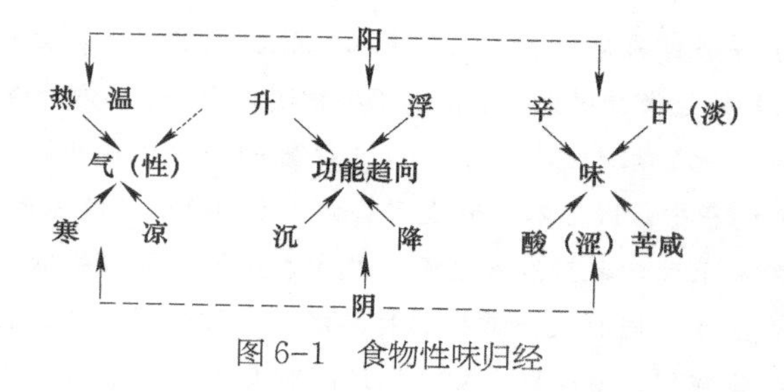

图 6-1　食物性味归经

二、饮食养生的作用

孔子云：“饮食男女，人之大欲存焉。”孟子云：“食色，性也。”郦食其云：“民以食为天。”唐代大医学家孙思邈说：“安身之本，必资于食……不知食宜者，不足以存生。”“夫为医者，当须先晓病源，知其所犯，以食治之，食疗不愈，然后命药。”明代医学家李时珍说：“饮食者，人之命脉也。”而西医的发明人，希波克拉底先生，曾告诫过各国的医生和人们一句话：“一定要把饭当药吃，千万不要把药当饭吃。”这都说明了饮食的重要性。饮食养生的作用大要有以下三个方面。

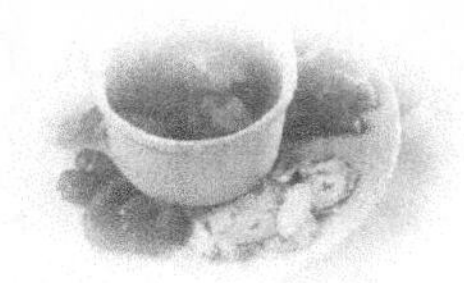

1. 强身防病

疾病是健康的重要危害因素，对于疾病，中医主张“未病先防”，在《黄帝内经》中已经提出了“治未病”的预防思想。中医学认为邪气是疾病产生的重要条件，而“正气存内，邪不可干”，人体正气旺盛，就能避免邪气的侵袭，使机体处于健康状态。食物对人体的滋养作用是身体健康的重要保证。合理地安排饮食，保证机体有充足的营养供给，可以使气血充足，五脏六腑功能旺盛。因而，新陈代谢功能活跃，生命力强，适应自然界变化的应变能力大，抵御致病因素的力量就强。

另外，饮食可以调整人体的阴阳平衡。根据食物的气、味特点及人体阴阳盛衰的情况，予以适宜的饮食营养，或以养精，或以补形，既是补充营养，可调整阴阳平衡，不但保证机体健康，也是防止发生疾病的重要措施。注重在日常生活中发挥某些食物的特殊功效，直接用于疾病的预防。如食用动物的肝脏预防夜盲症；食用海带预防甲状腺肿大；食用麦麸、谷皮预防脚气病；食用蔬菜、水果可补充维生素和矿物质，预防坏血病；食用甜菜汁、樱桃汁预防麻疹；煎服鲜白萝卜、鲜橄榄预防白喉；食用大蒜预防痢疾；夏季食用绿豆汤预防中暑；食用葱白、生姜、芫荽、豆豉等预防感冒；食用大蒜预防感冒和腹泻等都是利用饮食来达到预防保健的目的。

2. 益寿防衰

生、长、壮、老、已的生命自然规律不可避免。但如果对作为维持生命活动根本的饮食加以控制、调节，注重膳食营养，及时消除病因，协调机体功能，完全可以起到增强体质的作用，从而达到延缓衰老、益寿延年的目的。

饮食调摄是长寿之道的重要环节，利用饮食营养达到抗衰防老、益寿延年的目的，是历代医家十分重视的问题。中医学认为：精生于先天，而养于后天，精藏于肾而养于五脏，精气足则胃气盛，肾气充则体健神旺，此乃益寿、抗衰的关键。因此，在进食时选用具有补精益气、滋肾强身作用的食品。同时，注意饮食的调配及保养，对防老抗衰是十分有意义的。

《寿亲养老新书》说：“主身者神，养气者精，益精者气，资气者食。食者，生民之大，活人之本也。”它明确指出了饮食是“精、气、神”等营养物质的基础，是身体健康的保证。《养老奉亲书》说：“高年之人其气耗竭，五脏衰弱，全仰饮食以资气血。”脾胃乃后天之本，饮食入胃，通过脾化生成人体所需要的精气血、津液供生命活动所用。如果脾胃虚弱则会出现食欲不振、倦怠乏力、消化不良、消瘦等身体衰弱的表现。

3. 纠偏除弊

《素问·生气通天论》提出“阴平阳秘，精神乃治”。阴阳平衡是人体的健康状态，而疾病的产生是由于阴阳失调所致。中医学认为人体的脏腑、气血等物质或功能必须保持相对的稳定和协调，才能达到“阴平阳秘，精神乃治”的正常生理状态。《素问·至真要大论》云：“谨察阴阳所在而调之，以平为期。”

当人体因阴阳失调而出现生理功能失调时，可通过饮食进行调整，从而恢复正常。阳虚者，可用辛热类食品，如羊肉、狗肉、牛肉、核桃仁、韭菜、干姜等温补阳气；阴虚者，可用甘凉或咸寒类食品，如甲鱼、银耳、黑木耳、枸杞子、桑椹等滋阴生津；偏热体质或患热性疾病者，可用梨汁、西瓜、绿豆等甘凉或甘寒之品清热、生津、利尿；偏寒体质或患寒性疾病者，可用生姜、胡椒、芫荽等温热性的食物温里散寒。

膳食既可补虚，又可泻实，但其中具有补益作用的偏多，故临床上更多地被用于“食补”，即人们常说的“药补不如食补”。膳食在人们的日常生活中被广泛采用，其最大的优点在于不良反应小，容易被人接受，将疾病的治疗融入一日三餐之中，安全而简洁。正如孙思邈在《备急千金要方》中所说：“夫为医者，当须先洞晓病源，知其所犯，以食治之。”“夫食能排邪而安五脏，悦神爽

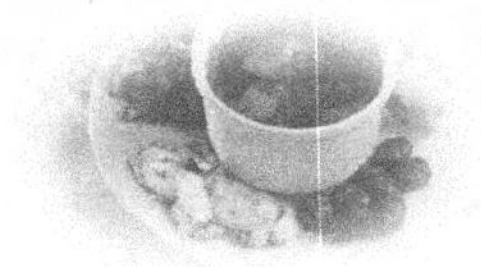

志以滋气血，若能用食平疴，适释情遣疾者，可谓良工。”

模块二　饮食养生的原则

一、合理搭配

1. 全面膳食

食物的种类多种多样，所含营养成分不尽相同，只有做到全面膳食、合理搭配，才能保证人体正常生命活动所需要的各种营养。

全面膳食就是全面摄取人体所必需的各种营养成分。两千多年前，在《素问·脏气法时论》中就提出了“五谷为养，五果为助，五畜为益，五菜为充，气味合而服之，以补精益气”的全面膳食、合理搭配的饮食养生原则，主张人们的饮食以谷类为主食，肉类为副食，蔬菜、水果以辅助。

2. 结构合理

在全面膳食的基础上还应注意各类食物所占的比例。饮食的结构合理应是荤素搭配，有荤有素，以素食为主。《素问·脏气法时论》中所述五谷、五果、五菜都是素食，只有五畜是荤腥。肉类食物多有滋养脏腑、补益人体、润泽肌肤的作用，含有人体所需要的优质蛋白、脂肪、脂溶性维生素等营养素。若偏嗜膏粱厚味，反而有害无益，容易助湿、生痰、化热，导致某些疾病的发生。

中国古代养生家一贯主张“薄滋味，去肥浓”的素食主张。元代的朱丹溪还专门著有《茹淡论》，提倡荤素搭配，素食为主，少吃肉食。西医学认为，动物性食物含脂肪较多，其中含有大量的饱和脂肪酸和胆固醇，过食会导致高脂血症、动脉粥样硬化、冠心病、糖尿病、胆石症、肥胖症等。在《中国居民膳食指南（2016）》中也提出：每人每天应吃谷薯类 250 ～ 400g（全谷物和杂豆 50 ～ 150g、薯类 50 ～ 100g），蔬菜类 300 ～ 500g，水果类 200 ～ 350g，畜禽肉 40 ～ 75g，水产品 40 ～ 75g、蛋类 40 ～ 50g，奶及奶制品 300g，大豆及坚果类食物 25 ～ 35g；油 25 ～ 30g；盐控制在每天 6g 以内，饮水量每天 1500 ～ 1700mL，如图 6-2 所示。

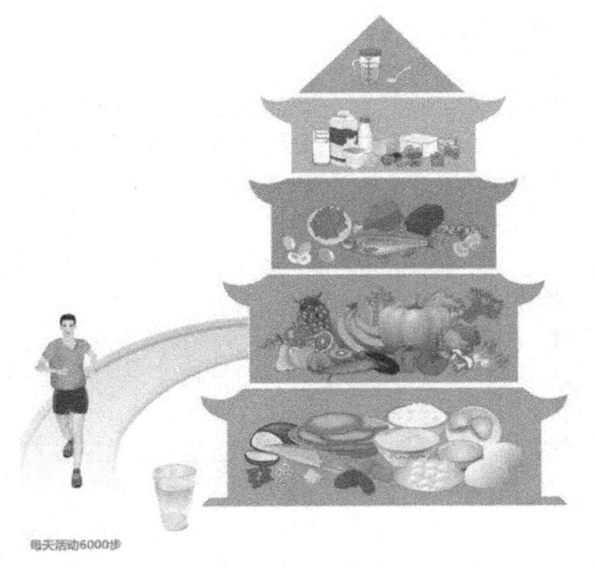

盐　<6g
油　25 ～ 30g

奶及奶制品　300g
大豆及坚果类　25 ～ 35g
畜禽肉　40 ～ 75g
水产品　40 ～ 75g
蛋　类　40 ～ 50g

蔬菜类　300 ～ 500g
水果类　200 ～ 350g

谷薯类　250 ～ 400g
全谷物和杂豆　50 ～ 150g
薯类　50 ～ 100g

水　1500 ～ 1700mL

图 6-2　中国居民平衡膳食宝塔（2016）

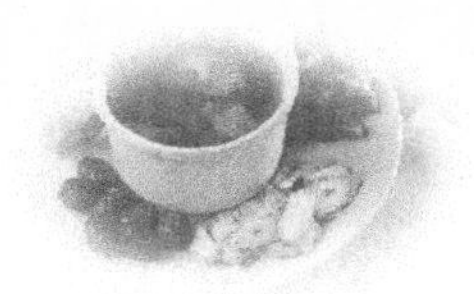

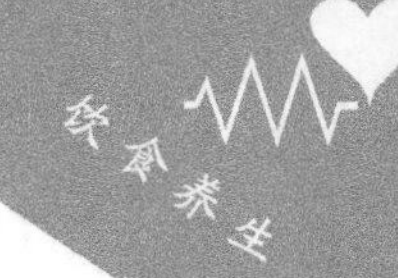

3. 五味调和

食物的合理搭配应保证五味调和。食物有酸、苦、甘、辛、咸五味之分，分别与肝、心、脾、肺、肾相对应，应根据生理需要合理地摄取食物，达到营养全身、健康长寿的目的。即《素问・生气通天论》所说："是故谨和五味，骨正筋柔，气血以流，腠理以密，如是则骨气以精，谨道如法，长有天命。"如果五味偏嗜太过，久之会引起相应脏气的偏盛偏衰，导致五脏的功能活动失调。

适当吃些酸味食物，可健脾开胃，促进食欲，但过量服食可引起胃酸增多，影响消化功能，故脾胃有病者宜少食。苦味具有清热燥湿、清热解毒、清热泻火等作用，多食则会引起胃疼、腹泻、消化不良等症。甘味具有补养气血、调和脾胃、缓解疼痛、解毒等作用，但过食甜腻之品会壅塞滞气、助湿生痰，甚至诱发消渴病。辛味可发散、行气、活血，能刺激胃肠蠕动，增加消化液的分泌，还能促进血液循环和机体的代谢，祛风散寒、解表止痛，但食之过量会刺激胃黏膜，故患有痔疮、肛裂、消化道溃疡、便秘以及神经衰弱的患者不食为好。咸味能软坚润下，有调节人体细胞和血液的渗透压平衡以及正常的水钠代谢作用。在呕吐、腹泻及大汗后适量喝点淡盐水，可防止体内微量元素的缺乏，但成人每天吃5g左右已足够，过食可诱发水肿、高血压病、动脉硬化等。

4. 寒热适宜

合理搭配还要做到寒热适宜。寒热适宜，一方面指食物的寒热属性应相互协调；另一方面指食物入口时的温度要适宜。《灵枢・师传》云："食饮者，热无灼灼，寒无沧沧。寒温中适，故气将持，乃不致邪僻也。"唐代养生家孙思邈也曾指出："热无灼唇，冷无冰齿。"过食温热食物，容易损伤脾胃阴液；过食寒凉食物，容易损伤脾胃阳气。脾胃乃后天之本，损伤日久则导致寒湿内生，而发生腹痛、腹泻等病变。过食辛温燥热之品又易使胃肠积热，出现口渴、脘腹胀满、便秘或酿成痔疮等。总之，偏嗜寒热会给健康带来危害。

现代研究发现，当食物的温度与人体的温度大致相同时，体内的各种消化酶才能充分发挥作用；否则，不利于食物营养成分的消化和吸收。此外，寒热调适还要根据个人的体质、季节、气候等地理、环境等因素，具体问题具体分析。

二、饮食有节

饮食要有节制，这里所说的节制，包含两层意思：一是指进食的时间，一是指进食的量。所谓饮食有节，即进食要定时、定量。《吕氏春秋・季春纪》说："食能以时，身必无灾，凡食之道，无饥无饱，是之谓五脏之保。"

1. 饮食适时

饮食适时，就是按照一定的时间，有规律地进食。早在《尚书》中就有"食哉惟时"之论。定时进食，可以使脾胃的功能活动有张有弛，从而保证饮食更好地消化、吸收。如果食无定时，或零食不离口，或忍饥不食，打乱胃肠消化的正常规律，都会使脾胃失调，消化能力减弱，食欲逐渐减退，有损健康。

一般的饮食习惯是一日三餐，即早餐、午餐、晚餐，间隔时间为4～6小时。它符合日常生活、工作与学习的安排，能使摄入的各种营养满足机体的需要。一般情况下，早餐应安排在6：30～8：30，午餐应在11：30～13：30，晚餐应在18：00～20：00进行为宜。这种时间安排与饮食物在胃肠中消化和吸收的时间比较吻合，因此符合饮食养生的要求。如果饮食不适时，或忍饥不食，或零食不断，均可导致胃肠功能紊乱，影响营养的吸收，长此以往则诸病变生。

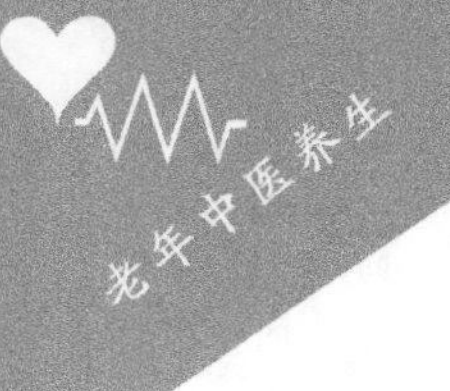

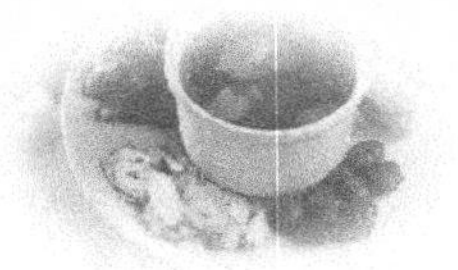

2. 饮食适量

饮食适量是指进食宜饥饱适中。人体对饮食的消化、吸收、输布，主要靠脾胃来完成，进食定量，饥饱适中，恰到好处，则脾胃能够承受。饮食的消化吸收正常，人体就能及时地得到营养供应，以保证各种生理活动的进行。如果饮食不节，暴饮暴食，或饥一顿，饱一顿，则容易损害健康，造成早衰。

人在大饥大渴时，最易暴饮暴食，饮食过量。孙思邈在《备急千金要方・养性・养性序》中指出："不欲极饥而食，食不可过饱；不欲极渴而饮，饮不可过多。饱食过多，则结积聚，渴饮过多，则成痰澼。"所以在饥渴难耐之时，应缓缓饮食，不可过量，以免身体受到损伤。

此外，在没有食欲时，也不应勉强进食。过分强食，会损伤脾胃。《吕氏春秋・孟春纪》载有"肥肉厚酒，务以自强，命曰烂肠之食"。《素问・痹论》："饮食自倍，肠胃乃伤。"南北朝梁代陶弘景在《养性延命录》中指出："不渴强饮则胃胀，不饥强食则脾劳。" 若大病初愈，胃阳来复，患者食欲大增时，切不可多食或进食不易消化的食物，以免出现食复而危及生命。

三、三因制宜

三因制宜即因时、因地、因人制宜地合理选择膳食。中医学认为人处于天地之间，生活于自然环境之中，作为自然界的一部分，人和自然具有相通相应的关系。

1. 因人制宜

饮食应根据人们的年龄、体质、性别、职业不同的特点，制定适宜的膳食方案，选择合适的康复饮食。

（1）不同年龄：

1）胎儿期，是指从受孕到分娩的时期，为使胎儿先天营养充足，此期加强孕妇的膳食营养极为重要。总的饮食要求是以可口清淡、富有营养为佳，不宜过食生冷、燥热、辛辣和油腻的食物。具体地说，怀孕早期，饮食宜少而精，以新鲜蔬菜瓜果为佳，忌食辛辣刺激之品，以免加重妊娠反应。在妊娠 4 ～ 7 个月时，孕妇宜食富有蛋白质、钙、磷的食品。如磷存在于黄豆、鸡肉、羊肉中，钙富含于蛋黄、乳类、虾皮中，而鱼肉中蛋白质含量丰富。妊娠晚期，孕妇应多吃优质蛋白，并注意动物蛋白与植物蛋白的搭配食用。

2）新生儿期，是指从初生到满月的时期。此时期一定要用母乳喂养，母乳中不仅含有孩子所需要的营养物质，而且含有较多的抗体。

3）婴儿期，是指从满月到 1 周岁的时期。这个时期的喂养，最好用母乳；若不能喂奶，可采用牛奶或代乳粉，并需要添加辅助食品，如菜汁、蛋黄、水果泥、碎肉等。

4）幼儿期，是指 1 ～ 3 周岁的时期。食物应以细、烂、软为宜，既不要给孩子吃油腻食物，也不要吃刺激性食品。添加的辅食应该由流质到半流质、固体，由少到多，由细到粗。

5）儿童期，是指从 3 岁到 12 岁这段时期。在饮食上，营养价值可高一些，精一些，使之充分被消化、吸收、利用。另外，在食量上也应有所节制。

6）青少年生长发育迅速，代谢旺盛，必须全面、合理地摄取营养，并要特别注意蛋白质和热能的补充。为此，应保证足够的饭量，并摄入适量的脂肪。

7）健康中年人常用的饮食，一般除了正常热量的饮食外，就是在劳动量增加的情况下，分别考虑给予高热量、高蛋白的饮食。所谓正常热量的饮食，一般认为，每天每千克体重需蛋白质 1g 左右，脂肪 0.5 ～ 1g，碳水化合物 400 ～ 600g，其他各种矿物质、维生素主要由副食品予以补充。

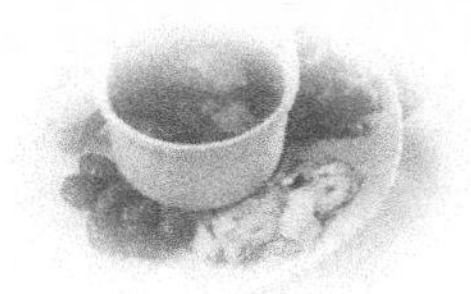

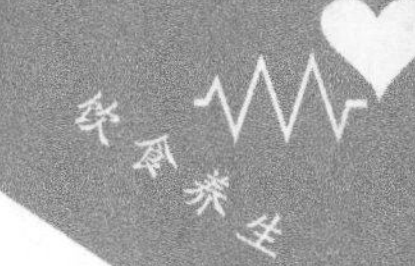

8）老年人的饮食中必须保证钙、铁和锌的含量，每人每天分别需要0.6g、12mg和15mg。人到老年后，体内代谢过程以分解代谢为主，所以需要及时补充这些消耗，尤其是组织蛋白的消耗，每天所需蛋白质以每千克体重1g计算。此外，老年人要注意米、面、杂粮的混合食用，并应在一餐中尽量混食，以提高主食中蛋白质的利用价值。

另外，妇女需要经历经、带、胎、产、乳等特殊时期。平素易伤血，故应多食补血的食品；孕、产、乳期易致气血虚弱，更宜进食补气养血的食物，加强营养的摄入，可适当增加偏于温补的血肉有情之品。

（2）不同体质：

1）阴虚体质者，应多吃些补阴的食品，如芝麻、糯米、蜂蜜、乳品、甘蔗、蔬菜、水果、豆腐、鱼类等清淡食物，对于葱、姜、蒜、辣椒等辛味之品则应少吃。

2）阳虚体质者，应多食些温阳的食品，如羊肉、狗肉、鹿肉等，在夏日三伏之时，每伏可食附子粥或羊肉附子汤1次，配合天地阳旺之时，以壮人体之阳。

3）气虚体质者，在饮食上要注意补气，药膳“人参莲肉汤”可常食；粳米、糯米、小米、黄米、大麦、山药、大枣，这些都有补气作用，亦应多食之。

4）血虚体质者，应多食桑椹、荔枝、松子、黑木耳、甲鱼、羊肝、海参等食物，因为这些食物均有补血养血的作用。

5）阳盛体质者，平素应忌辛辣燥烈食物，如辣椒、姜、葱、蒜等，对于牛肉、狗肉、鸡肉、鹿肉等温阳食物宜少食用，可多食水果、蔬菜，如苦瓜。因酒是辛热上行的，故应戒酒。

6）血瘀体质者，要多吃些具有活血祛瘀作用的食物，如桃仁、油菜、慈菇、黑豆等；酒需少量常饮，醋可多食，因二者均有活血作用。

7）痰湿体质者，应多食一些具有健脾利湿、化痰祛湿的食物，如白萝卜、紫菜、海蜇、洋葱、扁豆、白果、赤小豆等；对于肥甘厚味之品，则不应多食。

8）气郁体质者，可少量饮酒，以活动血脉，提高情绪，平素应多食一些能行气的食物，如佛手、橙子、柑皮、荞麦、茴香菜、香橼等。

9）特禀体质者，避免食用各种致敏食物，减少过敏发作机会。一般而言，饮食宜清淡，忌生冷、辛辣、肥甘油腻及各种“发物”，如酒、鱼、虾、蟹、辣椒、肥肉、浓茶、咖啡等，以免引动伏痰宿疾。过敏体质可以配合膳食和中药进行综合调治。

（3）不同职业：

1）体力劳动者，首先要保证足够热量的供给，因为热量是体力劳动者能进行正常工作的保证。为此，必须注意膳食的合理烹调和搭配，增加饭菜花样，提高食欲，增加饭量，以满足人体对热量及各种营养素的需求。此外，还要多吃一些营养丰富的副食以及蔬菜和水果。

2）脑力劳动者，脑消耗的能量占全身总消耗量的20%，因此，脑需要大量的营养。经研究证实，核桃、芝麻、金针菇、蜂蜜、花生、豆制品、松子、栗子等均有健脑补脑的良好功效，可多食之。此外，蔬菜水果是钙、磷、铁和胡萝卜素、核黄素、维生素C的主要来源，因此，脑力劳动者亦应多食之。由于一般脑力劳动者活动量较小，对脂肪和糖的消耗量不大，所以不宜多食含糖和脂肪过多的食品，否则会造成体脂过多，身体肥胖。

2. 因地制宜

饮食应根据不同地区地理环境的特点、气候的不同，选用适宜的膳食。人体常因地理环境的不同、

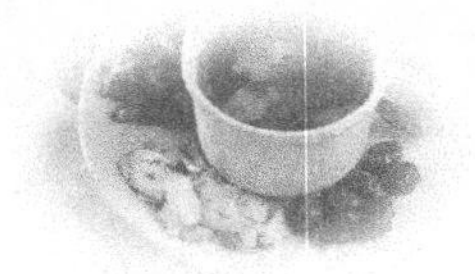

气候的差异而形成生理上的差异。《医学源流论》说："人秉天地之气以生，故其气体随地不同。西北之人，气深而厚，凡受风寒，难于透出，宜用疏通重剂；东南之人，气浮而薄，凡遇风寒，易于疏泄，宜用疏通轻剂。"不同地区由于地势高低、气候条件、水土风俗、生活习惯的不同，人的生理变化和病理特点也不相同，所以进行膳食康复治疗时应顾及不同的地域特点，合理配制康复膳食。

西北地区，气候寒冷干燥，人体易受寒伤燥，宜食用温阳散寒食品或生津润燥的食物；东南沿海地区，气候温暖潮湿，人体易感受湿热，宜食用清淡除湿食物。如同样患感冒，西北地区宜用葱豉粥、生姜红糖苏叶饮等以助康复；东南地区宜选用桑菊薄荷饮以助康复。

另外由于各地水土性质不同，有些地方容易形成地方病，如：地方性甲状腺肿、克山病、大骨节病等，更应因地制宜进行食养以预防。

3. 因时制宜

饮食应该根据时令气候的特点以及四时气候与内在脏腑的密切关系，选用适宜的膳食。《素问·金匮真言论》记有"五脏应四时，各有收受；春生夏长，秋收冬藏，气之常也，人亦应之"。人体脏腑的功能活动，气血运行与四时变化息息相关。因此，饮食调摄要顺四时而适寒温。《饮膳正要》即载有"春气温，宜食麦以凉之；夏气热，宜食菽以寒之，秋气燥，宜食麻以润其燥；冬气寒，宜食黍以热性治其寒"，概括地指明了饮食四时宜忌的原则：春季万物复苏，阳气升发，肝胆之气最旺，脾胃之气变得最弱，故当春之时，食宜减酸益甘，以养脾气，根据春天的特点，膳食应以清淡温平之蔬菜、豆类及豆制品为主，不宜食油腻、辛辣之物，以免助阳外泄；夏季天气炎热，宜食苦寒清热之品，如苦瓜、绿茶、绿豆等；长夏之季，酷暑多雨，暑热夹湿，脾胃受困，食欲不振，此时膳食以甘寒、清淡、少油为宜，宜食健脾化湿之物，如冬瓜、薏苡仁、白菜等，切忌贪食生冷或不洁之物，以防胃肠受寒，导致腹痛、呕吐、下痢等胃肠疾患；秋天，万物始敛，凉风初长，燥气袭人，此时最易伤肺，膳食调整应以护阴防燥、滋阴润肺为准则，宜吃柔润食品，少食辛辣之物；冬天，气候寒冷，冬季气候寒冷，万物伏藏，故寒邪易袭，又逢身体休养生机之时，宜食温热性食物，以助阳御寒。

四、饮食卫生及宜忌

1. 饮食卫生

先人对饮食卫生早有认识，《论语·乡党》曾说："鱼馁而肉败，不食。色恶，不食。臭恶，不食。失饪，不食。"饮食卫生主要包括食物新鲜清洁、提倡熟食、讲究卫生等几个方面。

（1）饮食鲜洁：所用食物应当是新鲜，没有杂质，没有变色、变味并符合卫生标准的食物，严把病从口入关。进餐要注意卫生条件，包括进餐环境、餐具和供餐者的健康卫生状况。如果食物放置时间过长或储存不当就会引起变质，产生对人体有害的各种物质。新鲜、清洁的食品，可以防止病从口入，避免被细菌或毒素污染的食物进入机体而发病。

（2）熟食为主：食物要经过烹饪加工变熟后再食用。烹调加工过程是保证食物卫生的一个重要环节，高温加热能杀灭食物中的大部分微生物，防止食源性疾病，同时使食物更容易被机体消化吸收。故饮食以熟食为主是饮食卫生的重要内容之一，肉类尤须煮烂。《备急千金要方·养性序》说："勿食生肉，伤胃，一切肉唯须煮烂。"这对老年人尤为重要。

（3）讲究卫生：讲究卫生主要包括进食前、进食中和进食后应该注意的问题。进食前应注意手和餐具的消毒，防止病从口入。

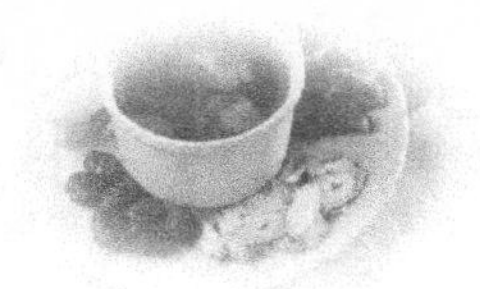
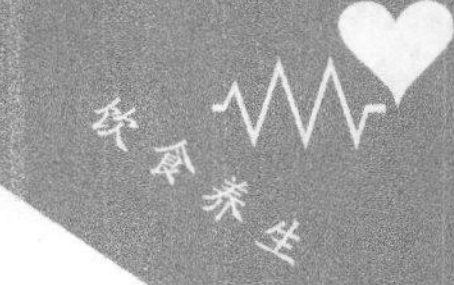

2. 饮食宜忌

除饮食养生的基本原则外，人们在长期的饮食实践中，还发现许多与饮食有关的适宜和禁忌的事项，需要在饮食养生中加以注意，主要包括食宜清淡和勿犯禁忌。

（1）饮食清淡：清淡的饮食易于脾胃的消化和吸收；过食肥甘厚腻之品则易伤脾胃，导致运化失常，形成小儿疳积、肥胖、痈疽、消渴、胸痹等证。《素问·生气通天论》中有“高梁之变，足生大丁”之说。

（2）勿犯禁忌：所谓“饮食禁忌”指的是有关食之“非所宜”的诸般情况，中医学对此非常重视。

1）防止误食：河豚、发芽的土豆、野生蘑菇、未熟的豆角等，如果处理不当而误食，就会影响人体健康，甚至危及生命。《金匮要略》中分别有《禽兽鱼虫禁忌并治》和《果实菜谷禁忌并治》两篇，指出“肉中有如米点者，不可食之”“果子落地经宿，虫蚁食之者，人大忌食之”等。

2）疾病的饮食禁忌：《素问·宣明五气》就有“五味所禁”，《素问·五脏生成》有“五味之所伤”等记载，即五脏病变各有所忌：心病忌咸，肝病忌辛，脾病忌酸，肺病忌苦，肾病忌甘。张仲景在《金匮要略》中也指出：“所食之味，有与病相宜，有与身为害，若得宜则补体，害则成疾。”即相宜的食味能治病养病，不相宜的食味则反成祸害导致疾病，因此，在饮食调摄过程中应注意饮食宜忌。

另外，在服药时应该格外注意饮食禁忌。古代文献中有服用某些中药时忌食生冷、辛辣、肉等，饮食宜清淡、易消化。感冒发热时，滋补食物往往不利于外邪排出体外；胃肠有积滞者更宜清淡，不能给予油腻食物，否则会加重胃肠负担，不利于药物作用的发挥。还有螃蟹忌柿、荆芥，人参忌萝卜、茶叶等记载，其中不少得到现代药物学研究证实，但也有不少内容需要继续深入研究。

五、辨证辨病用膳

1. 辨证用膳

辨证论治是中医治疗学的一条基本原则，也是中医饮食疗法的精髓之一。施用药膳必须在“证候”的基础上给予处方。辨证施膳是由辨证与施膳相互联系的两个部分所组成。辨证不是各种症状的简单罗列，而是通过对症状、舌苔、脉象等进行综合分析，从中找出内在的联系，得出证候的概念，并以此作为主治处方的重要依据。辨证是决定治疗的前提和依据，施膳是治疗的手段和方法。辨证配膳时，要根据病“证”的阴阳、表里、虚实、寒热，分别摄入不同的饮食。

根据中医“虚则补之”“实则泻之”“热者寒之”“寒者热之”的治疗原则，虚证患者以其阴阳气血不同之虚，分别给予滋阴、补阳、益气、补血的食疗之品治之；实证患者应根据不同实证的证候，给予各种不同的祛除实邪的食疗之品。如阳气虚弱的病证，应该给予甘温益气之品，如粳米、小米、山药、黄豆、大枣、牛奶等，以使阳气旺盛；而对于阴精亏损的患者，则要用厚味之物，如猪肉、鸡蛋黄、桑椹、甲鱼等，补益精血，以使阴精充足。又如热病烦渴，要给予清凉的饮食，如西瓜、黄瓜、甘蔗、荸荠、鲜藕、番茄等；如中寒腹痛，就要用温热的饮食，如干姜、胡椒、茴香、羊肉、红糖等。

实际应用时辨证施膳要与全面膳食相结合，这样既能维持健康，避免营养不良症的发生，又能有的放矢，有针对性地处理不同的问题。

2. 辨病用膳

在辨证施膳基础上，还要根据病种不同选用不同饮食。如心悸怔忡，可选用当归、人参煮猪心；夜盲，可选用动物肝脏、枸杞子、桑椹子同用；肺虚咳嗽，可选用炒猪肺或猪肺粥；肾虚腰痛，

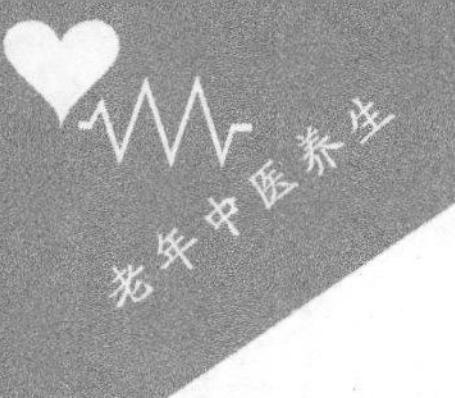

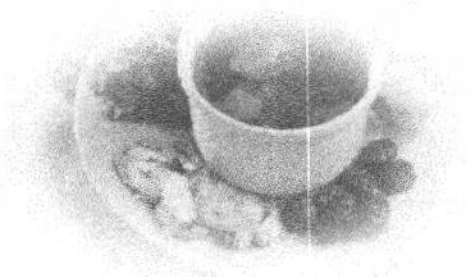

可选用杜仲煮猪肾；老年痴呆，可选用猪脊髓、猪脑粉或核桃仁粥；糖尿病，可选用猪胰脏；骨质疏松可多食含钙食品，如牛奶等。另外，药膳中还有以脏补脏的方法，如肝病夜盲用羊肝、鸡肝等治疗，肾虚腰痛用杜仲炒腰花，心脏病用猪心蒸朱砂等，是临床调治脏腑功能的常见方法。

模块三　进食与食后保健

一、进食保健

进食保健关系到饮食的营养能否更好地被机体消化吸收，故应予以足够重视。现择其要，归纳如下：

1. 进食宜缓

此指吃饭时应该从容缓和，细嚼慢咽。《养病庸言》：“不论粥饭点心，皆宜嚼得极细咽下。”否则急食暴食，易损伤肠胃。这样进食，既有利于各种消化液的分泌，食物易被消化吸收；又能稳定情绪，避免急食暴食，保护肠胃。

2. 食宜专致

进食时，应该将头脑中的各种琐事尽量抛开，把注意力集中到饮食上来，做到“食不语”及“食勿大言”（《千金翼方》）。进食专心致志，既可品尝食物的味道，又有助于消化吸收，更可以有意识地使主食、蔬菜、肉、蛋等食品杂合进食，做到“合理调配”。同时，也可增进食欲。

3. 进食宜乐

安静、愉快的情绪有利于胃的消化，乐观的情绪和高兴的心情都可使食欲大增，这就是中医学所说的肝疏泄畅达则脾胃健旺。反之，情绪不好，恼怒嗔恚，则肝失条达，抑郁不舒，致使脾胃受其制约，影响食欲，妨碍消化功能。故于进食前后，均应注意保持乐观情绪，力戒忧愁恼怒，不使其危害健康。因此应避免劳累和情绪异常时进食。

二、食后保健

摩腹、散步以利于消化吸收，《千金翼方》所言“中食后，还以热手摩腹，行一二百步。缓缓行，勿令气急。行讫，还床偃卧，四展手足，勿睡，顷之气定。”至今对饮食养生仍有指导意义。

1. 食后摩腹

具体方法是：进食以后，自左而右，可连续作二三十次不等。这种方法有利于腹腔血液循环，可促进胃肠消化功能，经常进行食后摩腹，不仅于消化有益，对全身健康也有好处，是一种简便易行、行之有效的养生法。

2. 食后散步

进食后，不宜立即卧床休息。饭后宜做一些从容缓和的活动，才于健康有益。俗话说：“饭后百步走，能活九十九。”《摄养枕中方》中说：“食止、行数百步，大益人。”进食后，活动身体，有利于胃肠蠕动，促进消化吸收，而以散步为最好的活动方式。

3. 食后漱口

饮食后要漱口，保持口腔卫生。《备急千金要方》中说：“食毕当漱口数过，令人牙齿不败口

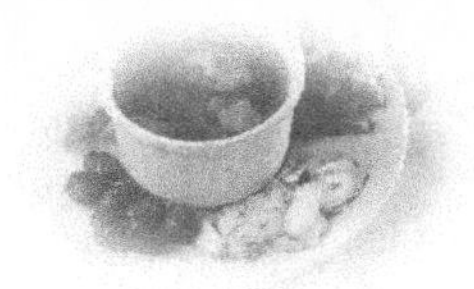

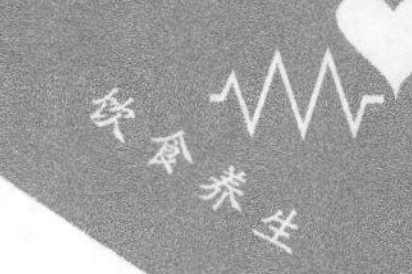

香。”进食后，口腔内容易残留一些食物残渣，若不及时清除，往往引起口臭或发生龋齿、牙周病。经常漱口可使口腔保持清洁，牙齿坚固，并能防止口臭、龋齿等疾病。

模块四 食 疗

食疗又称食治，即利用食物来影响机体各方面的功能，使其获得健康或愈疾防病的一种方法。通常认为，食物是为人体提供生长发育和健康生存所需的各种营养素的可食性物质。也就是说，食物最主要的是营养作用。其实不然，中医很早就认识到食物不仅能营养人体，而且还能疗疾祛病。如近代医家张锡纯在《医学衷中参西录》中曾指出：食物“病人服之，不但疗病，并可充饥”。

一、食药一体的营养观

（1）药食同源：药物和食物均来源于自然界，都是大自然的产物。早在远古时代，我们的祖先为了生存，在寻找食物的过程中，经过口尝身受，发现有的食物具有治病作用，既可当食，也可作药。

（2）药食同功：食物除了具有营养价值，同药物一样也具有药用价值以防治疾病。

《本草纲目》全书载药 1892 种，属常用食物或作食用者就达 518 种之多，其中有相当大的篇幅论述了亦食亦药的品种和药膳方，内容丰富多彩。

二、食疗分类

1. 食物性味

每一种饮食都有各自的营养特性，必须因体质、因病证及四季节气的不同而选择适宜的饮食，禁忌食入妨碍疾病治疗与预后的食物。

（1）温补类：牛肉、狗肉、鸡肉、雀肉等，适于阳虚、气虚体弱的虚寒证等。

（2）清补类：百合、甲鱼、鸭、淡菜、海参等，适于虚热证、阴虚等证病人。

（3）平补类：猪肉、羊肉、鱼、蛋等，适于一般性疾病患者、临床上阴阳寒热偏颇不明显者。

2. 体质因素

根据年龄体质因素调理饮食。

（1）老年人适宜：易消化的食物，如：菜泥、果汁、菜汤、瘦肉等。其中食粥最为理想，除易消化吸收之外，还具有和胃、补脾、清肺的作用，若粥配合各种中药煮成食疗粥，如：百合粥、莲子粥、黄芪粥、大枣粥等，能发挥药理的健脾、开胃、滋阴等作用。禁忌：生冷硬固黏的食物。

（2）青年人适宜：营养丰富的血肉有情之品和五谷杂粮、新鲜果菜。禁忌：暴饮暴食，饥饱无度。

（3）体胖人适宜：清淡化痰食物，禁忌肥甘厚味补血之物。

（4）体瘦人适宜：滋阴、生津、补血之物，禁忌辛辣动火伤阴之物。

3. 食疗品种

食疗根据不同的目的、配伍方法和烹调制作工艺，形成繁多的品种，并在继承的基础上不断有所创新 。

（1）加工形态：粥、汤、饮、羹、菜肴、面食、药酒、药茶。

（2）制作方法：煎、炒、蒸、煮、炖、烤、煨、炸。

（3）治疗作用：保健强身、延年益寿、治病防病、美容养颜。

（4）治病功效：解表、清热、祛寒、化湿、滋阴、调气、理血、 补益、安神。

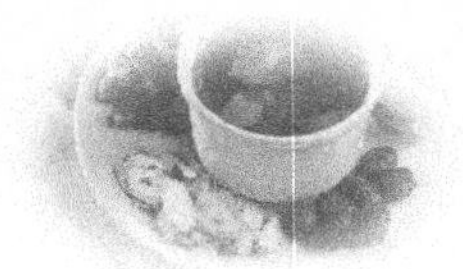

小链接 6-1

食疗歌

- 生梨饭后化痰好，葱辣姜汤治感冒；
- 海带含碘消淤结，绿豆解毒疗效高；
- 鱼虾猪蹄补乳汁，香菇菌蘑肿瘤消；
- 番茄补血助容颜，葡萄悦色防衰老；
- 核桃润肺生乌发，黄瓜减肥疗效高；
- 大蒜抑制胃肠炎，冬瓜消肿能利尿；
- 白菜利尿抗毒素，菜花常吃癌症少；
- 紫茄祛湿通脉络，橘皮助食黏痰消；
- 啤酒能降胆固醇，禽蛋益智脑子好；
- 生津安神数乌梅，抑制癌症猕猴桃；
- 蜂蜜润喉又益寿，银耳健身防衰老；
- 红薯润便防燥结，乌鸡强身除虚弱；
- 大豆抗癌降血脂，虾皮牛奶补钙妙；
- 善待生命莫偏食，科学配餐很重要；
- 牢记食疗歌一首，健康长寿乐逍遥。

案例思考

案例：妙用大蒜退瘟疫

大蒜是药草世界的奇兵，古埃及人不仅膜拜它，还让奴隶食用以强身健体。大蒜具有千百种功效：从对付耳朵感染到预防心脏病、癌症，无一不能。我们的古人也利用大蒜来养生治病。就连一些赫赫有名的大人物也有着利用大蒜养生的典故。

三国时期，蜀军军师诸葛孔明为征服南蛮，率百万大军南征，擒拿孟获。岂料，孟获也非等闲之辈，他暗施毒计，把孔明军队诱至秃龙洞，此地山岭险峻，道路狭窄，常有毒蛇出没，更有瘴气弥漫，蜀兵皆染瘟疫，面临不战自溃，全军覆没的危险。孔明知情况不妙，带领兵将数十人前往察看，见此状乃长叹道："吾受先帝之托，兴复汉室，大业未成，却临大难，何以报答先帝之恩？"说着声泪俱下。

此时，一老者伏杖迎面而来，孔明叩拜，以求解救之计。老者道："此地有哑泉、灭泉、黑泉和柔泉水，人若饮之，无药可医，又瘴气密布，人若触之，乃可致死。"孔明叹道："蛮军不灭有负于先帝之托，不如死焉！"说罢，欲投崖自尽。老者急忙制止，授计道："此去正西数里，有一隐士，号万安隐者，草庵前有一仙草名'薤叶芸香'，口含一叶，则瘴气不染。"孔明拜谢，依言而行，果真全军平安。孔明征服南蛮，凯旋回朝后，向一位老郎中求教，才得知"薤叶芸香"就是家喻户晓的大蒜。

案例分析

大蒜的功用

大蒜为百合科多年生草本植物，每株有九片叶子，故名"薤叶芸香"。大蒜入药始载于《本

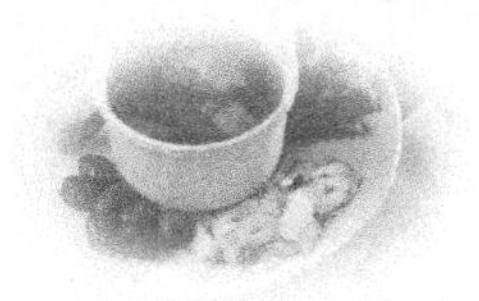

草经集注》，中医学认为，大蒜性味辛、温，功效为行滞气，暖脾胃，消癥积，解毒，杀虫。临证主治饮食积滞、脘腹冷痛、水肿胀满、泄泻、痢疾、疟疾、百日咳、肿毒、白秃癣疮、蛇虫咬伤等症。

大蒜的妙用有很多，用大蒜除口臭、消菌杀毒就是很好的用处，对于感冒预防也有一定的作用。

思考题：我们平时做菜用的香辛料，都有什么功效作用？

实践训练

情景模拟：两人一组，一人饰演患者，一人饰演制作者，双方充分交流后，操作者根据患者病情选择饮食养生方案、备制食材，患者则将食后感受反馈与制作者。

操作过程：以下面食疗保健方法为例，课下自行准备食材、用具进行练习。

常见疾病的食疗保健方法

一、慢性胃病食疗法

1. 木瓜鲩鱼尾汤

组成：番木瓜 1 个，鲩鱼尾 100g。

用法：木瓜削皮切块，鲩鱼尾入油煎片刻，加木瓜及生姜片少许，放适量水，共煮 1 小时左右。

功用：滋养、消食。对食积不化、胸腹胀满有辅助疗效。

食物功效：鲩鱼，味甘，性温。功能暖胃和中、消食化滞。

2. 参芪猴头菌炖鸡

组成：猴头菌 100g，母鸡 1 只（约 750g），黄芪、党参、大枣各 10g，姜片、葱节、绍酒、清汤、淀粉各适量。

用法：将猴头菌洗净去蒂，发胀后将菌内残水挤压干净，以除苦味，再切成 2mm 厚片待用。把母鸡去头脚，剁方块，放入炖盅内，加入姜片、葱结、绍酒、清汤，上放猴头菌片和浸软洗净的黄芪、党参、大枣，用文火慢慢炖，直至肉熟烂为止，调味即成。

功用：补气健脾养胃。

食物功效：猴头菌又名猴头菇，有助消化及利五脏的功能。适用于消化不良、胃溃疡、十二指肠溃疡、慢性胃炎、胃窦炎、胃痛、胃胀及神经衰弱。母鸡益气养血，健脾胃，疗虚损，善补五脏。黄芪能补气固表、敛疮生肌、促进造血、抗溃疡、抗炎等。党参补中益气，益血生津。大枣能健胃补血，滋养强壮。

二、高血压食疗法

1. 决明茶

草决明 250g，蜂蜜适量。用蜜炙草决明，待冷后贮于玻璃瓶中。每用 10g，泡水代茶饮。本方能清头目，通大便，可治疗高血压引起的头痛目昏等症。

2. 杜仲茶

杜仲叶、绿茶各 6g。用开水冲泡，加盖 5 分钟后饮用。每日 1 次。能补肝肾，强筋骨，降压。最适宜高血压合并心脏病患者饮用。

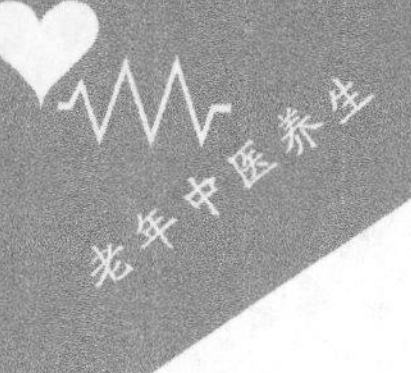

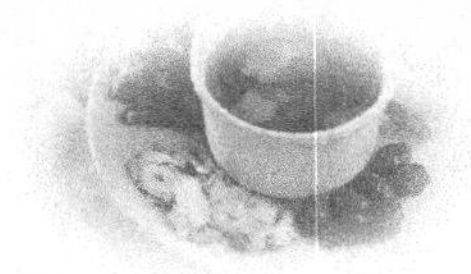

3. 天麻茶

天麻茶源自《验方》。天麻 6g，绿茶 3g，蜂蜜适量。先将天麻煎沸 20 分钟，加入绿茶，少沸片刻即可。取汁，调入蜂蜜。每日 1 剂，分 2 次温服，并可嚼食天麻。能平肝潜阳，疏风止痛，适用于高血压头痛、头晕。

三、痛经的食疗法

1. 韭菜月季红糖饮

配方：鲜韭菜 30g，月季花 3 朵，红糖 10g。

制法：将韭菜和月季花洗净榨汁去渣，加入红糖调味。

功效：理气活血止痛。

用法：用黄酒冲服，服后俯卧半小时。

2. 姜枣花椒汤

配方：干姜、大枣各 30g，花椒 9g。

制法：干姜切片，大枣去核，加水适量，煮沸，再放入花椒，改用文火煎汤。

功效：温阳散寒化湿。

用法：每日 1 剂，分 2 次温服，5 日为 1 个疗程。行经前 3 日饮服。

知识拓展

食物功效举隅

1. 小米

（1）性味归经：味甘咸，性寒。归脾、胃、肾经。

（2）功效主治：小米具有益肾和胃、除热、利小便之效，对脾胃虚热、反胃呕吐、腹泻与产后、病后体虚或失眠者有益。可用于脾胃虚弱，呕逆少食，或消渴、口干、烦热。

（3）食用注意：应将小米放于密封罐中，置放于通风、阴凉、干燥处或冰箱，以防止发霉、虫蛀现象。食用前不要淘洗次数太多或用力搓洗而使小米外层的营养素流失。《日用本草》中记载："与杏仁同食，令人吐泻。"

2. 大蒜

（1）性味归经：味辛、甘，性温。归脾、胃、肺经。

（2）功效主治：大蒜具有温中健胃、消食解毒、杀虫之效。用于脘腹冷痛，饮食积滞（主要为肉食积滞），饮食不洁，呕吐腹泻或痢疾。将本品与粥同食，可用于治疗肺结核；捣烂，加白糖适量服用，可治疗百日咳。大蒜还可激发人体免疫系统，提高免疫细胞对癌细胞的杀伤能力。

（3）食用注意：生食有明显刺激性，可使口舌灼痛、胃感烧灼、恶心；熟食不宜加热过久；过食可使胃液分泌减少，并出现目昏、口臭等。凡阴虚火旺、肺胃积热、目昏眼干及狐臭患者不宜。

3. 银耳

（1）性味归经：味甘、淡，性平。归脾、胃经。

（2）功效主治：银耳具有润肺化痰、养阴生津、补脑强心、止血之效。银耳性平无毒，还有补脾开胃、益气清肠的作用。可用于低热出汗，肺热咳嗽，胃阴不足，咽干口渴，大便燥结，肺燥咳嗽。另外，银耳能提高人体免疫力，增强肿瘤患者对放疗、化疗的耐受力。

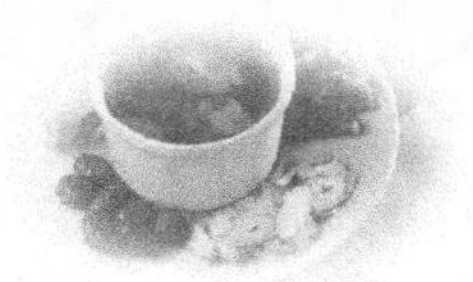

（3）食用注意：银耳不宜一次食用过多。凡患有感冒、风寒、湿痰咳嗽、大便不实、便溏腹泻者不宜食用。

4. 柚子

（1）性味归经：味甘、酸，性寒。归肺、脾经。

（2）功效主治：柚子具有健胃消食、化痰止咳、宽中理气、解酒毒之效。可用于食积、腹胀、咳嗽痰多、痢疾、腹泻、妊娠口淡、胃阴不足之口渴心烦、饮酒过度、胃气不和之呕逆少食、痰气咳嗽。本品新鲜果汁中含有胰岛素样成分，能降低血糖。

（3）食用注意：柚子性寒，身体虚寒者不宜多食。因其能与高血压患者日常服用药物发生相互作用，增加药物的血药浓度，使血压明显大幅下降，故高血压患者不宜食用。同样，一般人在服药期间不要食用，以免造成药量增加。

5. 牛肉

（1）性味归经：味甘，性平。归脾、胃经。

（2）功效主治：牛肉具有补脾胃、益气血、强筋骨的功效，有“补气功同黄芪”之称。牛肉适用于脾胃虚弱、气血不足、大病久病之后导致的形体瘦弱，以及妇女产后调养。牛肉含有蛋白质、脂肪、维生素 B_1、维生素 B_2、钙、磷、铁等，蛋白质含量约为食用部分的 20%，分解后为人体必需氨基酸较多，营养价值甚高。

（3）食用注意：有火热之证时忌食。

6. 牛奶

（1）性味归经：味甘，性平。归心、肺经。

（2）功效主治：牛乳具有补虚损、益肺胃、生津润肠的功效。其适用于大病久病之后形体羸瘦、虚弱劳损、反胃噎膈、消渴、血虚便秘、气虚下痢等。牛奶含有人体必需的八种氨基酸，其中蛋氨酸、赖氨酸的含量尤其丰富。此外，还富含维生素 A、维生素 D、维生素 B_1、维生素 B_2、维生素 B_6、维生素 C、卵磷脂、烟酸、泛酸、乳糖及钾、钠、钙、磷、铁、锌和少量脂肪等，是各国公认的营养、保健品。经常饮用牛奶可促进青少年生长发育、预防骨质疏松，并有一定的安眠作用。

（3）食用注意：脾胃虚寒作泻、痰湿积饮者不宜食用。肠道缺乏乳糖酶者亦不宜食用。

课后练习

1. 书面作业：查阅资料，书写一篇有关饮食养生保健方法的小论文，可以从饮食规律、药膳作用、食品卫生等各个方面来写。
2. 复习本单元饮食养生内容。
3. 练习制作药膳。

拓展阅读

学生自己查阅相关资料，进行学习。

1. 推荐书籍：《饮膳正要》《食疗本草》。
2. 学者理论：清代名医章穆的饮食养生观。
3. 相关新闻：专家解读 2015 中国居民营养报告：城乡状况有差异。
4. 历史故事：张仲景与饺子的传说。

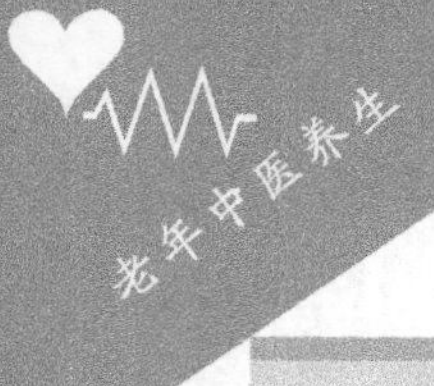

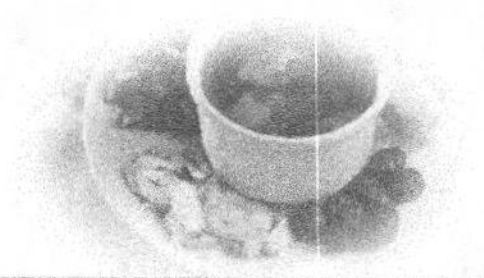

学习单元七　运动养生

学习目标

知识目标

了解运动养生的机理与原则，掌握五禽戏、太极拳、八段锦、易筋经的动作要领。

能力目标

运用运动养生的方法对老人进行太极拳、八段锦的训练。

素质目标

应用运动养生的方法指导老人正确运动，培养敬老、爱老、为老人服务的理念。

“动则不定”是我们中华民族养生、健身的传统观点。早在数千年以前，体育运动就已经作为健身、防病的重要手段之一被广泛运用。

运用传统的体育运动方式进行锻炼，以活动筋骨、调节气息、静心宁神来畅达经络，疏通气血和调脏腑，达到增强体质、益寿延年的目的，这种养生方法称为运动养生，又称为传统健身术。

情景导入

刘爷爷今年93岁了，他的腿脚谈不上灵便，但坚持每日两次散步，一次一公里。说是散步，其实也只能是慢步，慢慢走，慢慢行，寒来暑往，从不间断。这期间，子女反对过多次。这么大年龄了，万一有什么闪失，怎么办？但他就是一意孤行。两次摔倒，肋骨、腓骨等多处骨折，躺在床上两个月，饮食渐稀……孩子们跺足痛悔，悔不该当初由着老爷子的性子。但刘爷爷竟奇迹般地好了，笑着说：“运动是妙药良方。”活到老，走到老，也许才符合他的秉性和情怀，也正体现了“生命在于运动”这一规律。

模块一　运动养生概述

一、运动养生机理

中医将精、气、神称为“三宝”，与人体生命息息相关。运动养生紧紧抓住了这三个环节，调意识以养神；以意领气，调呼吸以练气，以气行推动血运，周流全身；以气导形，通过形体、筋骨关节的运动，使周身经脉畅通，营养整个机体。如是，则形神兼备，百脉流畅，内外相和，脏腑协调，机体达到“阴平阳秘”的状态，从而增进机体健康，以保持旺盛的生命力。

现代科学研究证明，经常而适度地进行体育锻炼，对机体有如下好处：

（1）可促进血液循环，改善大脑的营养状况，促进脑细胞的代谢，使大脑的功能得以充分发挥，从而有益于神经系统的健康，有助于保持旺盛的情力和稳定的情绪。

（2）使心肌发达，收缩有力，促进血液循环，增强心脏的活力及肺脏呼吸功能，改善末

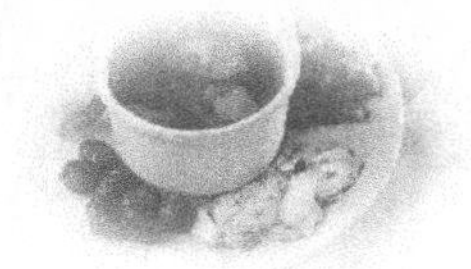

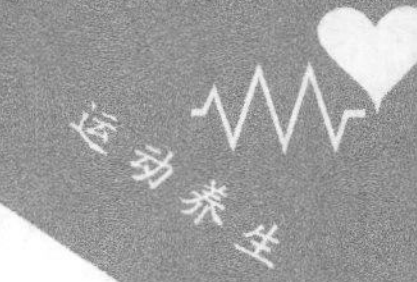

梢循环。

（3）增加膈肌和腹肌的力量，促进胃肠蠕动，防止食物在消化道中滞留，有利于消化吸收。

（4）可促进和改善体内脏器自身的血液循环，有利于脏器的生理功能。

（5）可提高机体的免疫机能及内分泌功能，从而使人体的生命力更加旺盛。

（6）增强肌肉关节的活力，使人动作灵活轻巧，反应敏捷、迅速。

正因如此，勤运动，常锻炼，已成为广大人民健身防病的重要措施。

二、运动养生的原则

我国传统的运动养生法之所以能健身、治病、益寿延年，是因为它有一套较为系统的理论、原则和方法，注重和强调机体内外的协调统一，和谐适度。

从其锻炼角度来看，归纳起来，大致原则有三：

1. 掌握运动养生的要领

传统运动养生的练功要领就是意守、调息、动形的统一。这三方面中，最关键的是意守，只有精神专注，方可宁神静息，呼吸均匀，导气血运行。

三者的关系是：以意领气，以气动形。这样，在锻炼过程中，内炼精神、脏腑、气血；外炼经脉、筋骨、四肢，使内外和谐、气血周流，整个机体可得到全面锻炼。

2. 强调适度，不宜过量

运动养生是通过锻炼以达到健身的目的，因此，要注意掌握运动量的大小。运动量太小则达不到锻炼目的，起不到健身作用；太大则超过了机体耐受的限度，反而会使身体因过劳而受损。孙思邈在《备急千金要方》中指出："养性之道，常欲小劳，但莫大疲及强所不能堪耳。"

西方一家保险公司调查了五千名已故运动员的生前健康状况后发现，其中有些人 40 ～ 50 岁就患了心脏病，许多人的寿命竟比普通人短。这是因为剧烈运动会破坏人体内外运动平衡，加速某些器官的磨损和生理功能的失调，结果缩短生命进程，出现早衰和早夭。

运动、健身强调适量的锻炼，要循序渐进，不可急于求成。操之过急，往往欲速则不达。

3. 提倡持之以恒，坚持不懈

锻炼身体并非一朝一夕的事，要经常而不间断。"流水不腐，户枢不蠹"这句话一方面说明了"动则不衰"的道理，另一方面也强调了经常、不间断的重要性，水常流方能不腐，户枢常转才能不被虫蠹。只有持之以恒、坚持不懈，才能有健身效果，"三天打鱼两天晒网"是不会达到锻炼目的的。运动养生不仅是对身体的锻炼，也是对意志和毅力的锻炼。

三、运动养生的形式和流派

传统的运动养生法，形式多样，种类甚繁，有一招一式的锻炼方法，也有众人组合的，带有竞技性质的锻炼方法；有形成民间民俗的健身方法；也有自成套路的健身方法。不论是哪一种运动形式，都具有养生、健身的作用。而为人们所喜爱，故能流传至今，经久不衰。归纳起来，运动养生的形式大致有二。

1. 形式多样的民间健身法

这类健身法大多散见于民间，方法简便，器械简单，而活动饶有趣味性。如：运动量较小、轻

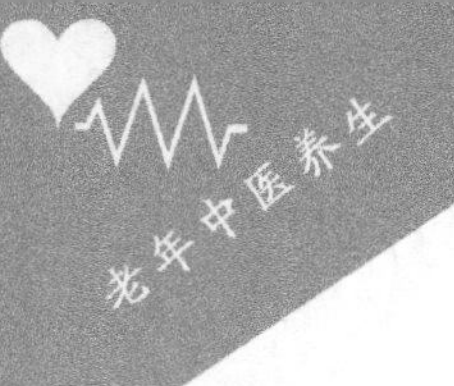

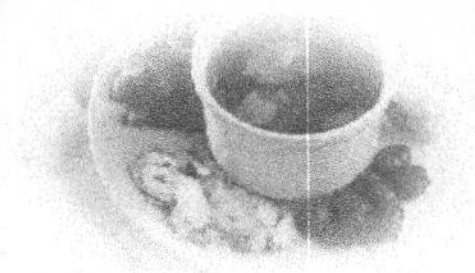

松和缓的散步、郊游、荡秋千、放风筝、踢毽子、玩保健球等；运动量适中的跳绳、登高、跑马、射箭、举石锁等。这些方法，娱乐中有运动养生的内容，亦无须人更多地指导、训练，简便易行，形式多样，是民间喜闻乐见的健身措施。

我国是多民族的国家，各个民族都有自己的风俗传统。以运动健身为目的的群众性活动，多是具有民族特色的健身方法。如拔河、龙舟竞渡、摔跤、赛马、玩跷跷板、踩高跷、舞龙灯、跑旱船以及各种各样的舞蹈等，即属此类。这种运动的特点：人数众多，具有竞技性质，由于各民族的风俗习惯不同，各有特定的季节、时间开展这种群众性、普及性的活动。

2. 自成套路的系统健身法

这类运动健身方法往往是建立在民间健身法基础之上，在一定理论指导下，有目的、有具体要求、需要经过学习和训练才能掌握的健身法。因其有一系列的连续动作，故可以使人体各部分得到全面、系统的锻炼，是传统运动养生法中较高层次的健身运动。运动养生的流派，主要指自成套路的健身法而言。

这些健身功法，大多源于道家和佛家，由于世代相传，又不断得到充实和发展，因而形成了各种不同流派。

（1）道家健身术：道家健身术其理论源于老、庄，主张以养气为主，以提高生命能力，提出了“导引”“养形”、练气以养生的观点。具有代表性的道家健身功法，如华佗的“五禽戏”、马王堆出土的“导引图”、胎息经、八段锦、太极拳等，均属此类。

（2）佛家健身术：佛家健身术源于禅定修心，为保证“坐禅”的顺利进行，采取一些手段以活动筋骨、疏通血脉。于是，逐渐形成了佛家的健身功法，其中具有代表性的有达摩易筋经、天竺国按摩法、心意拳、罗汉十八手、少林拳、禅密功等。

中国武术的发源地主要有两个：一个是河南的中岳嵩山，是佛教禅宗和少林派武术的发源地；一个是湖北的武当山，是道教和武当派武术的发源地。因此，以宗教言之，有道佛之分，以武术言之，有少林、武当之别。武术虽然是技击、防身之术、但其上乘功法则是以健身为宗旨。学习武术，首先是强身增力，故无论何种功法、哪个流派，都着眼于健身。尤其是当代武术的发展，均以健身强身为目的。如徒手的诸种拳、掌、脚，使用器械的剑、棍、刀、枪、鞭、钩等，各有特色，各有所专。

运动养生的不同流派，说明我国传统的健身术丰富多样，彼此间又互相渗透、借鉴。诸种功法不断丰富和发展，成为传统养生法中的重要组成部分。学习、继承、发掘这些健身方法，对保障人民健康是有十分重要的意义的。

模块二　五　禽　戏

禽，在古代泛指禽兽之类动物，五禽是指虎、鹿、熊、猿、鸟五种禽兽。戏，即游戏、戏耍之意。五禽戏，就是指模仿虎、鹿、熊、猿、鸟五种禽兽的动作，组编而成的一套锻炼身体的功法。

以模仿禽兽动作来达到健身目的的方法，最早见于战国时期。《庄子·刻意》有“熊经鸟伸，为寿而已”的记载，而五禽戏之名相传出自华佗。《后汉书·方术传》载，华佗云：“我有一术，名五禽之戏，一曰虎、二曰鹿、三曰熊、四曰猿、五曰鸟。亦以除疾，兼利蹄足，以当导引。”随

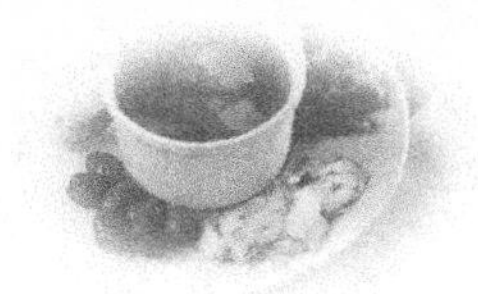

着时间的推移，辗转传授，逐渐发展，形成了各种流派的五禽戏，流传至今。

一、养生机理

五禽戏属古代导引术之一，它要求意守、调息和动形协调配合。意守可以使精神宁静，神静则可以培育真气；调息可以行气，通调经脉；动形可以强筋骨，利关节。经常练习而不间断，则具有养精神、调气血、益脏腑、通经络、活筋骨、利关节的作用。神静而气足，气足而生精，精足而化气动形，达到“三元”（精、气、神）合一，则可以收到祛病、健身的效果。恰如华佗所说：“亦以除疾，兼利蹄足。”

虎戏即模仿虎的形象，取其神气、善用爪力和摇首摆尾、鼓荡周身的动作；鹿戏即模仿鹿的形象，取其长寿而性灵，善运尾闾的动作；熊戏即模仿熊的形象，着重于内动而外静；猿戏即模仿猿的形象，外练肢体的灵活性，内练抑制思想活动；鸟戏又称鹤戏，即模仿鹤的形象，动作轻翔舒展。

二、练功要领

1. 全身放松

练功时，首先要全身放松，行绪要轻松乐观。乐观轻松的情绪可使气血通畅，精神振奋；全身放松可使动作不致过分僵硬、紧张。

2. 呼吸均匀

呼吸要平静自然，用腹式呼吸，均匀和缓。吸气时，口要合闭，舌尖轻抵上腭。吸气用鼻，呼气用嘴。

3. 专注意守

要排除杂念，精神专注，根据各戏意守要求，将意志集中于意守部位，以保证意气相随。

4. 动作自然

五禽戏动作各有不同，如熊之沉缓、猿之轻灵、虎之刚健、鹿之温驯、鹤之活泼等。练功时，应据其动作特点而进行，动作宜自然舒展，不要拘谨。

模块三　八　段　锦

八段锦是由八种不同动作组成的健身术，故名“八段”（见图 7-1）。因为这种健身功作可以强身益寿，祛病除疾，其效果甚佳，有如展示给人们一幅绚丽多彩的锦缎，故称为“锦”。

八段锦是我国民间广泛流传的一种健身术，据有关文献记载已有八百多年历史。早在南宋时期，即已有《八段锦》专著。明代以后，在有关养生专著中，多有记载，如冷谦的《修龄要》、高濂的《遵生八笺》等书中都有八段锦的内容。清代的潘霞在其所著的《卫生要求》中，将八段锦略加改编为“十二段锦”。此外，尚有“文八段”（坐式）和“武八段”（立式）等不同形式。为了便于推广流传，还有人将其编成歌诀。由于八段锦不受环境场地限制，随时随地可做，术式简单、易记易学，运动量适中，老少皆宜，而强身益寿作用显著，故一直流传至今，仍是广大群众所喜爱的健身方法。

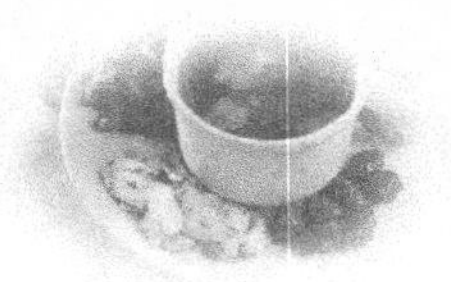

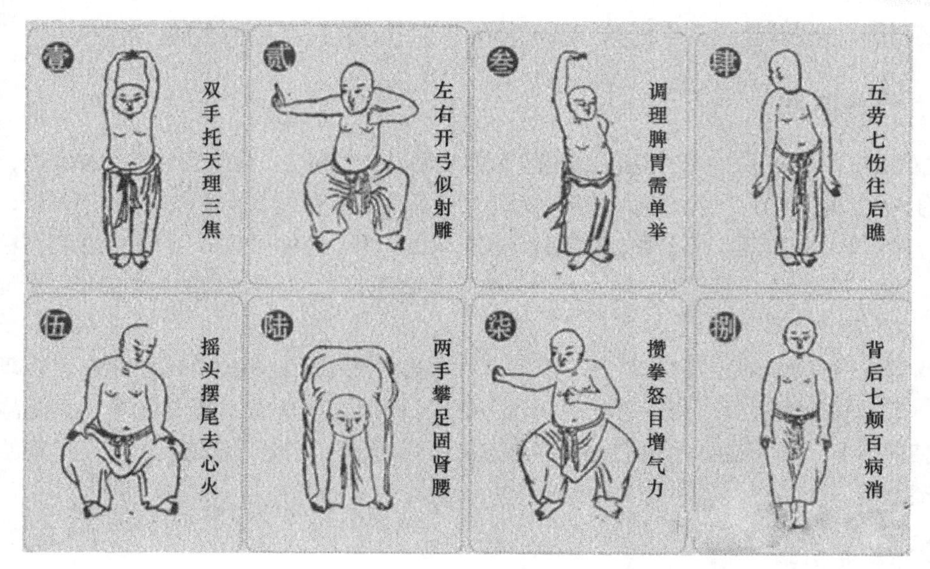

图 7-1　八段锦

一、养生机理

八段锦属于古代导引法的一种，是形体活动与呼吸运动相结合的健身法。活动肢体可以舒展筋骨，疏通经络；与呼吸相合，则可行气活血、周流营卫、斡旋气机，经常练习八段锦可起到保健、防病治病的作用。《老老恒言》云："导引之法甚多，如八段锦……之类，不过宣畅气血、展舒筋骸，有益无损。"

二、练功要领

（1）呼吸均匀：要自然、平稳、腹式呼吸。

（2）意守丹田：精神放松，注意力集中于脐。

（3）柔刚结合：全身放松，用力轻缓，切不可用僵力。

三、具体内容

1. 八段锦

八段锦包括八节连贯的健身法，具体内容：双手托天理三焦；左右开弓似射雕；调理脾胃需单举；五劳七伤往后瞧；摇头摆尾去心火；两手攀足固肾腰；攒拳怒目增气力；背后七颠百病消。

2. 坐式的"八段锦"

为明代冷谦所编，具体内容是：

闭目冥心坐，握固静思神，叩齿三十六，两手抱昆仑，左右鸣天鼓，二十四度闻。
微摇撼天柱，赤龙搅水浑，漱津三十六，神水满口匀，一口分三咽，龙行虎自奔。
闭气搓手热，背摩后精门，尽此一口气，想火烧脐轮。左右轱辘转，两脚放舒伸，
叉手双托虚，低头攀足频。以候逆水上，再漱再吞津，如此三度毕，神水九次吞，
咽下汩汩响，百脉自调匀。河车搬运讫，发火遍烧身，邪磨（魔）不敢近，梦寐不能昏，

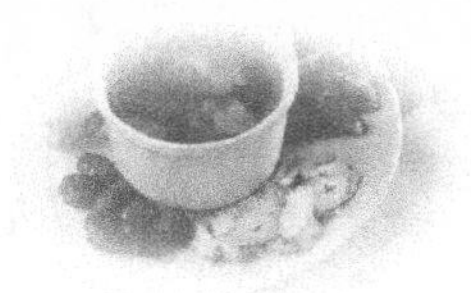
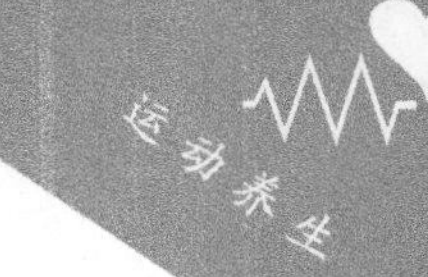

寒暑不能入，灾病不能迍，子前午后作，造化合乾坤，循环次第转，八卦是良因。

模块四　太　极　拳

太极拳是我国传统的健身拳术之一。其动作舒展轻柔，动中有静，圆活连贯，形气和随，外可活动筋骨，内可流通气血，协调脏腑，是一种既有益于健康，又能防身自卫，并具有极高哲理、生理和技击力学原理的拳术。

一、养生机理

太极拳是一种意识、呼吸、动作密切结合的运动，“以意领气以气运身”，用意念指挥身体的活动，用呼吸协调动作，融武术、气功、导引于一体，是“内外合一”的内功拳。

重意念，使神气内敛，练太极拳要精神专注，排除杂念，将神收敛于内，而不被他事分神。神内敛则“内无思想之患”而精神得养、身心欢快；精神宁静、乐观，则百脉通畅，机体自然健旺。《素问·上古天真论》云：“恬淡虚无，真气从之。精神内守，病安从来。”

调气机，以养周身。太极拳以呼吸协同动作，气沉丹田，以激发内气营运于身。肺主气，司呼吸；肾主纳气，为元气之根。张景岳云：“上气海在膻中，下气海在丹田，而肺肾两脏所以为阴阳生息之根本（《类经·营卫三焦》）。”肺、肾协同，则呼吸细、匀、长、缓。这种腹式呼吸不仅可增强和改善肺的通气功能，而且可益肾而固护元气。丹田气充，则鼓荡内气周流全身，脏腑、皮肉皆得其养。

由于太极拳将意、气、形结合成一体，使人身的精神、气血、脏腑、筋骨均得到濡养和锻炼，达到“阴平阳秘”的平衡状态，所以能起到有病治病、无病健身的作用，保证人体健康长寿。

二、练功要领

1. 神静、意导

练习太极拳，要始终保持神静，排除思想杂念，使头脑静下来，全神贯注，用意识指导动作。神静才能以意导气，气血才能周流。

2. 含胸拔背、气沉丹田

含胸，即胸略内涵而不挺直；拔背，即指脊背的伸展。能含胸则自能拔背，使气沉于丹田。

3. 沉肩坠肘、体松

身体宜放松，不得紧张，故上要沉肩坠肘，下要松胯松腰。肩松下垂即是沉肩；肘松而下坠即是坠肘；腰胯要松，不宜僵直板滞。体松则经脉畅达，气血周流。

4. 全身谐调、浑然一体

太极拳要求根在于脚，发于腿，主宰于腰，形于手指，只有手、足、腰协调一致，浑然一体，方可上下相随，流畅自然。外动于形，内动于气，神为主帅，身为驱使，内外相合，则能达到意到、形到、气到的效果。

5. 以腰为轴

太极拳中，腰是各种动作的中轴，宜始终保持中正直立，虚实变化皆由腰转动，故腰宜松、宜正直，腰松则两腿有力，正直则重心稳固。

6. 连绵自如

太极拳动作要轻柔自然，连绵不断，不得用僵硬之拙劲、宜用意不用力。动作连绵，则气流

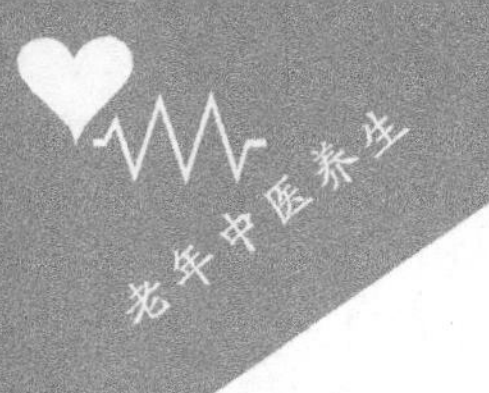

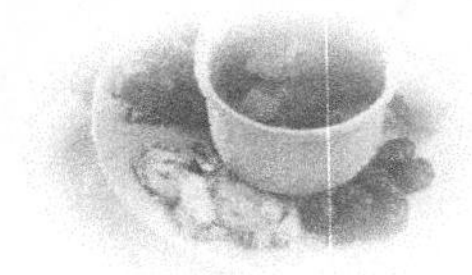

通畅；轻柔自然，则意气相合，百脉周流。

7. 呼吸均匀

太极拳要求意、气、形的统一和谐调，呼吸深长均匀十分重要，呼吸深长则动作轻柔。一般说来，吸气时，动作为合；呼气时，动作为开。呼吸均匀，气沉丹田，则必无血脉偾张之弊。

三、具体内容

太极拳的流派很多，各有特点，架式也有新、老之分。当前，比较简便易学的就是“简化太极拳”，俗称“太极二十四式”。其各式名称为：起势；左右野马分鬃；白鹤亮翅；左右搂膝拗步；手挥琵琶；左右倒卷肱；左揽雀尾；右揽雀尾；单鞭；云手；单鞭；高探马；右蹬脚；双峰贯耳；转身左蹬脚；左下势独立；右下势独立；左右穿梭；海底针；闪通臂；转身搬拦捶；如封似闭；十字手；收势。

模块五　易　筋　经

“易”指移动、活动；“筋”，泛指肌肉、筋骨；“经”，指常道、规范。顾名思义，“易筋经”就是活动肌肉、筋骨，使全身经络、气血通畅，从而增进健康、祛病延年的一种传统健身法，如图 7-2 所示。

在古本十二式易筋经中，所设动作都是仿效古代的各种劳动姿势而演化成的。对于青少年来说，这种方法可以纠正身体的不良姿态，促进肌肉、骨骼的生长发育；对于年老体弱者来讲，经常练此功法，可以防止老年性肌肉萎缩，促进血液循环，调整和加强全身的营养和吸收，对慢性疾病的恢复以及延缓衰老都很有益处。

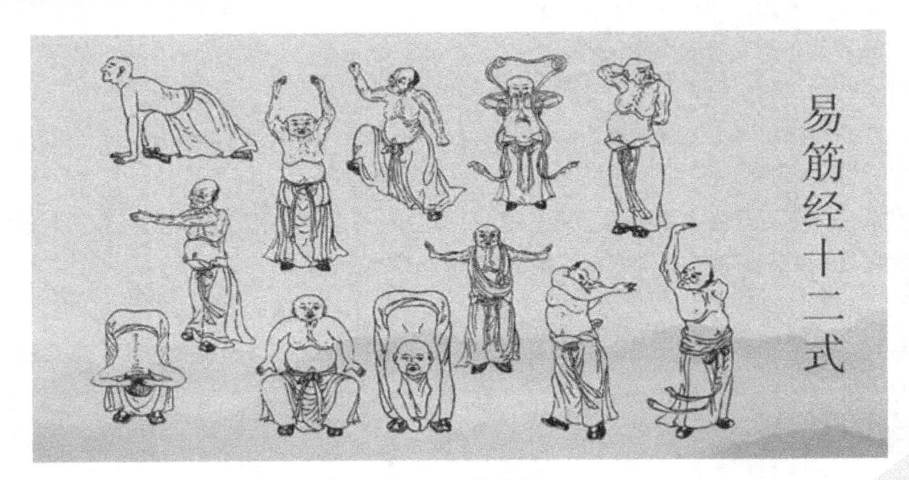

图 7-2　易筋经

一、养生机理

易筋经同样是一种意念、呼吸、动作紧密结合的一种功法，尤其重视意念的锻炼，活动中要求排除杂念，通过意识的专注，力求达到“动随意行，意随气行”，以用意念调节肌肉、筋骨的紧张力，

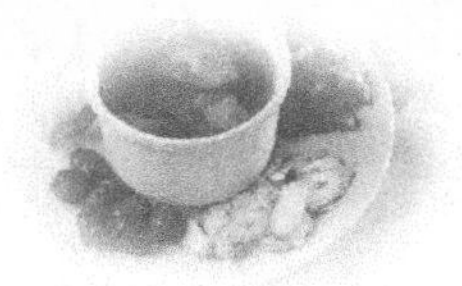

（即指形体不动，而肌肉紧张的“暗使劲”）。

其独特的“伸筋拔骨”运动形式，可使肌肉、筋骨在动势柔、缓、轻、慢的活动中得到有意识的牵、拉、收、伸，长期练功会使肌肉、韧带富有弹性，收缩和舒张能力增强，从而使其营养得到改善。同时，使全身经络、气血通畅，五脏六腑调和，精力充沛，生命力旺盛。当然，必须长期锻炼才能收到内则五脏敷华，外则肌肤润泽，容颜光彩，耳目聪明，老当益壮的功效。

二、练功要领

（1）精神清静，意守丹田。

（2）舌抵上腭，呼吸匀缓，用腹式呼吸。

（3）松静结合，柔刚相济，身体自然放松，动随意行，意随气行，不要紧张僵硬。

（4）用力时应使肌肉逐渐收缩，达到紧张状态，然后，缓缓放松。

三、具体内容

易筋经十二式：韦陀献杵一式、韦陀献杵二式、韦陀献杵三式、摘星换斗式、出爪亮翅式、倒拽九牛尾式、九鬼拔马刀式、三盘落地式、青龙探爪式、卧虎扑食式、打躬式、掉尾式。

案例思考

案例：“体弱多病”的一代大师

杨禹廷老先生，名瑞霖（1887—1982），祖籍北京，太极拳一代宗师，曾任中国武术协会委员，第一届北京市武术运动协会委员兼太极拳研究组成员，北京市武术运动协会副主席，北京市东城区政协委员。

杨老幼年时，体弱多病，家境贫穷，借习武以强身祛病。10岁起开始习武，刻苦用功，奋进不息。从小学过弹腿、少林拳、黑虎拳、形意拳、八卦掌、太极拳和器械等。因屡见帝国主义入侵、辱我同胞、讥我是“东亚病夫”，更加坚定了习武健身、强国强种的信念。由于习练武术战胜了疾病，增强了体质，所以年事稍长后，即以武术为业。1916—1941年的26年中，从王茂斋先师精习太极拳，又得吴鉴泉先师指教，每一招式都按规范演练，研究来龙去脉，找出正确的感觉，以致日臻化境。杨老认为：艺精必须功勤。他用辛勤的汗水将前辈的武术瑰宝无私地传给后人，通过不断地总结和升华，率先把太极拳推上科学化和规范化的道路。同时，形成了自己独特的风格。杨老技艺精湛、炉火纯青，为世人所赞叹，为后人所敬仰。

新中国成立初期，杨老曾与武术界名人共同倡议成立北京市武术界联谊会。许多知名人士如刘秀峰、陈云涛、周学鳌、傅作义、楚溪春和文艺界的戴爱莲、叶浅予以及著名京剧演员李万春、张云溪等人都向他学过太极拳、剑、刀及推手。积极传播太极拳技艺的弟子有：赵安祥、赵任情、李经梧、孙枫秋、王辉璞、郑时敏、王培生、马汉清、戴玉三、李秉慈、翁福麒等。杨老历70多年不辍，编著《太极拳讲义》《太极拳动作解说》，1990年经李秉慈、翁福麒扩编成《杨禹廷太极拳械系列秘要集锦》和《吴式太极拳械述真》。

案例分析

习武强身健体

武术是中华民族的瑰宝，是重要的文化传承。武术文化贯穿中国的伦理、礼仪、孝道、哲学、中医、智慧、养生等内容，这项充满神奇魅力的东方文化和崇高尚武精神的体育运动，一直被世界各族人们所崇尚和追捧，以其健身防身、交流技艺、观赏娱乐、陶冶情操、滋养智慧等功能享誉全球。

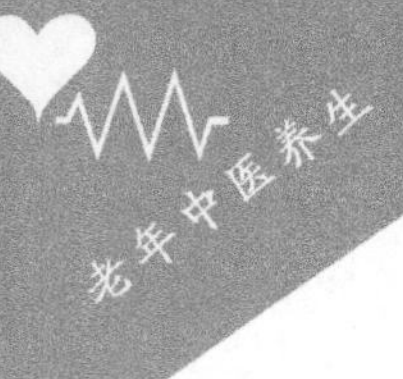

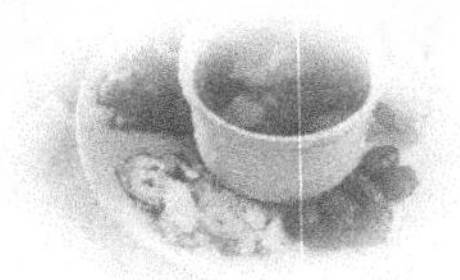

武术锻炼可以促进人体内循环和内分泌，促进人体脏器机能的提升，从而有效地提高人体自身的免疫力。武术运动是一种有氧和无氧相结合的体育运动，可以提高吸氧量，同时排除身体代谢产生的二氧化碳和废气，改善肺活量。每天进行适量的武术锻炼，还能促进良好的睡眠，增强心肌肌肉和代谢功能，加快血液流速，改善大脑、心脏本身和全身的血液循环，促进消化器官功能，加快新陈代谢的运行，使体质健壮，精力充沛。武术锻炼还可以提高神经系统的反应力和判断力，提高自我保护意识和能力。武术动作使肌肉进行反复的收缩和舒张练习，使肌纤维和神经纤维得到发展，增加肌肉力量和心血管耐力，提高肌肉弹性、动作速度和爆发力，保持身体平衡性，同时对意志力和抗疲劳能力也有很大的改善和帮助，还可以提高身体灵活性，避免伤害。

因此，武术锻炼可以强身健体，增强体魄。而且，武术精神对振奋和培育民族精神起到了积极影响和作用，值得每一位中华儿女努力学习和传播。

思考题：谈谈您对太极拳的看法。

实践训练

情景模拟：两人一组，一人操作，一人观看，两人交替进行，事后指出对方有无错误，并及时反馈自身感受。

操作过程：阅读下面文字学习五指养生。

五指养生

手指脚趾多揉揉，失眠头痛不用愁。
常揉拇指健大脑，常揉食指胃肠好。
常揉中指能强心，常揉环指肝平安。
常揉小指壮双肾，十指对力强心脏。
双手对插头脑清，旋转关节通经脉。
反掌伸展松筋骨，揉揉十指祛头痛。
按摩四关行气血，摇肩转膊松颈椎。

1. 第一巧：虎口平击 36 次（见图 7-3）

说明：打击大肠经 / 合谷穴。

主治：预防及治疗颜面部位的疾病，如视力模糊、鼻炎、口齿疼痛、头痛及感冒。

2. 第二巧：手掌侧击 36 次（见图 7-4）

说明：打击小肠经 / 后溪穴。

主治：头项强痛、放松颈项肌肉群及预防骨刺、骨头退化。

3. 第三巧：手腕互击 36 次（见图 7-5）

说明：打击心经及心包经 / 大陵穴。

主治：预防及治疗心脏病、胸痛、胸闷，纾解紧张的情绪。

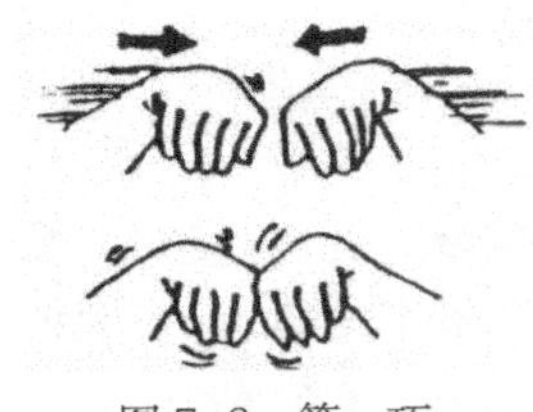
图 7-3　第一巧

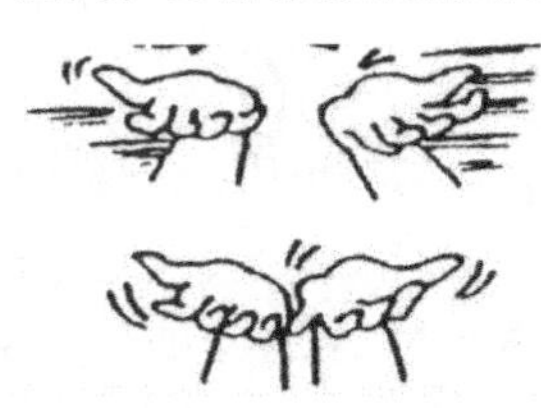
图 7-4　第二巧

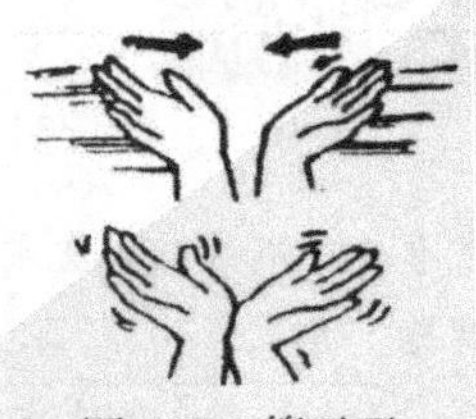
图 7-5　第三巧

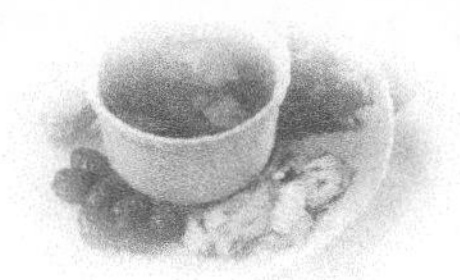

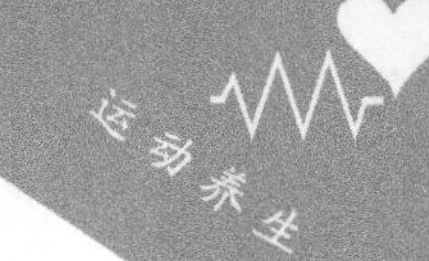

4. 第四巧：虎口交叉互击 36 次（见图 7-6）
说明：穴位是八邪穴。
主治：预防及治疗末梢循环障碍，如手麻、脚麻等末梢循环疾病。
5. 第五巧：十指交叉互击 36 次（见图 7-7）
说明：穴位是八邪穴。
主治：预防及治疗末梢循环障碍，如手麻、脚麻等末梢循环疾病。
6. 第六巧：左拳击右掌心 36 次（见图 7-8）
说明：打击心经及心包经 / 合谷穴、劳宫穴。
主治：消除疲劳及提神的作用。

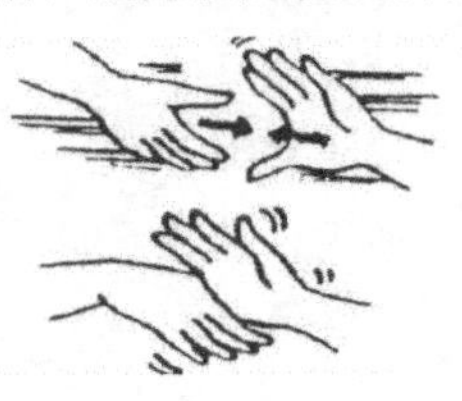
图 7-6　第四巧

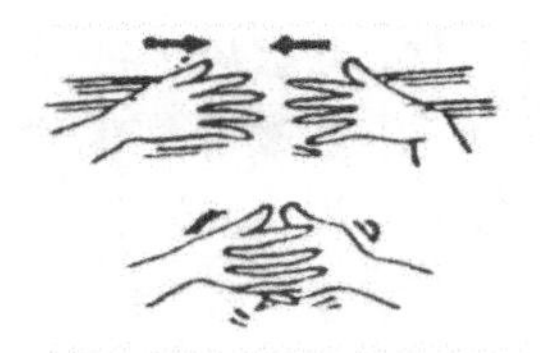
图 7-7　第五巧

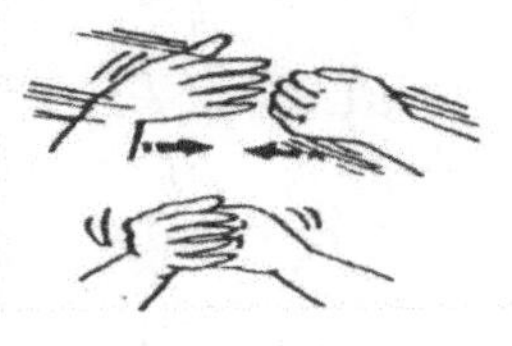
图 7-8　第六巧

7. 第七巧：右拳击左掌心 36 次（见图 7-9）
说明：打击心经及心包经 / 合谷穴、劳宫穴。
主治：消除疲劳及提神的作用。
8. 第八巧：手背互相拍击 36 次（见图 7-10）
说明：打击三焦经 / 阳池穴。
主治：调整内脏机能、预防及治疗糖尿病。
9. 第九巧：搓揉双耳 36 次（见图 7-11）
说明：打击耳部穴位。
主治：预防及治疗颜面部位、眼部、脑部的疾病，改善循环。
10. 第十巧：手掌心互相摩擦 6 下至微热，轻盖双眼，眼球向左右转动 6 圈（见图 7-12）
说明：运用气功原理，调整眼睛的经气。
主治：预防近视、老花眼及视力模糊。

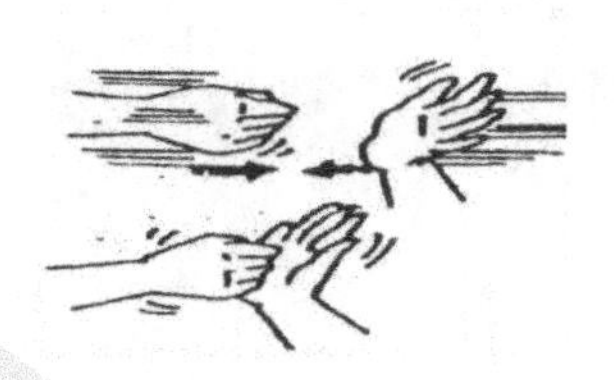
图 7-9　第七巧

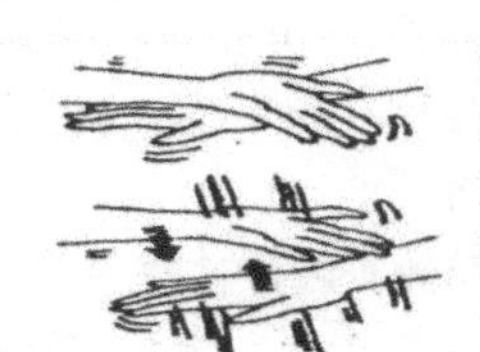
图 7-10　第八巧

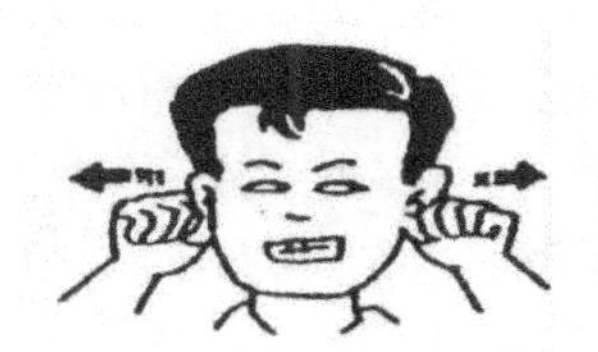
图 7-11　第九巧

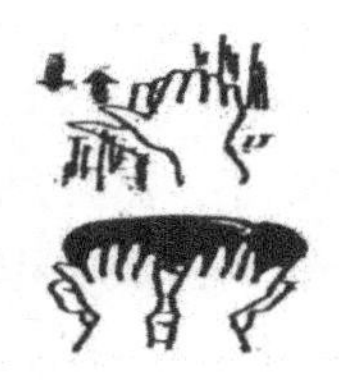
图 7-12　第十巧

知识拓展

坐式养生八段锦

八段锦历史悠久，底蕴深厚。《素问·异法方宜论》中记述中医的五大治疗方法，有药、针、灸、砭石、导引按跷，其中导引按跷驱邪攻毒的作用可能不如针药，但舒筋活血、补养正气、延年益寿

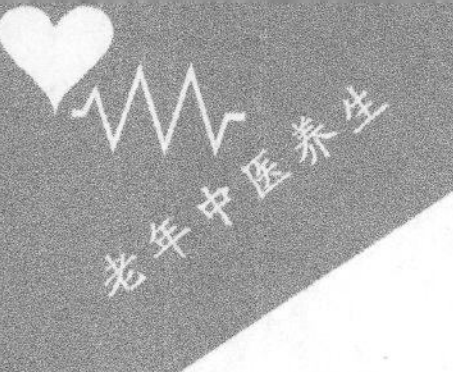

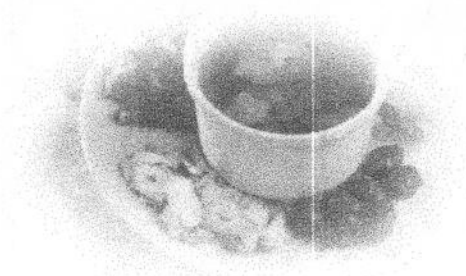

却也有自己的优势。

八段锦自宋代流传至今，是分为两部分的：一是坐式八段锦，也称文八段；二是站式八段锦，也称武八段。这里介绍的是坐式八段锦。

练习坐式八段锦要注意，练习时要保暖，手要温热；全身放松，心平气静，全神贯注，千万不可看电视或聊天，不可分心。每天只需花10分钟就能完成坐式八段锦，长期坚持能够使全身气血畅通，睡眠质量得到提高，免疫力增强，少得疾病，益寿延年。

1. 坐式养生八段锦口诀

闭目冥心坐，握固静思神，叩齿三十六，两手抱昆仑，左右鸣天鼓，二十四度闻。

微摇撼天柱，赤龙搅水浑，漱津三十六，神水满口匀，一口分三咽，龙行虎自奔。

闭气搓手热，背摩后精门，尽此一口气，想火烧脐轮。左右轱辘转，两脚放舒伸，

叉手双托虚，低头攀足频。以候逆水上，再漱再吞津，如此三度毕，神水九次吞，

咽下汩汩响，百脉自调匀。河车搬运迄，发火遍烧身，邪磨（魔）不敢近，梦寐不能昏，

寒暑不能入，灾病不能迍，子前午后作，造化合乾坤，循环次第转，八卦是良因。

2. 坐式养生八段锦练法

（1）第一段：闭目冥心坐，握固静思神，叩齿三十六，两手抱昆仑，左右鸣天鼓，二十四度闻。

方法：采用盘膝坐式，正头竖颈，两目平视，松肩虚腋，腰脊正直，两手轻握，置于小腹前的大腿根部。要求静坐3～5分钟。上下牙齿相叩作响36次，有固齿的功能。“昆仑”即指头部，以两手十指相叉，抱住后脑（此时两手掌心紧掩耳门）。呼吸9次，气息微微不使有声（与叩齿同时做）。上式毕，呼吸9次。放下所叉之手，两手掌掩在两耳处，食指叠于中指之上随即用力滑下，弹在后脑上，状如鼓（即“鸣天鼓”），左右指同时弹击24次。

作用：舒缓头面部的肌肉，能宁心安神、健脑。

（2）第二段：微撼摇天柱。

方法：低头扭颈向左右侧视，肩也随之左右摇摆，各24次。肩膀也要随之转动，连做24次。再把两手心掉转，左手放在右手上，转动24次。

作用：天柱穴位是颈脖子处斜方肌的外侧凹处，在后发际旁开1.3寸。通过牵拉天柱穴能改善肩颈部肌肉痉挛。

（3）第三段：赤龙搅水浑，漱津三十六，神水满口匀，一口分三咽，龙行虎自奔。

方法：以舌在口中上下左右搅动，使生津液，然后在口中鼓漱36次，分作3次咽下，要汩汩有声。把津咽下，然后方能行火。神水：津液；赤龙：舌。

作用：口腔保健，养阴。意念津液满溢，可润养肌肤及脏腑。

（4）第四段：闭气搓手热，背摩后精门，尽此一口气，想火烧脐轮。

方法：吸气一口，停闭不呼出，两手互搓至发热，急分开摩擦背后“精门”，一面摩擦一面呼气，反复练24次，做完后收手握固。吸气后闭气，想火下烧丹田，感觉丹田发热，接着进行下一段。

作用：常搓肾堂能温肾固本，固精益肾、强腰壮肾。

（5）第五段：单关轱辘转。

方法：左右单关轱辘各36次。所谓单关轱辘，就是指用左手叉在左腰肾间，然后俯首，以左手像摇轱辘般自后向前做圆转运动36次的方法，然后右手依法行之。

作用：放松舒缓肩颈肌肉，舒缓关节痛。

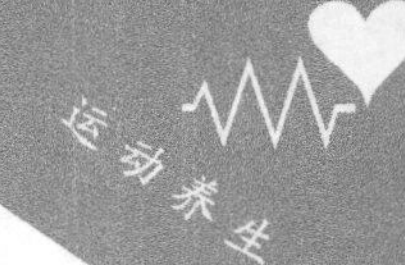

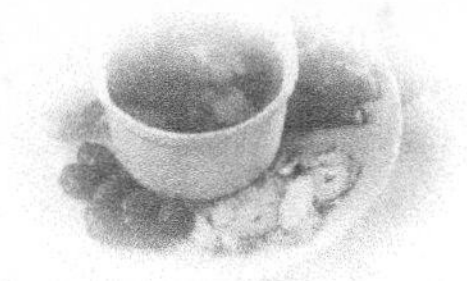

（6）第六段：双关轱辘转

方法：以双手叉于左右两腰肾间，俯首，左右两肩同时随手圆转，连做 36 次。休息片刻，然后放开所盘的双脚，向前平伸。

作用：通过肩部、腰部活动，疏通人体督脉。丹田在脐下 3 寸关元穴处，丹田意念，就是把注意力集中到脐下这个部位，这样可以入静，也更有助于腹式呼吸。对于丹田热不可刻意追求，注意力过分集中，大脑也会因紧张而产生疲劳。

（7）第七段：两脚放舒伸，叉手双虚托。

方法：紧盘双腿端坐，先以两手掌相搓，用口呵掌心 5 次，两手指交叉反掌向上托。托时要用力，好似向上托举重物一般，托后缓缓放下，收于额前，连续上托 9 次。

作用：运动肩周、腰、手，古时认为向上托空可接天气，起到灌顶的作用。

（8）第八段：低头攀足频。

方法：两手向前伸，握住双足，用力扳，扳时身体向前倾，头向下低，12 次，做完后仍收腿盘膝而坐，收手握固。此式抻筋拔骨，壮腰健肾。

作用：能使手脚协调，运起丹田之气，运行全身，更能濡养周身。

（9）收段：以候逆水上，再漱再吞津，如此三度毕，神水九次吞，咽下汩汩响，百脉自调匀。

方法：舌抵上腭，闭目静坐，待津液满口时，再鼓漱 36 次，做 6 次咽下。前次一度（即第三段锦），此次两度，所以说："如此三度毕，神水九次吞。"

作用："河车搬运讫，发火遍烧身，邪磨（魔）不敢近，梦寐不能昏，寒暑不能入，灾病不能迍，子前午后作，造化合乾坤，循环次第转，八卦是良因。"

课后练习

1. 书面作业：查阅资料，书写一篇有关运动的养生、保健方法。
2. 复习本单元运动养生内容。
3. 观看太极拳、八段锦等相关视频，并熟练掌握各个动作。

拓展阅读

学生自己查阅相关资料，进行学习。

推荐书籍：《中国传统运动养生学》《黄帝内经养生精要与运动良方》。

学者理论：《运动养生金处方》（赵之心）。

历史故事：百岁老人的长寿秘诀。

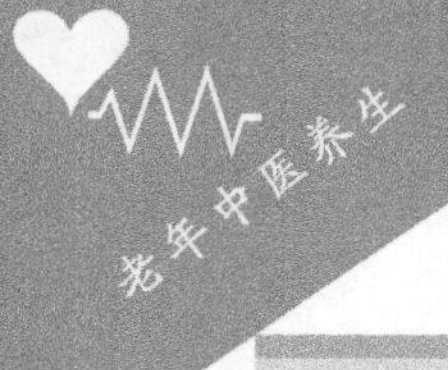

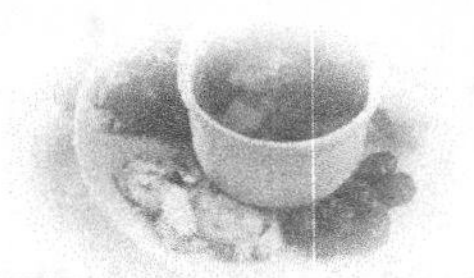

学习单元八 雅趣养生

学习目标

知识目标

了解雅趣养生的种类，掌握各类雅趣养生的养生机理、养生要领与注意事项。

能力目标

应用雅趣养生的方法指导老年人健康、快乐地生活，预防和治疗各类慢性疾病。

素质目标

运用雅趣养生的方法指导老年人娱乐生活，培养敬老、爱老、为老人服务的理念。

养生学有其丰富的内容及独特的养生方法，培养自身高雅的情趣来颐养身心即是其中之一。通过各种富有雅趣的娱乐活动，如琴棋书画、花木鸟鱼、旅游观光、音乐歌唱、舞蹈、垂钓、艺术欣赏等，在美好的生活气氛和高雅的情趣之中，使人们舒畅情志、怡养心神，增加智慧，增强体质，寓养生于娱乐之中，从而达到养神健形、益寿延年的目的。这种养生方法称为雅趣养生。

情景导入

刘老，69岁，离休干部。有“高血压、冠心病”病史40余年，吸烟40年，每天1～2盒，饮酒30多年，0.5～1.0斤白酒/天，应酬多，长期睡眠不好，孩子在外地工作。退休2年内父母相继去世，给他的打击很大，晚上睡不着觉，吃饭也没胃口，身体越来越差，话都懒得说，电话铃响也不愿意接，医院就诊结果是患上了抑郁症，体重明显下降，老伴天天陪着到医院打针吃药，效果不明显。直到有一天，儿子拎回了两只鸟……

模块一 雅趣养生的原则

雅趣养生又称娱乐养生，是指通过轻松愉快、活泼多样的娱乐活动，在美好的生活气氛和高雅的情趣之中，使人们舒畅情志、怡养心神，增加智慧、动筋骨、活气血、锻炼身体，增强体质，寓养生于娱乐之中，从而达到养神健形、益寿延年的目的。

娱乐活动形式多样，内容丰富。常用于养生的包括琴棋书画、花木鸟鱼、旅游观光、音乐歌唱、舞蹈、垂钓等。

雅趣养生需掌握以下原则。

1. 因人而异

根据不同的年龄、职业、生活环境、文化修养、性格、气质，选择合适的娱乐形式，如此才能到达预期效果。

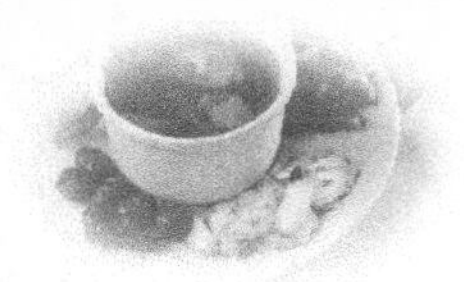

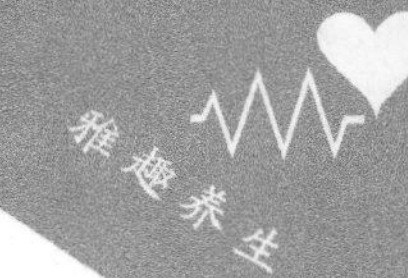

2. 保持轻松愉快的心情

只求调养身心，切勿争强好胜，勿做力不从心的活动，以免伤害身体。

3. 和谐适度，不可沉迷不返

“乐不思蜀”，娱乐太过，就成为《素问·上古天真论》所谓的“务快其心，逆于生乐”背离养生之道的娱乐行为，对身体健康无益，因此不可过度沉迷。

模块二　音乐、弈棋养生

音乐养生是指人们聆听音乐，在相应的音乐环境中，使人的精神状态、脏腑功能、阴阳气血等内环境得到改善，达到调养身心、保持健康的养生方法。音乐，可以欣赏，可以自娱，包括唱歌与演奏乐曲。欣赏音乐可以使人情绪改变，而弹拨或唱歌则不仅可以调节情志怡养心神，还可直接宣泄情绪。音乐可以表达思想感情，抒发内心情怀，可以引起人的共鸣。《礼记·乐记》说：“诗言其志也，歌咏其声也，舞动其容也，三者本于心，然后乐器从之，是故情深而文明气盛，而化神和神，积中而英华发外。”所以，养生的音乐，只能是文明健康、美妙动听而感人的音乐。消极颓废的音乐则非养生所宜。《吕氏春秋·孟春纪》“靡曼皓齿，郑卫之音，务以自乐，命之曰伐性之斧”，说的就是这个道理。

弈棋养生是指人们在对弈的过程中，享受弈棋的乐趣，使人的精神专一宁静，从而使脏腑功能、阴阳气血等内环境得到改善，达到调养身心，保持健康的养生方法。弈棋雅俗共赏，变化万千，趣味无穷。弈棋之时，精神专一，意守棋局，杂念皆消，神情有弛有张。古人就有“善弈者长寿”之说，弈棋不仅是紧张激烈的智力竞赛，更是有利身心、延年益寿的娱乐活动。

一、养生方法

（1）音乐的养生方法：欣赏音乐、演奏乐器、歌唱。

（2）弈棋的养生方法：我国棋类有很多，如围棋、象棋、军棋、跳棋、五子棋等，民间还有很多简约的棋法，如三打棋等。

二、养生机理

（一）音乐的养生机理

1. 抒发情感，调节情志

音乐用其特殊的语言形式，满足了人们宣泄情绪，表达愿望的需求，而情感的适当抒发对人的健康十分有利。

音乐不仅可以表达情感，还能通过其旋律的起伏和节奏的强弱调节人的情志。不同的音乐有不同的生理、心理、神经和社会效应。特别是对人心理的影响。

安神镇静：《春江花月夜》《月夜》《催眠曲》。

兴奋开郁：《喜相逢》《喜洋洋》《好日子》。

宣悲消气：《红河水》《小红茄》《二泉映月》。

养心益智：《阳关三叠》《江南丝竹》《空山鸟语》。

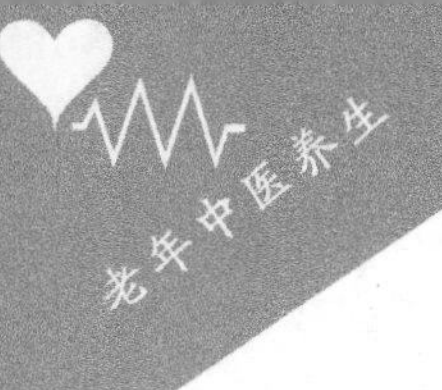

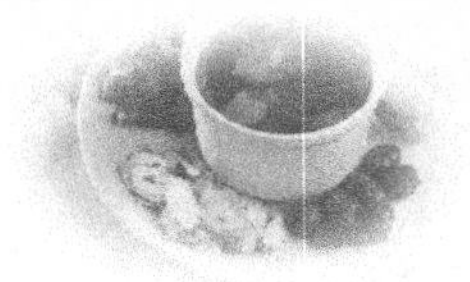

怡神益寿：《高山流水》《梅花三弄》《百鸟行》。

音乐使人的感情得以宣泄，情绪得以抒发，因而令人消愁解闷，心绪安宁，胸襟开阔，乐观豁达。正如音乐家冼星海所说：“音乐，是人生最大的快乐；音乐，是生活中的一股清泉；是陶冶性情的熔炉。”

2. 调和血脉，怡养五脏

《乐记》中说：“音乐者，流通血脉，动荡精神，以和正心也。”音乐通过调节情志，使人欢悦，故而令周身脉道通畅，气血调达。

古人认为五声音阶中的宫、商、角、徵、羽五音，分别与五脏有不同的调节作用。

宫音悠扬谐和，调节脾脏，助脾健运，旺盛食欲；商音铿锵肃劲，调节肺脏，善制躁怒，使人安宁；角音调畅平和，调节肝脏，善消忧郁，助人入眠；徵音抑扬咏越，调节心脏，通调血脉，抖擞精神；羽音柔和透彻，调节肾脏，发人遐思，启迪心灵。

3. 动形健身

音乐不仅可以通过听赏而令人心情舒畅，气血和调，演奏不同的乐器、引吭高歌或伴随优美的乐曲而翩翩起舞可使人动形健身。歌唱或演奏都需要付出一定的体力，而且是全神贯注，这几乎相当于做健身运动。因此，歌唱或演奏本身就是一种活动治疗，这对于不宜做剧烈运动的老年人来说显然是一种强度合适的健身活动。

吹、拉、弹、拨各种不同的乐器，可以心、手并用，既舒发情感，又活动肢体，而且手指的活动还可以健脑益智。在音乐旋律的境界中，舒展身体，轻歌曼舞，使人情动形动，畅情志而动筋骨，从而达到动形健身的目的。

4. 其他作用

（1）调整激素分泌：现代医学研究表明，音乐的活动中枢在大脑皮层右侧颞叶。轻松、欢快的音乐能促使人体分泌一些有益于健康的激素、酶、乙酸胆碱等活性物质，从而调节血流量和兴奋神经细胞。

（2）调节生物节律：人体功能有许多规律的振动，如脑电运动、心跳、呼吸、胃肠蠕动等都有一定的节奏，统称为生物节律。音乐的旋律与节奏可以调节人体生物节律，故对健康有益。

（3）镇痛和镇静：大量临床研究表明，音乐具有镇痛、镇静、降血压等多方面的作用。这可能是通过神经体液因素而发挥作用的。

（4）道德感化作用：音乐“通乎政而改风平俗”，“正音”可使人之间和敬相亲和顺，而“淫音”则乱世乱心。所谓“音正而行正”。荀子在《乐论》中讲，音乐心理作用的特点是“入人也深，化人也速”。所以，优秀的音乐作品能鼓舞人，也有利于身心健康。

（二）弈棋的养生机理

1. 养性益智

下棋是一种静中有动、外静内动的活动，需要凝神静气、全神贯注，神凝则心气平静，专注则杂念全消。棋局的变化可以锻炼人的应变能力，既是一种休息、消遣，也是一种益智养性的活动。

2. 转移心思，忘却烦恼

弈棋之时，精神专一，意守棋局，杂念皆消，烦恼皆忘。

3. 健脑益智

下棋是一种有趣、有意义的脑力活动，棋盘上瞬息万变的形势，要求对弈者全力以赴，开动

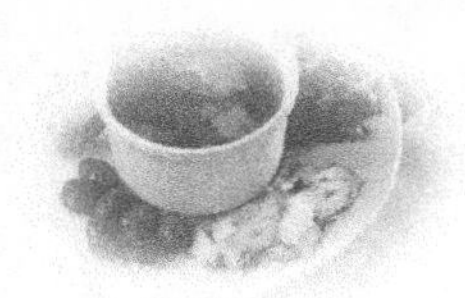

脑筋，以应不测，两军对垒，这是智力的角逐，行兵布阵，是思维的较量。经常下棋，能锻炼思维，保持智力聪慧不衰。

4. 身心舒畅

与棋友会棋，磋商技艺，能增进朋友之间的往来，特别是中老年人。下棋作为一种活动，也可使人精神愉快，有所寄托，使身心舒畅。

三、养生要领

（一）音乐的养生要领

1. 养心宜徵调式乐曲

心为五脏六腑之主，精神之所舍。如果生活和工作压力大、睡眠减少、运动过少等不良因素长期作用，就会伤害心气，很容易引起心慌、胸闷、胸痛、烦躁等症状。徵调式乐曲活泼轻松，代表曲如《紫竹调》，对调理心脏功能有较好的效果。

2. 养肝宜角调式乐曲

如果长期被一些烦恼的事情所困扰，会逐渐引起肝气郁结，产生抑郁、易怒、乳房胀痛、口苦、痛经、眼部干涩、胆小等症。角调式乐曲亲切爽朗，代表曲如《胡笳十八拍》，欣赏该曲，有利于平调旺盛的肝气，起到疏肝理气的作用。

3. 养脾宜宫调式乐曲

脾胃为后天之本，气血生化之源，是人体的能量来源。饮食不节、思虑过度等常损害脾胃之气，产生腹胀、便溏、口唇溃疡、肥胖、面黄、月经量少色淡、疲乏、内脏下垂等。宫调式乐曲悠扬沉静，代表曲如《十面埋伏》，在进餐期间或餐后 1 小时内欣赏这类乐曲，有助于调节脾胃功能。

4. 养肺宜商调式乐曲

肺主气，司呼吸，主管人体气体交换，与环境直接相通。环境污染，空气质量下降，各种病邪容易袭肺，引起咳嗽、咳痰、鼻塞、气喘等症状。商调式乐曲高亢悲壮，铿锵雄伟，代表曲如《阳春白雪》，在这类音乐旋律中，不断调理呼吸，能起到调补肺气，促进肺的宣发肃降作用。

5. 养肾宜羽调式乐曲

肾藏元阴元阳，是人体精气的储藏之所。当人体精气较长时间耗损，会产生面色晦暗、形寒肢冷、小便清长、腰膝酸软、性欲低等现象。羽调式乐曲清纯，如行云流水，可调理肾气。代表曲如《梅花三弄》，欣赏该类乐曲，可以促长肾中精气。

（二）弈棋的养生要领

1. 环境适宜

一盘棋的胜负很难在短时间内决出，对弈双方会较长时间处在一种环境中，因此要选择良好的下棋环境，以使身心舒适。一般选择在棋室或家中对弈，可方便获取茶水、点心等，增加对弈舒适度。若在户外对弈，夏天可在树荫下，凉爽而不受暴晒；春秋季节宜选择风小之时，避风、避寒而弈；冬天应避免在户外对弈。

2. 棋友匹配

下棋既是一种雅趣，也是一个学习、提高的过程，因此选择与水平相当或稍高的棋友下棋，才能更好地提高自身的棋艺。若总是与水平低的棋友下棋，胜利来得太易，对棋的热情反而会很

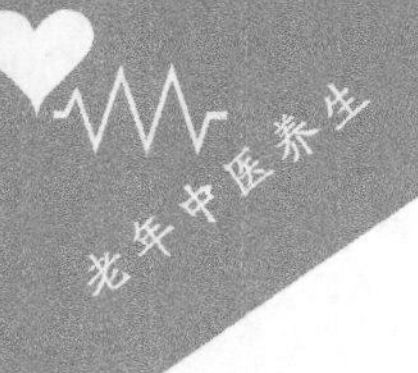

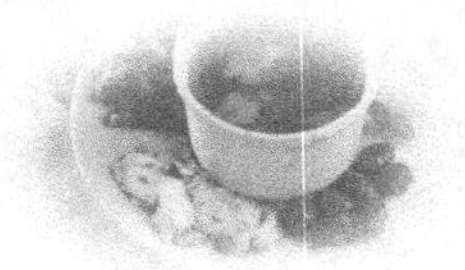

快消退。

3. 利用棋局间隙适当活动身体

在对弈过程中，双方都会长时间处在一种姿势，直至棋局结束，这样不利于周身气血的流通，尤其对于深蹲或坐低凳弈棋的人，骤然站起会引起体位性低血压，老年人甚至会因此而危及生命。所以弈棋期间，可在等待对方落子的间隙起身稍做活动，以流通气血。

四、注意事项

（一）音乐的注意事项

1. 因时制宜

欣赏音乐要根据不同情况有针对性地选择：如进餐时，听轻松活泼的乐曲较为适宜，有促进消化吸收的作用。忌听打击乐，打击乐节奏明快，铿锵有力，会分散对食物的注意力，影响食欲，有碍消化食物；空腹时，忌听进行曲及节奏强烈的音乐，会增加饥饿感；临睡前，听缓慢悠扬的乐曲，有利于入睡；工间休息时，听欢乐、明快的乐曲，有利于解除疲劳等。

2. 因人制宜

要结合个人的身体情况选择曲目：如老年人、体弱者及心脏病患者，宜选择慢节奏的乐曲；年轻人宜选择强节奏的乐曲等。

3. 要根据个人爱好选择曲目

无论民族乐、管弦乐，还是地方戏曲，均以个人喜好为原则来选择，同样都能起到调节情志的作用。

4. 要注意情绪的变化

练习、演奏乐曲要在心闲气静之时方能达到养生、健身的目的。情绪波动、忧伤恼怒之时，以暂不弹奏为佳。

此外，还需注意欣赏音乐时，首先应当营造一个良好的环境，最好选择静谧、优雅、空气清新的地方，泡上一杯茶，音量调至合适，使用高保真音响播放，静心体味，只要有坚持不懈的恒心，就能收到很好的效果。

（二）弈棋的注意事项

1. 饭后不宜立即弈棋

饭后应稍事休息，以便食物消化吸收。若饭后即面对棋局，必然会使大脑紧张，减少消化道的供血，导致消化不良和肠胃病。

2. 不要时间过长，应适当活动

下棋时间要适度，避免时间过长，棋间要注意活动肢体，适当站立、伸腿、活动颈、肩、腰、背，保持良好的气血循环。下棋不注意适度，会使下肢静脉血液回流不畅，出现下肢麻木、疼痛等症。故应适当活动，不应久坐。

3. 不要情绪波动

过分紧张、激动，对老年人十分有害，往往可诱发中风、心绞痛，应以探讨技艺为出发点和目的，不争强好胜，不计较得失，才能心平气和。

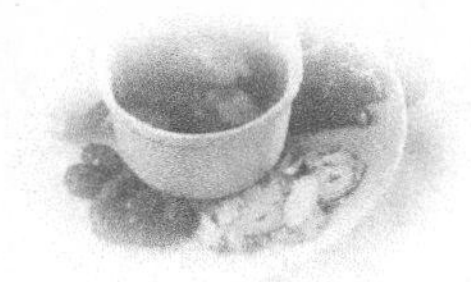

4. 不要挑灯夜战

老年人生理功能减退，容易疲劳，且不易恢复，若夜间休息减少，身体免疫力下降，就会容易发生疾病。

模块三　品读、书画养生

品读养生是指以读唱为主要方式的养生方法，包括品读诗文、吟诵歌赋、品鉴书画、学唱戏曲等。

人类在几千年的历史长河中积淀了无数文化精品，是用来品鉴养生的优秀资源。品鉴它们能增长智慧，涵养德行，陶冶情操，优化生活，归根结底就是养心。

书指书法，画指绘画。中国书画是具有浓郁民族特色的艺术表现形式，也是养生的有效手段之一。

以书画进行养生、治病，有两方面的内容：一是习书作画，二是书画欣赏。习书作画是指自己动手，或练字或作画，融学习、健身及艺术欣赏于一体（见图 8-1）。书画欣赏是指对古今名家的书画碑帖艺术珍品的欣赏，在艺术美的享受之中，达到养生、健身的目的。《老老恒言·消遣》中说："笔墨挥洒，最是乐事。""法书名画，古人手迹所有，即古人精神所寄，窗明几净，展玩一过……审其佳妙，到心领神会处，尽有默默自得之趣味在。"经常练字的人都有这样的感觉，随着自己在书法上的长进和增高，体力、精力也有很大的增益。

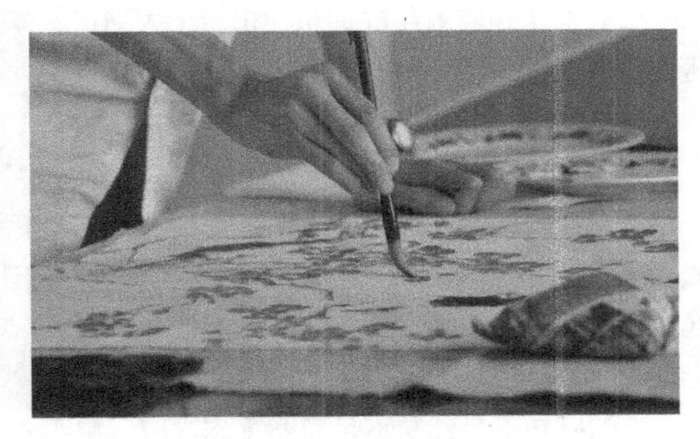

图 8-1　书画养生

一、养生方法

（一）品读的养生方法

其方法包括品读诗文、吟诵歌赋、品鉴书画、学唱戏曲等。

（二）书画的养生方法

1. 习书

习书可以分为毛笔书法、硬笔书法、巨笔书法等。

2. 作画

作画可以分为中国画、油画、工笔画、漫画、素描、彩绘、立体画等。

二、养生机理

（一）品读的养生机理

1. 养心怡神

自古以来，无数养生学家都认为养神重于养形。中华民族养生理念中最重要的一点是"养神"，

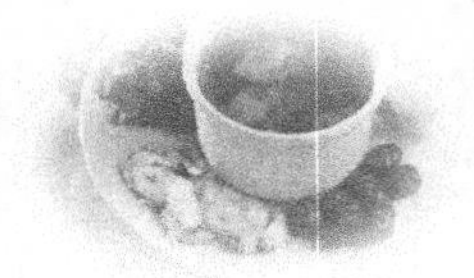

古今各种优秀的文化成果，无论是诗词、书画，还是散文、小说，那些深远的意境、优雅的情趣、激扬的精神、精深的哲理都能使人沉醉，在心理上获得不同感受，不断提高自身的心理素养。

2. 激励心智

健康的身体需要有健康的心态、良好的素质，品读欣赏古今的各种文化成果是拥有健康的心态、良好的素质很重要的途径。“腹有诗书气自华”其实就是一种优雅的精神气质，一种良好的精神境界，一种优秀的心理素质。这种“气自华”是因为“腹有诗书”，是欣赏阅读大量的书画诗词的结果。

3. 调整情绪

春秋战国时期的政治家管仲就曾说过：“止怒莫若诗，去忧莫若乐。”清代学者钟蓌说：“忧愁非书不释，忿怒非书不解。”一书在手，受苦而不悲，受挫而不馁，受宠而不惊，如闲云野鹤，能保持一种雍容恬雅、潇洒达观的境界。

4. 延年益寿

养生学家认为，书卷乃养生第一妙物。人的衰老，首先是脑的衰老。大脑用则进，不用则退。读书最有益于预防老年性痴呆，相当于大脑在做体操，可使脑功能得到锻炼，只有大脑健全，人才可以延年益寿。

（二）书画的养生机理

1. 专心致志、静心宁神

书画活动引人入胜，作画习书必须用意念控制手中之笔，“用心不杂，乃是入神要路”，可以使人心理达到平衡，忘却烦恼。唐代大书法家欧阳询认为：“莹神静虚，端己正容，秉笔思生，临池志逸。”练习书画之时，使身体经常处于内意外力的“气功状态”，使人神形统一，并能令人静思凝神，心气内敛。绝虑凝神，志趣高雅，便能以“静”制“动”。这也是排除不良因素干扰的一个重要方面。

学然后知不足，知不足乃能立志进取，购买书法理论，碑刻字帖，参观书展，观摩欣赏，苦练作画习书之功，才能提高鉴别能力，也才能真正掌握功夫。进取总使人欣慰，一旦有所长进，便会自得其乐，心情愉快。

2. 调血气，通经脉

习书作画要有正确的姿势。头部端正，两肩平齐，胸张背直，两脚平放，这样才能提全身之力。宋代陆游有“一笑玩笔砚，病体为之轻”之名句。写字作画必须集中精力，心正气和，灵活自若地运用手、腕、肘、臂，从而调动全身的气和力。这样，很自然地通融全身血气，身体内气血畅达，五脏和谐，百脉疏通，使体内各部分功能得到调整，使大脑神经兴奋和抑制得到平衡，促进血液循环和新陈代谢，精力自然旺盛。

3. 健脑益智、陶冶情操

中国书画是两种不同的艺术表现形式，书法重在字的间架结构变换及笔力、气势，中国画则重在丹青调配，浓淡布局。但其本质都在追求意、气、神，讲究章法、布局。所调意，指意境；气指气势；神指神态。讲意境，即要求静息凝神，精神专注，杂念全消。一意于构思之中。讲气势，要求全神贯注，气运于笔端，令作品在笔墨挥洒之间一气呵成。讲神态，是指意境、气势的集中表现。

习书作画及观赏玩味能够令人增加清趣，陶冶情操。在练习书画之时，使身体经常处于内意外力的“气功状态”，使人神形统一、静思凝神、心气内敛，这也是排除不良因素干扰的重要方面。且习书作画不仅意在心中，还须力在笔端，这又锻炼了筋骨，使气血流通。

总之，书画之健身养性之理在于增加情趣，身心兼娱，意气相合，神形统一。

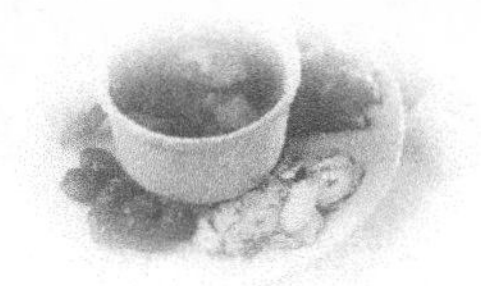

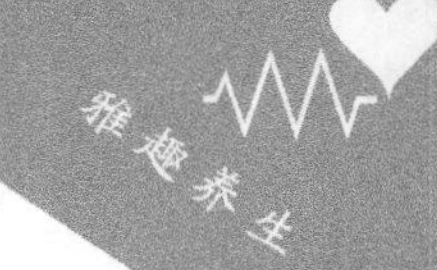

三、养生要领

1. 适当选择，长期积累

“有益身心”的书画应当包容广泛，不仅局限于一种一类，要有名著的咀嚼、诗词的韵味、书法的鉴赏、名画的品鉴。从不同的艺术角度去品味，才有益于养生。品读需要选择，应当有计划地购置积累，培养读书赏画的兴趣爱好。

2. 读出兴趣、读出营养

书法的秀美飘逸、雄浑豪迈，需要细细欣赏；诗词的激扬豪壮、凄婉缠绵，需要慢慢咀嚼；文章的潇洒激越，需要反复领会。养生的读书品画，不能如过眼云烟、蜻蜓点水，一部好的作品需要仔细品味，反复吟咏，甚至熟读成诵，铭记于心，真正领会到作品的精彩，这样才能读出兴趣，汲取到营养，达到养生的目的。

3. 培养良好习惯

书画欣赏是一种高雅的情趣，并不是所有人都有这样的爱好。只有进行自我培养，持之以恒，才能养成品读欣赏的能力，成为养生的途径。特别是老年人，离开了工作岗位，闲下来了，没有规律性的工作要做，多半在生活上静多动少，那么，可以用读书来填补这一空缺，养成一种勤读书、善品鉴、会欣赏的习惯。这对很多老年性的生理退化，如老年性痴呆，有很好的预防作用。

四、注意事项

（一）品读的注意事项

1. 建立品读养生的信心

对诗词书画、妙文博论的爱好和欣赏并不仅仅是读书人的专利，要意识到欣赏品读具有养生的良好效果，并不仅仅是闲来无事的浏览，要选择一些优秀的文化成果，细细咀嚼，反复品味，品出其中的真味，发现其中的情趣，养成品鉴阅读的习惯，才能登堂入室，进入养生的境界。

2. 选择广泛的品读内容

根据养生的要求、自身的条件，纳入养生品读的范围。不要仅仅局限于通俗流行的小说故事，唐诗宋词、书法画卷、散文哲学，古今中外各种优秀文化，从不同的艺术角度去品味，才能广泛汲取营养。

3. 养成良好的品读习惯

因时制宜，持之以恒，如制定一个适合自身的品读时间表，养成良好的品读习惯。如饭后不可立即阅读，影响消化功能，先活动一会儿再开始品读，这样可使气血通畅；要注意调节肢体活动，不宜久坐不动；要适当地变换姿势，如极目远眺，伸腰蹬腿，听听音乐，或者换一种养生方法；注意良好的体位，躺在床上、蹲在马桶上均不宜长时间阅读，容易阻滞气血流通。

（二）书画的注意事项

练习书法或作画，也十分强调情绪好坏。情绪的好坏直接影响字画作品的效果。唐代著名书法家孙过庭曾说：“一时而书，有乖有合，合则流媚，乖则雕疏。”精神愉快，心有所悟，雅兴勃发，自然就能在习书作画时尽兴发挥自己所长。反之，情绪不舒，即便写字作画，往往也未必成优良之作，更谈不上于身体有益。要习书作画，就要注意自己的心情，若情绪不良，不必勉强。因而，要注意以下几点：

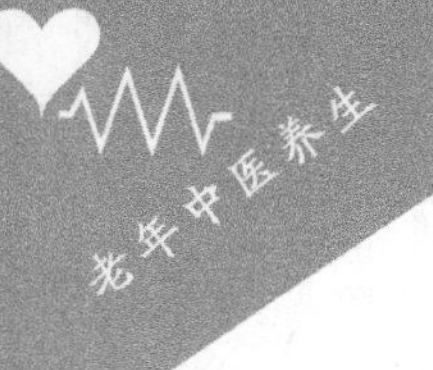

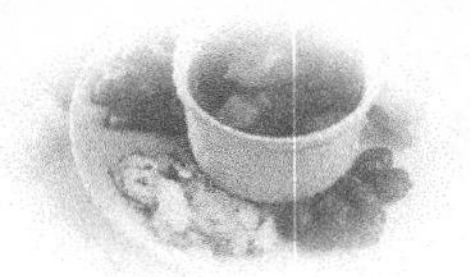

（1）劳累之时或病后体虚，不必强打精神，本已气虚，再耗气伤身，会加重身体负担，不易恢复。

（2）大怒、惊恐或心情不舒，不宜立刻写字作画，气机不畅，心情难静，此时一则不会写出好字、绘出好画，二则也伤身体。

（3）饭后不宜马上写字作画。饭后伏案，会使食物壅滞胃肠，不利于食物的消化吸收。

（4）“功到自然成”，不可操之过急，要持之以恒，坚持经常练习。

模块四　品茗养生

品茗养生是指在品赏茶饮的过程中，享受茶茗的韵味、茶友交流的乐趣、饮茶趣谈的氛围，从而获得保健的功效。饮茶在中国人的生活中占有举足轻重的地位，并由此形成了博大精深的茶文化，影响着一代代的中国人。同时，敬老、爱老、助老作为中华民族传统美德更应大力去提倡和弘扬。随着城市老龄化的到来，越来越多的老人从早年滥用药补，大吃营养品、保健品到现在慢慢趋于理性养生，选择饮茶来延年益寿。

古人认为真正的喝茶不为解渴，只在辨味，在“品”，体味那苦涩中的一点回甘。品茗固然可以独享，但更多的是茶友的共同品赏，才能品出个中的真味，达到养生的境界。

一、养生方法

1. 讲究清雅怡和的饮茶习俗

茶叶冲以煮沸的水（或沸水稍凉后），顺乎自然，清饮雅尝，寻求茶之原味，重在意境。我国江南绿茶、北方花茶、西南普洱茶、闽粤一带的乌龙茶以及日本的蒸青茶均属此列。

2. 讲求兼有佐料风味的饮茶习俗

如边陲的酥油茶、盐巴茶、奶茶以及侗族的打油茶、土家族的擂茶，又如欧美的牛乳红茶、柠檬红茶、多味茶、香料茶等。

3. 讲求多种享受的饮茶习俗

饮茶者除品茗外，还备以茶点，伴以歌舞、音乐、书画、戏曲等，如北京的“老舍茶馆”。

二、养生机理

1. 提神醒脑

品茗使人精神振奋，增强记忆力：苏轼《浣溪沙》曰：“酒困路长惟欲睡，日高人渴漫思茶。”没有茶，人就难得清醒脱困。所以疲倦、劳累、酒困之后，人们都寄望于饮茶解困、消倦、醒酒。

2. 强身保健

茶叶可兴奋中枢神经，增加运动能力；刺激胃液分泌，帮助消化，增进食欲，消除口臭；保养肌肤，分解中性脂肪，达到减肥美容效果；固齿强骨，预防蛀牙；保护视力，维持视网膜正常，预防年老引起的白内障；降低血液的胆固醇含量、血脂浓度，防止动脉硬化、高血压、脑血栓等心血管疾病；抑制细胞突变，具抗癌作用；可治疗放射性损伤，保护造血机能，提高白细胞数量。

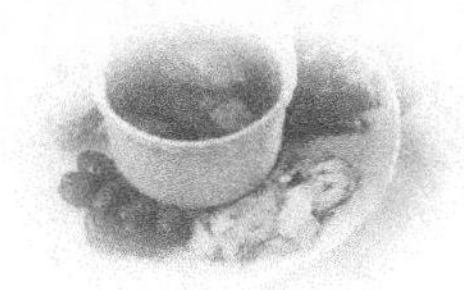

3. 趣谈养性

品茗之“品”出个中之味，实际上不全在于饮茶，而在于茶友之间天南海北地聊侃，交流趣谈，从而愉悦身心。老舍《茶馆》中的“茶馆”，以及现实生活中形形色色的茶厅、茶馆，起意只在提供休闲趣谈的场所，让人们在一杯茶中体味生活，消除烦恼，平静心绪，调整情绪。

三、养生要领

1. 养成饮茶的习惯

茶水是天然饮料，只含天然的营养成分，不含任何添加剂和有害物质，具有多种养生保健作用。与现代人趋之若鹜的碳酸饮料相比，茶饮有苦涩的味道，很多人不喜欢饮茶，那是未解其中味，其回甘畅快的感觉只有善于品茶的人才能体味。

2. 邀朋结友共品茗

品茗，最好的方法是与茶友共同品茗。无论何种茶，茶友的共同品赏，其价值不仅在于饮茶，而且在于品茶的乐趣和品茶中的交流。客人来家以茶相待，或邀约于茶馆，一杯茶在手，一边品味茶饮，一边品味人生，吐出腹中牢骚，抒发心胸浩气，可达到舒展情绪的良好效果。

3. 茶具不可或缺

品茗需要特定器具和茶叶。茶叶可根据喜好，无论绿茶、花茶、红茶、黑茶，均益于养生，还应当配备相应的茶具，最好是陶、瓷杯具，不锈钢和陶瓷杯并不是饮茶的最好器具。

四、注意事项

1. 浓淡适宜

茶水的浓淡不是养生的关键，可根据自身的喜好而调整，关键是养成饮茶的习惯，才能获得品茶的养生效果。

2. 掌握品茶的时间

不宜餐前、睡前喝茶，宜餐后、餐间饮茶。餐前喝茶容易刺激肠胃（尤其是绿茶），睡前喝茶容易影响睡眠品质。服用药物时，不可以茶水配服，会影响药效等。

3. 不宜浸泡太久

茶叶浸泡时间太久，会有过多的单宁酸溶解于茶叶中，对健康不利。特别是炎夏时节，茶水容易变质，故饮茶以新鲜泡制的为好，隔夜茶最好不饮。

小链接 8-1

中国茶叶分类

1. 绿茶

绿茶是不经过发酵的茶，即将鲜叶经过摊晾后直接下到一二百度的热锅里炒制，以保持其绿色的特点。

绿茶是我国产量最多的一类茶叶，其品种之多居世界首位。绿茶具有香高、味醇、形美、耐

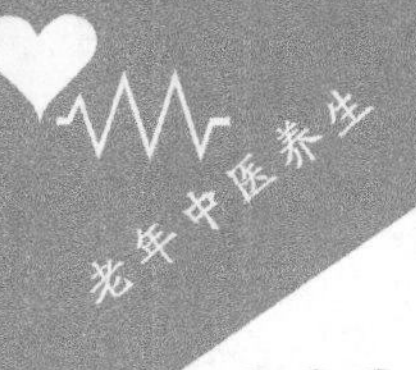

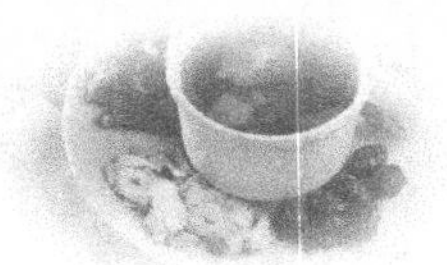

冲泡等特点。其制作工艺经过杀青－揉捻－干燥的过程。由于加工时干燥的方法不同，绿茶又可分为炒青绿茶、烘青绿茶、蒸青绿茶和晒青绿茶。

2．红茶

红茶与绿茶恰恰相反，是一种全发酵茶（发酵程度大于80%）。红茶的名字得自其汤色红。

红茶与绿茶的区别在于加工方法不同。红茶加工时不经杀青，而是萎凋，使鲜叶失去一部分水分，再揉捻（揉搓成条或切成颗粒），然后发酵，使所含的茶多酚氧化，变成红色的化合物。这种化合物一部分溶于水、一部分不溶于水而积累在叶片中，从而形成红汤、红叶。红茶主要有小种红茶、功夫红茶和红碎茶三大类。

3．黑茶

黑茶原来主要销往边区，像云南的普洱茶就是其中一种。普洱茶是在已经制好的绿茶上浇上水，再经过发酵制成的。普洱茶具有降脂、减肥和降血压的功效，在东南亚和日本很普及。

黑茶原料粗老，加工时堆积发酵时间较长，使叶色呈暗褐色。黑茶有"湖南黑茶"，"湖北老青茶"，"广西六堡茶"，四川的"西路边茶"和"南路边茶"，云南的"紧茶"、"扁茶"、"方茶"和"圆茶"等品种。

4．乌龙茶

乌龙茶也就是青茶，是一类介于红绿茶之间的半发酵茶。乌龙茶的工艺最复杂费时，泡法也最讲究，所以喝乌龙茶也被人称为喝功夫茶。

乌龙茶（青茶）属半发酵茶，即制作时适当发酵，使叶片稍有红变，是介于绿茶与红茶之间的一种茶类。它既有绿茶的鲜浓，又有红茶的甜醇。因其叶片中间为绿色，叶缘呈红色，故有"绿叶红镶边"之称。

5．黄茶

著名的君山银针茶就属于黄茶，黄茶的制法有点像绿茶，不过中间需要闷黄三天。

黄茶在制茶过程中，经过闷堆渥黄，因而形成黄叶、黄汤，分"黄芽茶"（包括湖南洞庭湖君山银芽、四川雅安、名山县的蒙顶黄芽、安徽霍山的霍内芽）、"黄小茶"（包括湖南岳阳的北港在、湖南宁乡的沩山毛尖、浙江平阳的平阳黄汤、湖北远安的鹿苑）、"黄大茶"（包括大青叶、安徽的霍山黄大茶）三类。

6．白茶

白茶基本上就是靠日晒制成的。白茶和黄茶的外形、香气和滋味都是非常好的。

白茶是我国的特产。它加工时不炒不揉，只将细嫩、叶背布满茸毛的茶叶晒干或用文火烘干，而使白色茸毛完整地保留下来。白茶主要产于福建的福鼎、政和、松溪和建阳等县，有"银针""白牡丹""贡眉""寿眉"几种。

7．药茶

药茶是将药物与茶叶配伍，制成药茶，以发挥和加强药物的功效，利于药物的溶解，增加香气，调和药味。这种茶的种类很多，如"午时茶""姜茶散""益寿茶""减肥茶"等。

8．花茶

花茶是一种比较特别的茶叶花色品种，用花香增加茶香，在我国很受喜欢。一般是用绿茶做茶坯，少数也有用红茶或乌龙茶做茶坯的。它根据茶叶容易吸收异味的特点，用香花以窨料加工而成。所用的花品种有茉莉花、桂花等好几种，以茉莉花为最多。

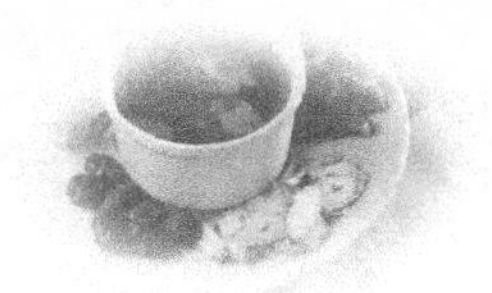

模块五　旅游养生

旅游是缓解压力、恢复精力、改善心境的养生方法。

《寿亲养老新书·古今嘉言》说："余家深山中，每春夏之交，苍藓盈阶，落花满径，门无剥啄，松影参差，禽声上下……从容步山径，抚松竹，与麛犊共偃息于长林丰草间。坐弄流泉，漱齿濯足。"旅游是一种综合性的养生方法，不仅可以欣赏自然美景、人文景观，又可锻炼身体、锤炼意志，更可以开阔眼界、拓展知识、舒畅情怀、增长见识，是一种有益于身心调养的活动。

一、养生机理

1. 领略自然风光，呼吸新鲜空气

当人们投身于大自然，深山密林，江河湖海，溪泉潭瀑，田园花草，不禁耳目为之一新，呼吸到大自然的新鲜空气，神情气爽。

新鲜空气主要指空气中的负氧离子含量高。研究表明，负氧离子含量对人身体健康起着重要的作用，若小于每立方米 25 个，人就会头痛、恶心、晕眩、疲劳；而含量若大于每立方米 1 万个，人就会因代谢活跃，心情舒畅，精力充沛，食欲增加；若大于每立方米 10 万个以上，就可用来治疗某些疾病。而负氧离子的多少，因环境不同有很大差异。城市街道，尤其繁华地段负氧离子很少，但乡村、山地负氧离子则较多，海边、瀑布等地含量最多。经常能够去空气新鲜的地方游玩，对人的身体会有好处。既可预防疾病，保持身体健康，又能对某些疾病起到良好的治疗作用。

2. 陶冶性情，增长知识

当身处海边、山顶瞭望自然风光时，那广阔无垠的原野、苍翠幽深的崇山峻岭、变幻莫测的云雾、奔腾不息的江河大海、广阔的天地使人神清气爽，不良情绪立即化为乌有。诗人、音乐家、书画家更可以从中找到艺术创作的灵感，了解不同的风土人情和不同的地理环境，既饱眼福，又广见闻。所以旅游不但可以陶冶性情，还能增长知识，开阔眼界，既有修身养性的作用，又能提高文化和鉴赏水平。我国著名的旅游胜地，如西安的秦兵马俑、苏州的怡园、杭州的西湖、山东的孔庙和碑林、敦煌的石窟等，均能使人在参观、旅游之时学到许多传统文化知识，若能去国外旅游，还能知晓许多异国情调的文化。

3. 锻炼体魄

研究表明，运动脚趾与运动手指一样，有助于大脑健康，甚至有人认为脚掌为人体的"第二心脏"。脚趾活动的减少已成了腰痛等系列"文明病"的病因，因此要保持身体健康，就应多远足郊游，在远足跋山涉水之中，不仅观赏了大自然的奇妙风景，领略了美好的环境，同时也活动了身体筋骨关节，锻炼了旅行者的体魄，使人气血流通，利关节而养筋骨，畅神志而益五脏。年老体弱者，应只求漫步消遣，不必求快求远，可缓步而行，时辍时行；对体胖者，旅行是减轻过重的体重的好方法。

4. 获得精神享受

心理学家认为，人的需要有五个基本层次。除生理需要、安全需要、在人群中的地位需要，以及自尊自爱和被人尊敬的需要，还有自我实现或个人发展的需要。现代人在获得了相当充分的物质享受的基础上，越来越追求美好的精神享受，旅游观光、周游世界便可以有效地满足人们高层次的精神要求。

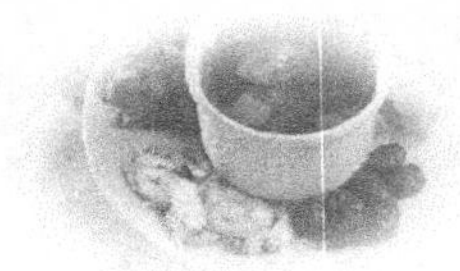

二、养生要领

1. 郊游为主，适当远游

最具养生价值的是短距离、短时间的郊外远足。他乡异国的远游固然很好，但不可能经常进行，选取较近的田园旷野、江河湖海、林谷幽泉，或一家游乐，或呼朋聚会，以欢愉、畅快情绪，呼吸新鲜空气，缓解疲劳，消除压力为要。

2. 野外旅游更适宜

凡外出远足，如果不是天气问题，都以野外活动为主，室内仅仅为旅游时的休息场所。如果外出所玩的仍然是打牌类的室内活动，往往是对环境和时间的浪费，应该充分享用野外的清新空气。

3. 适当的群体活动

群体活动既能沟通情感，相互交流，又可制造出更多的欢乐气氛。适合的游伴有利于身心愉快，独自一人的旅游容易产生孤独感，不利于身心健康。

三、注意事项

1. 注意季节因素

春季天地气清，万物以荣，春芽初萌，自然生发之气始生，逢春季应顺应自然之生机，踏青便是一项有益活动。夏季天气炎热，暑热之气难耐，此时若去海滨或森林，则可避暑养气。若旅游外出，也应择时而往，避免太阳直射，尤避长时间在阳光下暴露。傍晚时分，泛舟湖上，观赏荷花，能使人顿感凉爽。秋高气爽的季节，是旅游的最佳时候。无论登山临水，还是游览古迹，均不失为最使人惬意的黄金季节。冬季，雨雪偏多，一般不宜远游，但近处踏雪赏梅，观冰山玉树，也颇有情趣。

2. 劳逸适度、注意安全

过度活动反倒容易影响健康，甚或导致组织器官的损伤。旅游时应注意防范野外的不安全因素，另外还得考虑自身的健康因素，如某些患有高血压、心脏病、神经和精神类疾病时，必须注意活动的种类和强度，避免发生意外。

小链接 8-2

老年人旅游必备清单

1. 日常药品

出门在外，可能会出现水土不服、受风着凉、头疼脑热等各种症状，尤其是老年人身体素质较差，抵抗力低下，容易受环境影响。因此老年人出门旅游最好准备一些日常药品，以备不时之需。常用的药品有维生素、感冒药、腹泻药、晕车药、止痛片、创可贴、防蚊水、清肠丸等。

2. 疾病常用药

高血压、糖尿病、心脏病等都是常见的慢性疾病，老年人是慢性疾病患病率较高的人群。这一类慢性疾病平时需要靠长时间服药来控制病情。因此，老年人出外旅行，旅游必备物品清单里面怎么少得了老年人疾病常用药呢？老年人要记得随身携带自己平时服用的药品，旅游过程中要按照医嘱按时服药。

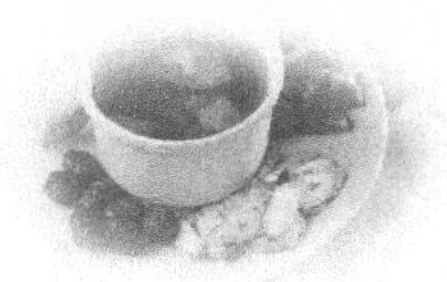

3．老人证

一般上了60岁的老年旅游者在国内不少景区都能享受到旅游优惠。比如国家规定国内国有的景区门票对60岁以上老人一律减免，而其他一些商业景区也会有类似的规定，所以一定要带上老年证，可以节省不少开支。此外，老年人到使馆签证也能得到特殊照顾，像申请美国签证时，满80岁的老人可以通过中信银行的免面谈代传递服务向使馆签证处递交非移民签证申请，无须亲自前往排队面签。还有一些航空公司会针对老年人推出特别的优惠票价，各个航空公司的优惠方式和程度不同，不妨细心留意。

4．身份证

出门旅游怎么少得了身份证呢？出门在外，所有能够证明自己身份的有效证件都要带在身上，遇到一些检查身份的要求时才不会手忙脚乱。而且出门旅游、住宿旅馆、参观景区买票时都要用到身份证，因此，老人旅游必备物品清单其中之一就是身份证。

5．现金和银行卡

老年人出门在外旅游，吃饭、买东西都要用到现金，但是出门旅行身上放太多现金会不安全，尤其是老年人体力较差，携带大量现金引起不法分子的注意反而容易危害老人的安全。另外，老年人记性差，有些老人对金钱的概念薄弱，带太多现金容易出现丢失或者被骗的情况。因此，老年人出外旅行最好带少量现金及一张银行卡，以备不时之需。现金最好零钱和整钱搭配，以便吃住和车船费用，也减少了被“坑”的概率，现金最好先预算好，不要带过多的现金，另外切记财不外露。

6．衣物

老年人出门在外更要注意保暖，出门旅行要带足衣物，根据天气情况增减衣物。老年人旅行时要穿轻便、舒适的衣服，鞋子要柔软、透气、合脚。老年人旅游时必须多带些轻便、保暖的衣服，便于增减和替换，还要带上雨具，以防天有不测风云，使身体受凉感冒。

模块六　花鸟、垂钓养生

花鸟养生是指通过培植花卉、驯养鸟兽宠物、养鱼等，达到愉悦身心的养生方法。此法自古以来就是高雅的养生途径。清代养生学家曹慈山，75岁以后仍学而不厌，无书不读，吟诗作赋，写字画画，奏乐鼓琴，著书立说，栽花植木，兴趣十分广泛。据《嘉善县志》载：他在院内累土为山，广植花木，以奉其母。曹慈山把他的养生经验写进《养生随笔》：“院中植花木数十本，不求名种异卉，四时不绝便佳，”并要求“事事不妨亲身之”。自古以来，鲜花以其颜色、馨香、风采和风格，赢得了人们的喜爱。鲜花不仅能美化环境，净化空气，有益于人的身心健康，还是人类生活中不可缺少的物质资源。

垂钓是指通过以钓鱼为主的野外活动，得到恬淡凝注、悠闲清爽心境的养生方法。垂钓作为一种户外活动，不仅能锻炼身体，而且修身养性，有益健康。垂钓是我国一项古老的文化传统，“姜太公钓鱼，愿者上钩”的姜子牙，距今已有数千年，柳宗元“孤舟蓑笠翁，独钓寒江雪”的诗句脍炙人口。自古以来，垂钓就是人们所喜爱的活动。“要使身体好，常往湖边跑”这是人们通过长期垂钓实践总结出来的一句名言，尤其对久病康复、年老体弱者是一种修身养性、益智养

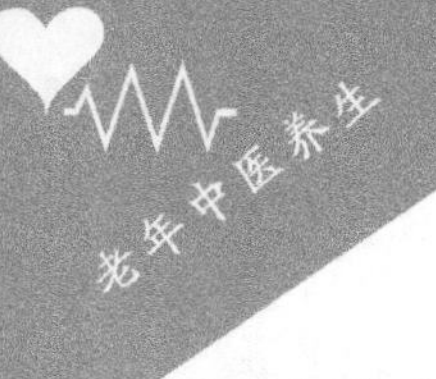

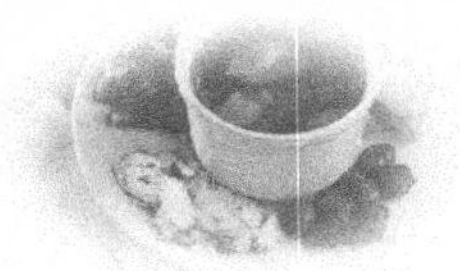

神的好方法。

一、养生机理

（一）花鸟养生的机理

1. 锻炼身体

种植花木需要劳作，可促使人不断学习有关知识，掌握新技术，更能活动筋骨，丰富生活情趣；养鸟需要遛鸟，老年人喜欢养鸟，每天提着鸟笼散步，对手、双臂、下肢以至全身，都是很好的运动，能促进全身的血液循环，使新陈代谢加快，恢复和增强老人的心肺功能，祛病延年。

科学家研究证明，每日到园林或绿色地带活动，可使耐力增加 15%，使消除疲劳的时间缩短 80%，在绿色的花园里，皮肤温度可降低 1 ～ 2℃，脉搏每分钟可减少 4 ～ 8 次，呼吸慢而均匀，血流减慢，紧张的神经可以松弛下来，嗅觉、听觉和思维活动的灵敏性得到增强。

2. 陶冶情趣

现代人的生活环境、工作充满压力，也充斥着空气、食物、噪声的污染，很容易使人烦躁，情绪不稳定，影响心理健康。花木其形、色美化环境，使人心情舒畅，其香能令人心醉神往。饲养花鸟本身就是在营造一种和谐、美好的气氛。回到家里侍弄花草，或逗弄鸟儿，或与驯养的宠物嬉戏，既可调剂生活、美化环境，又能学到一些科学技术知识，提高艺术文化的素养，增添家庭乐趣。

3. 疏通气血

中医学认为，一种相对固定的姿势会影响气血流通，导致人体功能的障碍，如“久坐伤肉，久视伤血，久卧伤气，久立伤骨，久行伤筋”。看电视、读书作画、写作以及其他工作，都需要保持某一种姿势。而养花种草、逗弄鸟儿等，既可活动肢体，也可休养视力，转移脑力，使气血流畅，心神松弛。

研究发现，树叶可吸收声波，减低噪声；树叶的光合作用又可净化空气；绿色还可调节神经的疲劳，保护视网膜，同时还有缓和神经紧张、使人安静的效能。

鲜花不仅以它的颜色令人赏心悦目，更重要的是花的香味中有一种既能净化空气、又能杀菌灭毒的物质—— 芳香油。当芳香油的气味和人的鼻腔内的嗅觉细胞接触时，立即通过嗅觉神经传递到大脑皮层，使人产生“沁人心脾”的快感，令人气顺意畅，血脉调和。

（二）垂钓养生的机理

1. 强身健体

钓鱼往往要远足水边，才能寻到垂钓的好地方。不论是步行，还是骑车前往，这本身就是一种身体锻炼，行至途中，已想到鱼儿上钩，此番情趣，使人周身轻松。垂钓于江河湖畔，有碧波粼粼的湖光，有苍青翠绿的田园，空气清新，阳光充足，避开污染，没有噪声。经常呼吸新鲜空气，可引起人体各种相应的良好的生理反应；经日光中紫外线照射后，可以增强全身各器官的血液循环，促进体内身体代谢，可使人获得健美的皮肤、红润健康的面容，有助于保持良好的身体功能。

2. 陶冶情趣

垂钓的环境多处于群山环抱、绿林深处或秀水清溪地，这种环境使人摆脱城市的喧闹及空气污染，令人心神宁静闲逸，会自然而然地排除杂念，达到静心怡神的功效。因此，垂钓有助于提高生活情趣，活跃各种生理功能，防治抑郁症、精神沮丧及焦虑、暴躁等不良情绪。

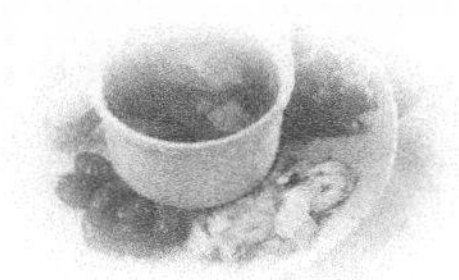

3. 练意养神

垂钓时身体极度放松，这是形松体静，但另一方面，思想必须集中。若思绪纷杂，即使有鱼也难钓到。钓鱼时应脑、手、眼配合，静、意、动相助，眼、脑专注于浮标，形体虽静，而内气实动，这种动静结合使一小部分神经活动，而大部分脑神经得到充分休息，对提高视觉力和头脑灵敏性均有好处。

4. 磨炼意志

钓鱼需耐心和细心。“稳坐钓鱼船”的“稳”字，就是一个很好的概括。钓鱼不可性急，不求收获，但求意境。若一味追求钓到大鱼，反而心躁性浮，于健康不利。应将钓鱼视为磨炼意志、克服急躁情绪的手段，培养稳重的性格。

二、养生要领

（一）花鸟养生的要领

1. 充分利用闲散空间及时间

拥有私有家庭院者应当合理规划，选择种植一些花草树木蔬菜，精心培植，利于欣赏。城市居民在高楼林立中，应根据居室条件，兴趣所在，或驯养宠物，或养鸟，或种植花卉，既增加了活动的机会，又增加了生活的情趣，但不可培养太多。如果窗台上摆满花草，影响阳光照射，会使人得不到必要的室内阳光。

2. 培养观赏、逗弄兴趣

对于花卉鸟宠，不是任何人都具备兴趣，人们应该把这些作为养生的方法，渐渐培养自己的兴趣，经常细心观赏，耐心侍弄，建立和它们的感情，发现它们的灵性。

3. 持之以恒

半途而废的任何养生方法，都起不到养生作用，只有坚持下来，品到各种妙趣，成为行家里手甚至专家，才能深刻体会到养生乐趣和良好的养生效果。

（二）垂钓养生的要领

1. 气候适宜

最好在天气暖和，气候适宜的时间从事钓鱼。天气太热容易中暑，出汗太多对心脑血管疾病患者均不适宜。

2. 钓友合宜

选择性情脾气相宜的钓友，既可相互照应，又可闲谈交流，于悠闲中获得一份感情的深化。

三、注意事项

（一）花鸟养生的注意事项

1. 顾及家庭成员的适应性

并不是所有人都适应猫、狗、鸟类，如有人对它们的气味、毛羽过敏，这类宠物显然不宜在家庭中驯养，如家庭中有小孩则最好不要养大型宠物或鸟类，以防危害到幼儿。

有些花草分泌的香精油会使某些人头痛，或使患有支气管哮喘的患者发病，对花粉过敏的人，室内不宜放花，遇有这种情况，应立刻移至户外或更换别种花卉。

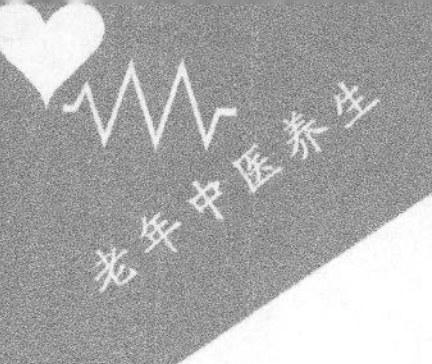

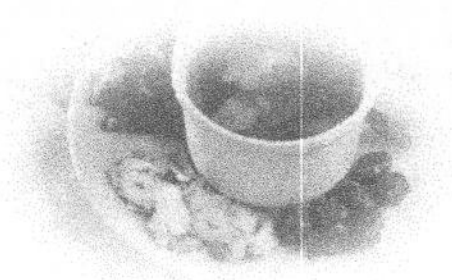

2. 养成良好的卫生习惯

一方面要训练好宠物的卫生习惯，另一方面需注意预防宠物病，及时清理、打扫粪便、羽毛，经常进行消毒，以预防豢养宠物可能带来的危害。

（二）垂钓养生的注意事项

1. 注意安全，把握自身健康状态

垂钓活动常常需要较长时间，需要正确估计自身的健康水平，身体须有承受能力，以防意外发生；不要坐在潮湿处，以免染病；风湿症患者应舍弃此活动，因近水可使病情加重，身体不适。

2. 时间适度

要注意时间不可过长，不应太专注于此，更不应未钓到鱼而垂头丧气，这样就破坏了垂钓的良好初衷。

3. 得失心不要太重

垂钓以悠闲娱乐、愉悦身心为主，收获大固然可喜，空手而归也无须失落，把垂钓的良好心境作为最大的成果，才是养生的要领。

4. 结伴而行

孤身独处不利于垂钓养生，特别是老年人，无论身体的意外，还是气候环境的突变，都需要相互关照。最好多人结伴，与野游、野炊等活动结合，更为有趣。

案例思考

案例：老舍与猫的故事

中国历代文人素有一种“爱猫”情结，他们爱猫，甚于其他许多动物。文人与猫心心相通，当文人有自己的心绪之时，猫是唯一能听懂自己的。老舍爱猫也是有典故可寻的，他担心爱猫晚归的安全，每晚必等爱猫九点多钟回来之后，才锁上门。他有一只叫“小球”的爱猫，曾打算在1934年为它“筹办婚事”，可是“小球”等不到老舍安排，就和别的猫“私奔”了。

《猫》是著名作家老舍先生的名作。他生动细致、形象逼真地描述了猫长大后的古怪性格和小时候的淘气可爱。特别是写猫的古怪性格用了矛盾对比的方法，充分表现了猫的行为令人难以捉摸。在作者的心里和笔下，家中的猫就像个既可爱又顽皮的孩子，喜爱之情洋溢在字里行间。老舍先生对家里的猫视同儿女，因此无论是古怪还是淘气，在他眼里都是十足的可爱，而且人与猫之间互相信任，和谐相处，创造出一个非常美好的境界。

案例分析

宠物养生

我国饲养宠物历史悠久，据史料记载，秦代时就出现了宫廷养狗的现象。随着社会的不断发展，宠物的社会意义也越来越受到世人的关注，诺贝尔奖获得者 Konrad Lorenz（康拉德·劳伦兹）在学术论述中说：“人类越都市化，离开自然越远，宠物在人类生活里的重要性也越增加。”

养宠物对老年人的好处：

1. 预防老年痴呆症和老年抑郁症

宠物能给老年人带来快乐，使老年人的生活丰富多彩。研究表明：人与宠物之间建立的这种关系

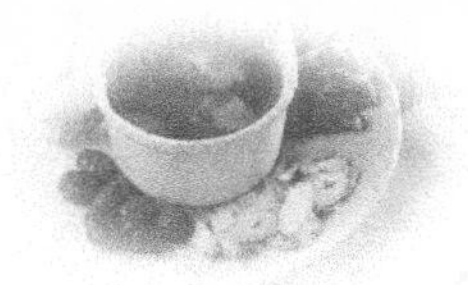

远远超过其他娱乐所带来的快乐。通过养宠物可以最大限度地预防老年痴呆症和老年抑郁症的发生。

2．有助于消除老人的孤独、寂寞感

由于子女都因外出参加工作，或因结婚逐渐远离了老人，而且随着配偶和亲朋好友的相继去世，使得越来越多的老年人不得不独居生活。研究发现，人和宠物之间的关系，如果在老人失去亲人前就存在，一旦发生不幸，宠物便成了老人的陪伴，也成了老人的精神寄托。

3．有助于老人回忆美好的过去

有些老人会把宠物当“孩子”，从养宠物的过程中，可以找到照顾孩子的感受，这些点滴的回忆，能让老年人感到幸福和快乐。

思考题：独居的老年人在饲养宠物前应考虑哪些因素?

实践训练

情景模拟：

（1）二胡训练：两人一组，一人饰演患者，一人饰演操作者，双方充分交流后，操作者根据患者身体情况与具体需求选取不同的音乐进行二胡训练，患者则将听音后的感受详细反馈给操作者，以助其提高水平。一首乐曲完成后，双方交换角色，继续练习。

（2）瑜伽训练：五人一组，模拟老年人身体情况与具体需求选取不同的音乐进行瑜伽训练，一个循环完成后，同学之间交流感受，相互反馈，以助其提高水平。

操作过程：先阅读下面文字学习养生方法，操作完成后，同学之间交流感受，相互反馈，以助其提高水平。

音乐与养生

一、手指运动的养生功能

我们的手部布满了与人体器官紧密相连的经络穴位，当身体某个部位发生异常时，手掌的相应部位也会发生变化。手部有6条经脉循行，与全身各脏腑、组织、器官沟通，大约有99个穴位（区），可以反映全身五脏六腑的健康状况。按摩或按压这些穴位，几乎可以缓解全身疾病。

（1）拇指：对应肺部经络，心脏和肺器官。

（2）食指：对应大肠经络，胃、肠和消化器官。

（3）中指：对应心包经络，五官、肝脏器官。

（4）无名指：对应三焦经络，肺和呼吸系统器官。

（5）小指：对应心、小肠经络，肾脏和循环系统器官。

二、二胡手指操

（1）左右轮换做手指伸展运动。掌心向上，从食指开始按顺序做单指弯曲动作，一个指头弯曲时其他三个指头保持平直状态。无名指和小指做此动作时，开始都会带动其他手指而无法独立屈伸，此时切莫用右手扳住已被带动的手指，而是顺其自然，反复练习，最终达到独立、灵活地弯曲，解除彼此的联动动作。在手指作伸展运动时，思想有所专注，手指要有节奏和力度。手指伸展运动每天只需做5～10分钟即可。

（2）手的握力越大，肝气越足。左手食指、中指、无名指、小指与大拇指紧紧地捏在一起，停留10～20秒后，轮流将各个手指放松，等手指头全部放松后，轻松10～20秒，再捏紧，再轮

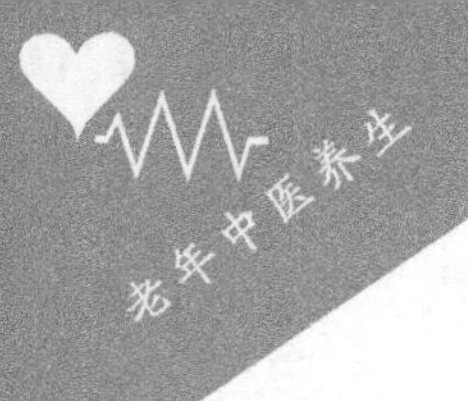

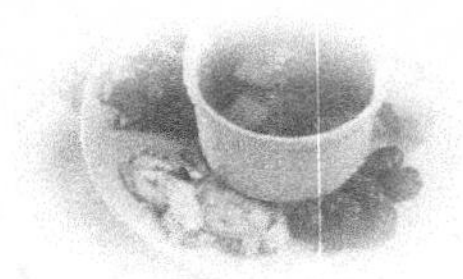

流放松，之后可任意放松各个手指，要做到思想专注、有力度、有节奏。每天只需做10遍左右即可。坚持训练一个时期后，无论是身体素质还是左手运指，必然产生奇效。

（3）左手成自然放松状态，将掌根和大拇指轻触在桌面或搭在竖立的右手小臂上，其余四指指尖做垂直敲击动作。

1）顺序敲击：一二三四、四三二一。

2）隔指敲击：一三二四、四二三一。

3）混序敲击：一四二三、二四二三、三四二三、四一三二、三一三二……

练习时，可自行确定手指敲击的顺序，每个手指指尖敲打时思想仍要有所专注，手指要有节奏和力度。

三、适合老年人的瑜伽

第1式：树式

动作要领：身体正直，单腿站立；支撑腿尽量伸直，另一只脚面尽量贴近支撑腿；两臂上举过头顶，双手合十，十指相扣。

持续时间：保持5秒钟，约3个呼吸，也可在自己身体承受能力范围内适当延长。

功效：这个动作可以改善人体的稳定与平衡，能起到稳定情绪、平和心境的作用，还能锻炼大脑，预防老年痴呆。

第2式：三角式

动作要领：两腿分开站立，身体向一侧倾斜；两臂张开，一臂上扬，一臂下探；眼睛正视前方。

持续时间：保持5秒钟，约3个呼吸。交换手臂继续坚持5秒，约三个呼吸。

功效：这个动作可以增加身体的柔软度，活动老人的髋关节和腿部肌肉，防治老年人的腰腿痛。

第3式：扭转式

动作要领：双腿蜷曲，坐于垫子上，一侧手臂支撑于地面，另一只手臂触够对侧脚踝。练习者在保持基本坐姿前提下，可以反复扭转身体。

持续时间：10秒钟，约7个呼吸，如果身体还能承受，可在自己的能力范围内延长时间。

功效：这个动作可以按摩腹内脏器，增强内脏功能，治疗老年便秘。

第4式：船式

动作要领：臀部坐于垫子，双脚向上伸直，腰背尽量不要弯曲。练习初始时可借助毛巾完成这个动作。

持续时间：5～10秒钟，3～5个呼吸。

功效：这个姿势能够让僵硬的脊柱、关节柔韧，促进肠胃蠕动，增强消化。

第5式：束角式

动作要领：盘坐在瑜伽垫子上，两脚心相对；双手扳住脚背，上身尽量前压。

持续时间：5～10秒钟，3～5个呼吸。

功效：这个姿势，帮助老年人把双腿向外部打开，促进血液流通，专门防治静脉血栓。

知识拓展

邹铉的“十乐”养生经

元代医家邹铉对养生颇有研究，曾著有《寿亲养老新书》一书。在书中，他总结了一套“十乐”

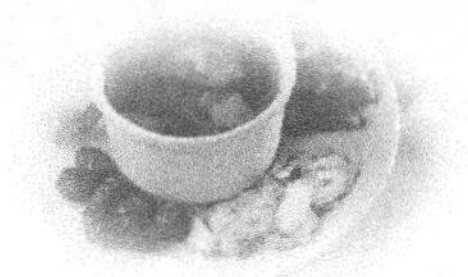

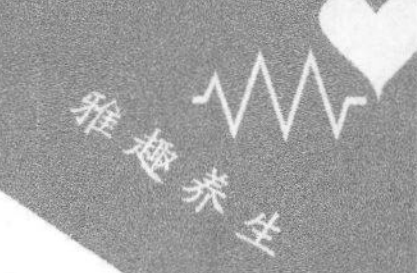

养生经，值得倡导和借鉴。

1. 读义理书

我国古代医家、养生家和一些名流雅士都认为，读书能健脑益智，陶冶情操，抗衰防老，祛病延年。宋代精于养生之道的文学家欧阳修说：“至哉天下乐，终日在书案。”他把读书视为晚年养生要道，乐此不疲。所以，多读书，读“义理”好书，可以调节身体的血管流动，让你变得更聪明，心情更快乐，促进身心健康。

2. 学法贴字

宋代诗人陆游说过：“一笑玩笔砚，病体为之轻。”这是说练习书法，笔下生力，墨里增神，有利于防治疾病，强体健身。习练书画要求凝神静虑，心正气平，灵活自如地运用手腕肘臂，既养神修性，调和气血，调节大脑，又活动两肢，锻炼全身，是一种特殊的气功运动，达到临池养神、活动养形、动静结合、神形兼养的目的。

3. 澄心静坐

静坐可以让大脑皮质得到充分休息，起到中医所说的“澄心”“澄神”的效应。现代科学研究证实，静坐养生保健可以增强肺功能，提高心肌功能，调整神经系统功能，协调整体机能。实践表明，静坐对多种疾病均有良好的防治作用，如神经官能症、头痛、失眠、高血压和冠心病等。还能有效地排除心理障碍，治疗现代极易多发的心身性疾病。

4. 益友清谈

在朋友之间开展有益的谈心活动，有益于人们的身心健康。当前进入老人时代，解除老年人的孤独心理，增进人们的身心健康，“益友清谈”无疑是良策。

5. 小酌半醺

东晋时期的养生专家张湛在《养生要集》中告诫人们：“酒者，能益人，亦能损人。节其分剂而饮之，宣和百脉，消邪却冷也。若升量转久，饮之失度，体气使弱，精神侵昏。宜慎，无失节度。”所以，饮酒应有节制，有益和血行气，疏通经脉，温暖百骸，以“小酌半醺”为乐，绝不可贪杯而损害身体健康。

6. 浇花种竹

家庭养花是一种手脑并用、愉悦身心的园艺劳动。养花有助于兴奋大脑神经，可起到调整心态、平衡心理、减轻精神压力、释放抑郁的作用；沁人心脾的花香，能增强人体的免疫功能，使大脑细胞得到良好保养。正如老舍先生所说：“有香有色，既须劳动，又长见识，这就是养花的乐趣。”

7. 听琴玩鹤

“听琴”当属音乐养生的范畴。音乐养生，由来已久。《黄帝内经》中就有“脾在声为歌”之说；司马迁在《史记·乐书》中说：“音乐者，所以动荡血脉，通疏精神，而和正心也。”这些论述说明了音乐对人的心理调节功能。“玩鹤”指养鸟以怡情养性。老年人养鸟、喂鸟、遛鸟是一种享受，尤其住高层的老人，在阳台或厅堂前养几只色彩鲜丽的小鸟，对保护老年人的视力大有益处。

8. 焚香煎茶

南宋诗人陆游有诗云：“欲知白日飞升法，尽在焚香听雨中。”宁神静气焚檀香，在舒心而芬芳的气味熏陶下，静坐养神，思绪飞扬，有益身心健康。焚香多用檀香，有理气和胃、解郁止痛之效，并能起到很好的助眠作用。煎茶品茗宜养生，唐代陆羽在《茶经》中总结出七大作用：润咽喉、消愁闷、益智激文思、平息解郁、通利筋骨、健脑益寿、轻身延年。茶叶也是一味良药，

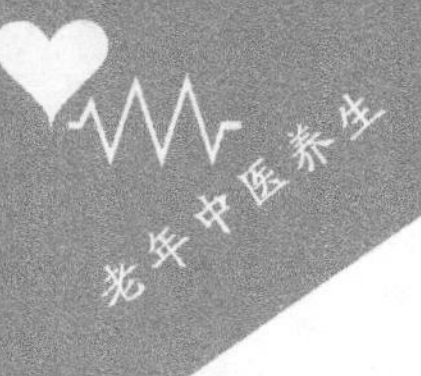

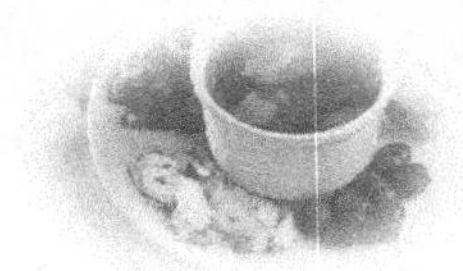

《神农本草经》就记载“饮之使人益思，少郁轻身；能利小便，去痰热，令人少眠，有力、悦志”。邀三五好友，煎茶品茗，既愉悦身心，又有益健康，真乃人生一大享受。

9. 登城观山

登山既能增强体质，也可呼吸新鲜空气，欣赏大好河山；磨砺意志，开阔胸怀。爬到山顶，你会感受到无比兴奋、快乐和满足。“踏破青山人未老，风景这边独好。”让你感受到历经艰难达到巅峰后的独特境界和乐趣。

10. 寓意弈棋

下棋能丰富生活，陶冶情操，锻炼脑力，使老人思维活跃，从而延缓大脑的衰老，提高神经系统的功能，延年益寿，古人有“善弈者长寿”之说。茶余饭后，两军对垒，全神贯注杀上几盘，不仅能调节情绪，而且犹如气功的“意守丹田”，对于缓和紧张情绪，益心健身大有好处。同时，下棋也能增进朋友间的友谊。邀朋友至家中来上几局，在小区公园杀上几盘，以棋会友，一扫心中寂寞孤独之感，会觉得心胸舒坦，“乐在棋中”。

课后练习

1. 书面作业：查阅资料，书写一篇“高血压、冠心病”老年患者的雅趣养生保健方法，制订一份完整的雅趣养生计划。
2. 复习本单元雅趣养生内容。
3. 练习适合老年人的瑜伽、康复保健操。

拓展阅读

学生自己查阅相关资料，进行学习。

1. 学者理论：刘建：《无声的言说——舞蹈身体语言解读》。
2. 相关新闻：2013 年长寿七大成果。
3. 历史故事：《吕氏春秋·古乐篇》。

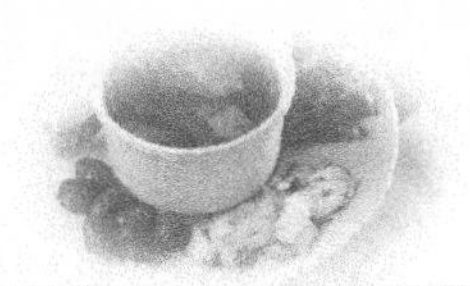

学习单元九　按摩养生

学习目标

知识目标

了解按摩的作用、特点与应用，掌握推拿按摩的基本手法，了解身体各部位的保健按摩操作。

能力目标

应用推拿按摩的方法进行养生保健和缓解病证。

素质目标

运用按摩养生的方法为老人进行推拿按摩，培养敬老、爱老、为老人服务的理念。

按摩古称“按跷”，是我国传统的摄生保健方法之一。运用手和手指的技巧，按摩人体一定部位或穴位，从而达到预防、保健目的的养生方法，叫作保健按摩。由于保健按摩法简便易行，平稳可靠，所以受到养生家的重视，并将其作为益寿延年的方法，积累、整理、流传下来，成为深受广大群众喜爱的养生、健身措施。

情景导入

王老师最近常感到脖子疼、腰疼，刚开始的时候并未注意，但是随着最近期末临近，改作业、批卷子，工作强度比平时大了不少，以前隐隐作痛的部位，现在疼痛明显加剧，终于忍不住去看了医生。医生告诉她，原来是由于长时间伏案工作，颈腰部肌肉长期处于紧张状态，肌肉和韧带易受牵拉劳损，最终引起了她的颈部关节错位、腰椎间盘突出。因此，医生建议，当她再感觉肩颈部肌肉酸痛、僵硬时，就提示坐得太久了，应该站起身活动一下，放松颈肩部肌肉，减少颈椎病的发生。除此之外还要常做自我保健按摩，这样不仅能缓解颈部肌肉疲劳，改善颈部的血液循环，还可以松解粘连和痉挛的肌肉组织，从而预防此类疾病的发生。

模块一　按摩养生的作用与特点

一、按摩养生的作用

按摩养生主要是通过对身体局部刺激，促进整体新陈代谢，从而调整人体各部分功能的协调统一，保持机体阴阳相对平衡，以增强机体的自然抗病能力，达到舒筋活血、健身、防病的效果。

1. 疏通经络，行气活血

按摩有疏通经络的作用，可使气血循，经络运行，防止气血滞留，达到疏通经络，畅达气血的目的。从现代医学角度来看，按摩主要是通过刺激末梢神经，促进血液、淋巴循环及组织间的代谢过程，以协调各组织、器官间的功能，使机体的新陈代谢水平有所提高。

2. 平衡阴阳，调和营卫

按摩以柔软、轻和之力，循经络、按穴位，施术于人体，通过经络的传导来调节全身，借以调和营卫气血，增强机体健康。按摩后血液循环加快，皮肤浅层的毛细血管扩张，肌肉放松，关

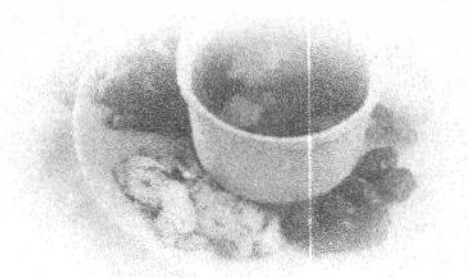

节灵活，对保证身体健康具有重要作用。

3. 调整脏腑，防病保健

推拿手法刺激脏腑在体表的穴位和痛点，通过经络的连属与传导作用，使内脏功能得以调节，从而达到治疗疾病的目的。

4. 滑利关节，理筋整复

推拿理筋整复、滑利关节的作用表现在三个方面：一是手法作用于损伤局部，可以促进气血运行，消肿祛瘀，理气止痛；二是推拿的整复手法可以通过力学的直接作用来纠正筋出槽、骨错缝，达到理筋整复的目的；三是适当的被动运动手法可以起到松解黏连、滑利关节的作用。

二、按摩养生的特点

1. 操作简便，安全可靠

推拿仅凭医生的双手或肢体的其他部位，运用各种不同的手法、技巧进行操作、施治，治疗非常方便。只要手法操作得当，一般无不良反应及副作用，而且感觉舒适，易于接受，具有较强的安全性和可靠性。

2. 疗效确切，作用持久

推拿疗法从整体脏腑、经络、气血进行调节，强身健体，从根本上解决各种健康问题，故能取得较好的疗效，保证养生的持久性和稳定性。

3. 使用广泛，易于推广

推拿对骨伤、内科、儿科、妇科及五官科等各科疾病都有较好的疗效，在老年医学、养生康复医学、美容保健等领域也越来越显示出强大的生命力，而且简便易学，容易推广。

模块二　常用按摩手法

一、振动类手法

1. 振颤法

振颤法是用指或掌在一定的部位或穴位上做高频率、小幅度颤动的一类手法，由振法和颤法构成，其中振法强调垂直方向的上下运动，而颤法强调水平方向的左右运动。振颤法刺激温和而舒适，指振法作用力相对集中，可用于全身各穴位；掌振法作用相对分散，可用于胸腹部；颤法相对柔和舒适，多作用于脘腹部，如图 9-1 所示。

2. 抖法

抖法是术者用双手握住患者肢体远端，做小幅度连续抖动的一种手法。动作舒适柔和，主要用于上肢、下肢或腰部，通常在搓法之后作为局部按摩的结束手法，如图 9-2 所示。

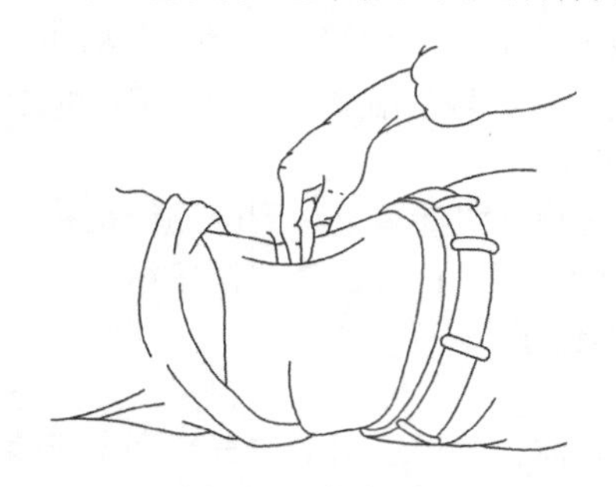

图 9-1　指振法

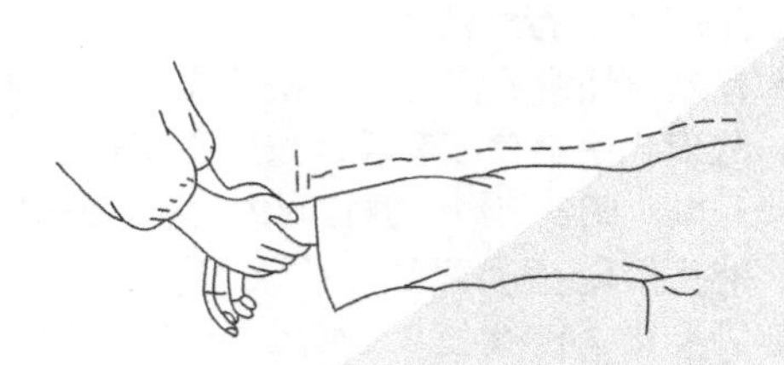

图 9-2　抖法

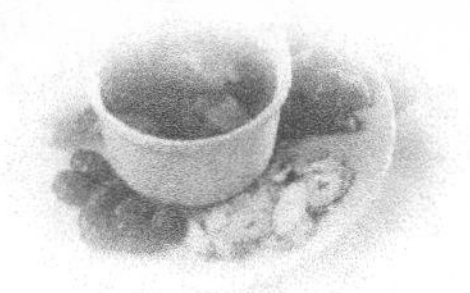

二、摆动类手法

通过前臂带动腕关节进行有节奏地连续摆动的一类手法称为摆动类手法，保健推拿中常用的摆动类手法包含㨰法、一指禅推法和揉法等。

1. 㨰法

㨰法是以第五掌指关节及小鱼际部分附着于一定部位或穴位上，通过前臂的旋转、摆动及腕关节的屈伸，使产生的力持续柔和地作用于治疗部位上的一种手法。㨰法刺激平和，较为舒适、安全，容易被接受，应用面较广，可用于颈肩部、腰背部、四肢部等部位，如图 9-3 所示。

2. 一指禅推法

一指禅推法是以拇指指端或桡侧偏锋着力附着于一定部位或穴位，通过前臂摆动带动腕部运动，使拇指关节屈伸而产生持续不断作用力的一种手法。作用特点是接触面积小、刺激量中等，作用力具有较好的渗透性，应用面较广，以经络、穴位、头面部、胸腹部为多，如图 9-4 所示。

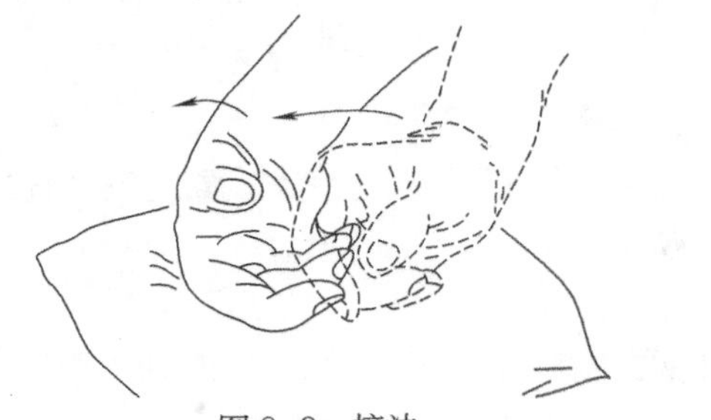

图 9-3　㨰法

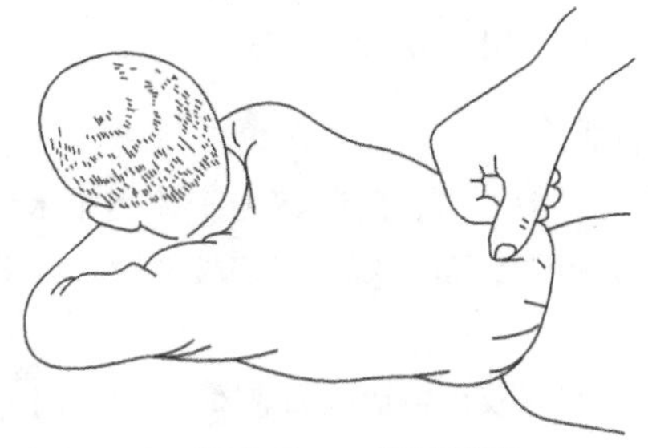

图 9-4　一指禅推法

3. 揉法

揉法是将手掌、指等部位吸定于体表部位或穴位上，带动吸定部位组织进行轻柔和缓的环转运动的一类手法。揉法动作轻柔缓和，刺激量小，除临床治疗作用外，也是保健推拿和小儿推拿的常用手法，适用于全身各部，如图 9-5 所示。

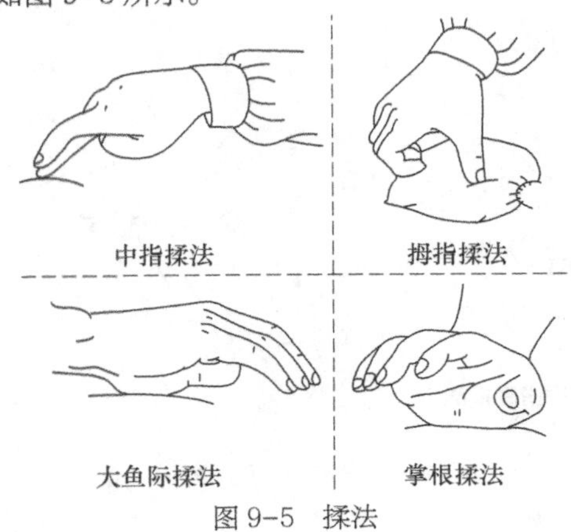

图 9-5　揉法

三、摩擦类手法

1. 摩法

摩法是用指面或掌面在体表做环旋摩擦运动的手法。摩法动作轻柔舒适，刺激量较小，易于被

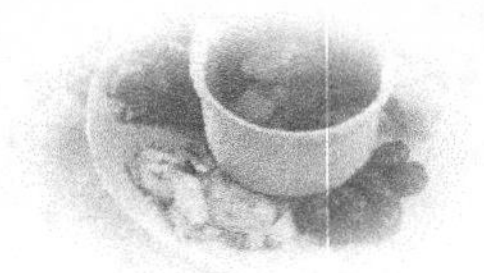

患者接受，适用于全身各部位，如图 9-6 所示。

2. 擦法

擦法是用指面、掌面或掌侧紧贴于施术部位，做快速直线往返运动，通过摩擦使其生热的一种手法。擦法具有通经通络的作用，可用于治疗虚寒证。掌擦法主要作用于肩部、胸腹部，大鱼际擦法一般作用于四肢部，小鱼际擦法主要作用于肩部、脊柱两侧及腰骶部，如图 9-7 所示。

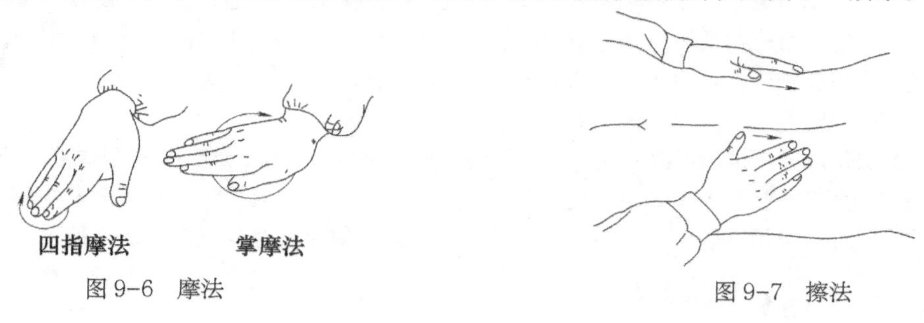

图 9-6 摩法

图 9-7 擦法

3. 推法

推法是以指、掌、肘部着力于体表施术部位，做单方向直线推动的手法。推法接触面较小，刺激较缓，适用于头面、颈项和四肢部位，如图 9-8 所示。

4. 搓法

搓法是使用双手掌面夹住肢体，相对用力做快速往返搓动的一种手法。搓法轻快、柔和、舒适，是常用的推拿辅助手法，一般在按摩最后用于疏通经络、放松肌肉、畅通气血、消除疲劳，多作用于四肢，并常与抖法联合使用，如图 9-9 所示。

5. 抹法

抹法是使用指面或掌面着力，紧贴于体表，做上下或左右或弧形曲线往复抹动的手法。抹法动作轻柔和缓，适用于头面、颈项、胸腹、四肢等部位，是保健按摩和美容按摩的常用手法，如图 9-10 所示。

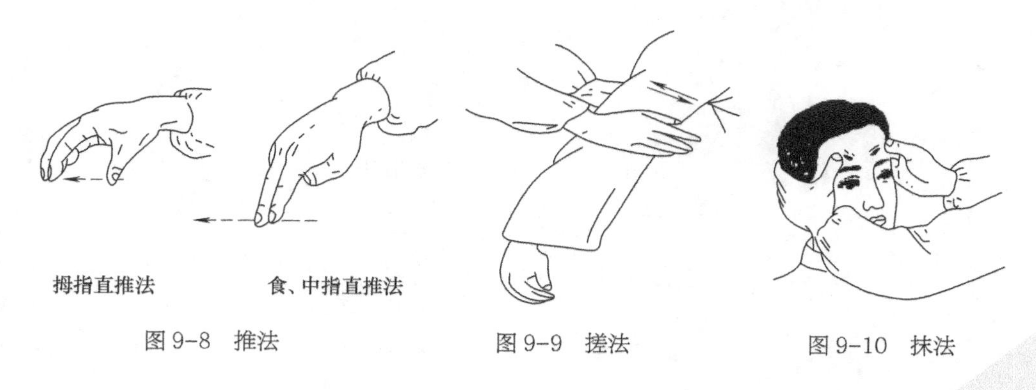

图 9-8 推法

图 9-9 搓法

图 9-10 抹法

四、挤压类手法

1. 按法

按法是以指或掌按压在体表一定部位或穴位上，逐渐用力，并做停留的一种手法，如图 9-11 所示。

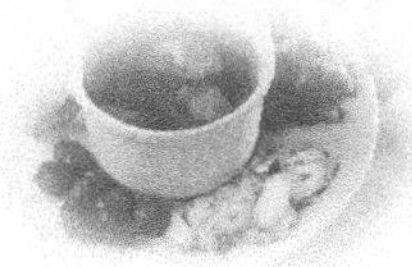

2. 点法

点法是以指端或指间关节等部位着力于一定部位或穴位上，持续用力点压的一种手法。本手法刺激量较大，适用于全身各部位的经络穴位或痛点，在操作时，此剂量和时间应根据手术者的体质、部位、病情、耐受力等情况灵活调整，如图 9-12 所示。

3. 捏法

捏法是用拇指和其他手指在施术部位做对称性挤压的一类手法。捏法刺激量较小，动作轻快柔和，自然舒适，适用于四肢、肩背、颈项和头部，同时也是小儿推拿常用的手法之一，尤其是作用于脊柱部位的“捏脊法”，广泛用于小儿保健和脾胃病治疗，如图 9-13 所示。

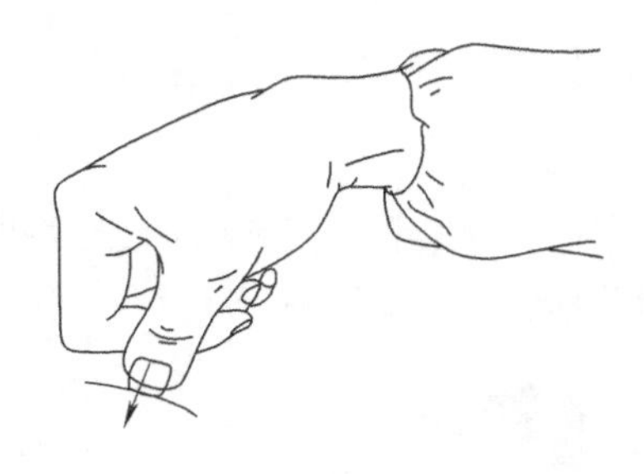

指按法

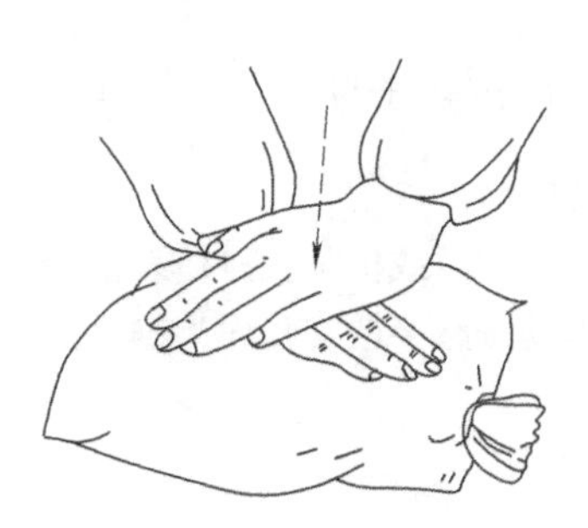

掌按法

图 9-11　按法

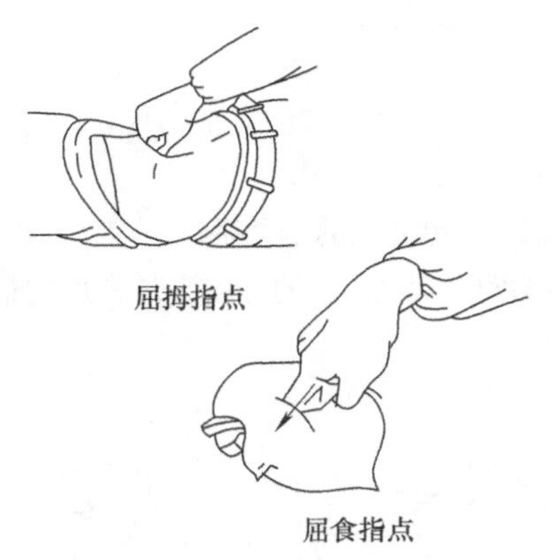

屈拇指点

屈食指点

图 9-12　点法

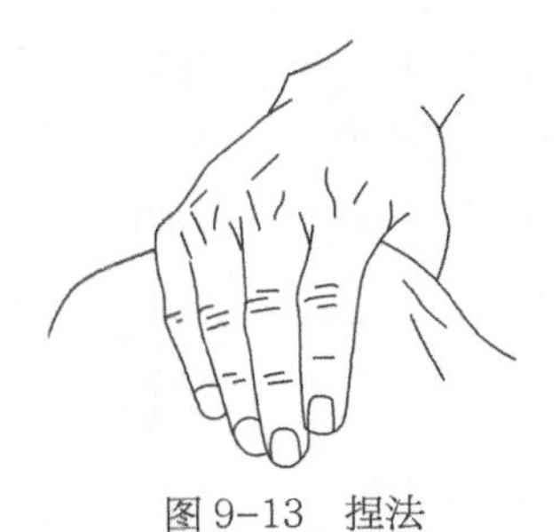

图 9-13　捏法

4. 拿法

拿法是用拇指和其他手指指面相对用力，将治疗部位或穴位夹持提拿的一种手法。拿法是成人和小儿推拿的常用手法，主要适用于颈项、肩背和四肢部。二指拿法多用于面积小的部位和穴位及小儿颈项、肩部推拿；三指拿法一般用于颈项部；五指拿法多用于面积较大的部位，如肩背部、四肢部等，如图 9-14 所示。

5. 捻法

捻法是用拇指和食指捏住治疗部位，进行捏揉捻动的一种手法。捻法动作轻快柔和，适用于四肢小关节，通常与搓法、抖法配合，作为治疗结束时的放松手法，如图 9-15 所示。

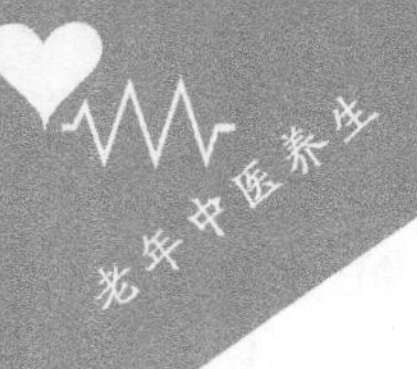

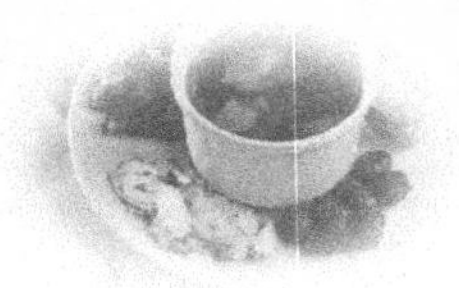

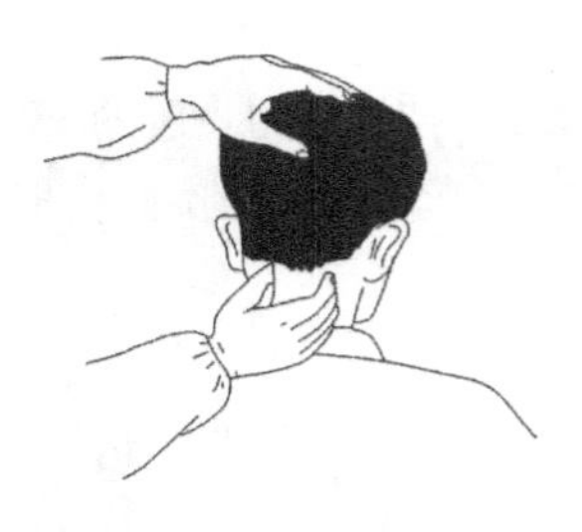

图 9-14　拿法

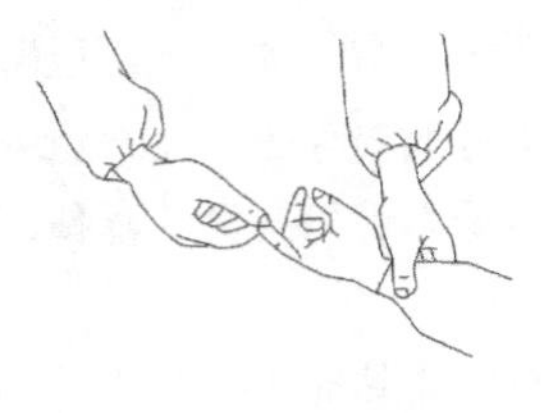

图 9-15　捻法

五、叩击类手法

1. 拍法

拍法是用虚掌或拍子拍打体表的一种手法。拍法主要作用于肩背、腰骶及下肢后外侧等部位，是常用的辅助按摩手法，常作为推拿的结束手法和保健手法使用，如图 9-16 所示。

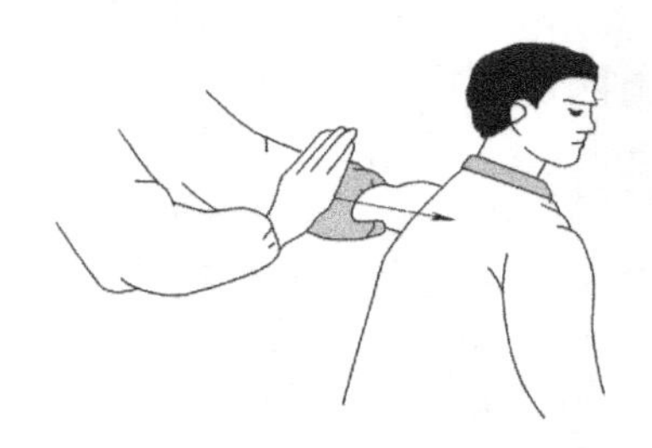

图 9-16　拍法

2. 击法

击法是使用手指、手掌或桑枝棒有节奏地击打体表一定部位的一种手法。

击法主要作用于肩背、腰部及四肢部，可起到缓解酸痛和疲劳的作用，是常用的辅助治疗手法和保健推拿手法，如图 9-17 所示。

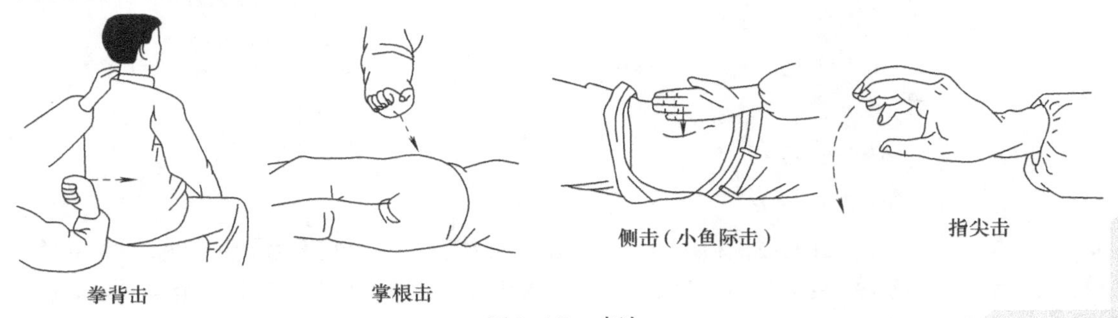

图 9-17　击法

六、运动关节类手法

运动关节类手法包括摇法、扳法、拔伸法和背法等，是使关节或半关节在生理活动范围内进行屈伸、旋转、内收、外展及伸展等被动活动的一大类手法，如图 9-18 ～图 9-21 所示。

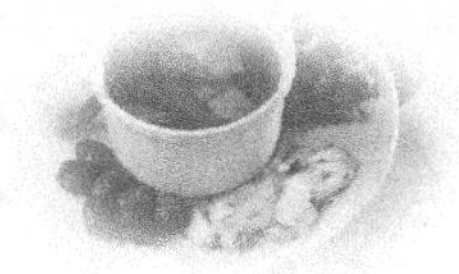

运动关节类手法主要作用于脊柱及四肢各关节，通过对脊柱关节紊乱的纠正和四肢关节活动范围的恢复，起到舒筋活络、滑利关节、松解黏连、增强关节功能的作用。

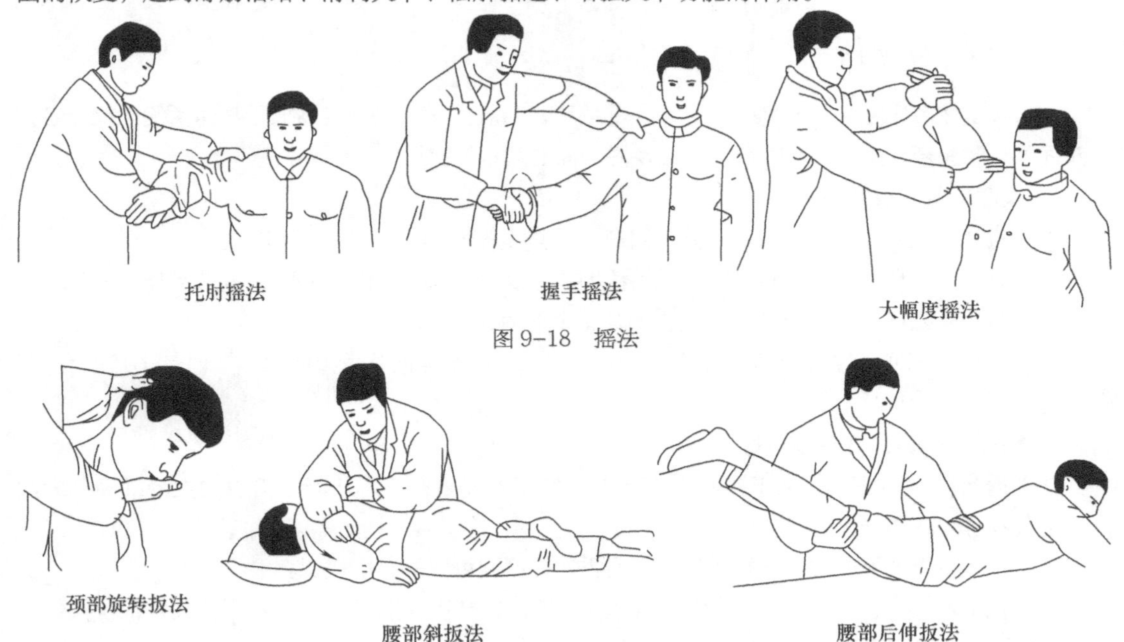

托肘摇法　握手摇法　大幅度摇法

图 9-18　摇法

颈部旋转扳法　腰部斜扳法　腰部后伸扳法

图 9-19　扳法

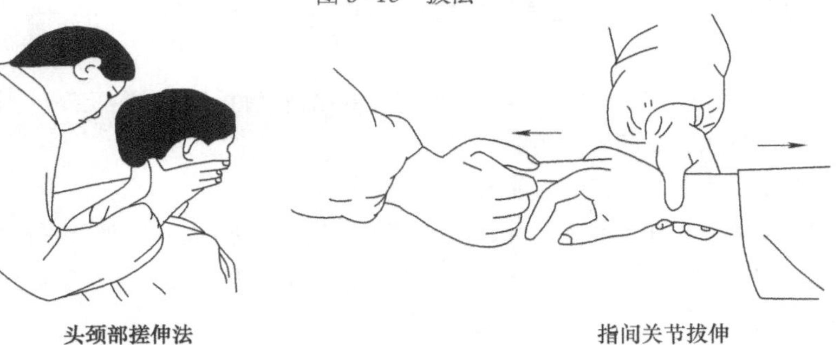

头颈部拔伸法　指间关节拔伸

图 9-20　拔伸法

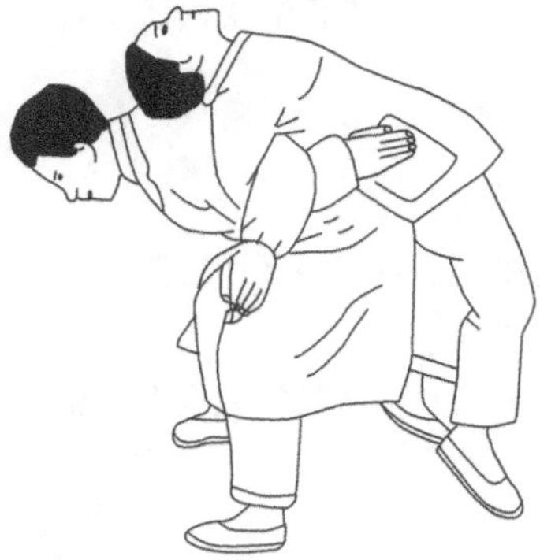

弯腰屈膝挺臀

图 9-21　背法

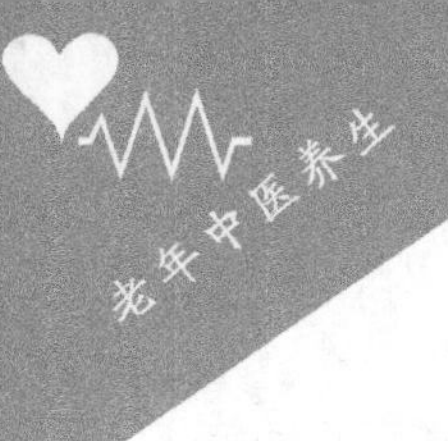

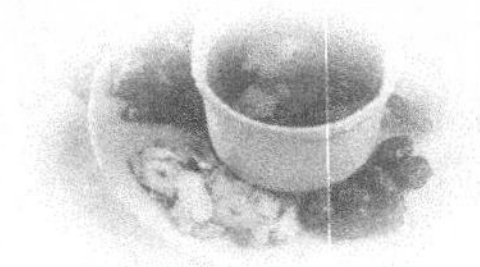

模块三　常用部位按摩

一、仰卧位操作

受术者于按摩床上采取仰卧位姿态，头部摆正，四肢放松，双手自然放于身体两侧。操作者按照头面部、胸腹部、上肢部、下肢前侧面及内侧面的顺序依次操作。

1. 头面部常用按摩操作

（1）按揉穴位：印堂、攒竹、太阳、四白、迎香（每个穴位各按揉 30 次）。

（2）开天门：以两手拇指腹着力，轻柔缓和地交替从印堂穴向上推至神庭穴，反复操作 3 ～ 5 次。

（3）从印堂穴向太阳穴推 3 ～ 5 次，遍及整个前额部。

（4）按揉太阳穴：以两拇指指腹置于两太阳穴上，轻柔地向耳后方向揉。顺时针 10 次，逆时针 10 次。

（5）按揉睛明穴 10 ～ 30 次。

（6）拇指推摩眼眶：先从下眼眶内缘向外缘推摩到太阳穴，再从印堂沿眉的上沿推摩到太阳穴，反复操作 3 ～ 5 次。

（7）拇指按于鼻翼两侧的迎香穴，再从迎香穴推摩到颧髎并进行按揉。

（8）按揉水沟穴，并从水沟穴推摩到地仓穴，按揉 10 次。然后从地仓穴到承浆穴依次操作。最后用拇指从承浆穴沿下颌的边沿到耳门穴分推 5 次。

（9）从耳门用拇指向上经头维推摩到神庭穴，再从神庭穴向头维穴分推、按揉，并向下分推至耳门穴。

（10）用拇指从承浆穴向上进行分推，经迎香、四白、攒竹、整个前额部，分推 3 次。

（11）用大鱼际揉法，来回揉面颊部 3 次。

（12）梳理头皮，用五指的指面由前向后慢慢梳理 3 次。

（13）双拇指从神庭穴向上推摩到百会穴。从百会穴按揉到风池穴，两侧进行相同按揉。

（14）中指放在印堂穴，食指和无名指放在阳白穴，拇指和小指放在少阳胆经，用五指拿法拿五经，做 3 ～ 5 次。

（15）用指端击法，轻轻击打头部。

（16）按耳郭部，在耳部按揉神门穴，然后依次按揉耳穴中的肝、脾、心，最后搓捻耳垂，按揉整个耳郭。

2. 胸腹部常用按摩操作

（1）按揉肩井穴。用拇指进行按揉 30 次。

（2）拿揉肩部。四指在下拇指在上，拿肩井及肩部肌肉。

（3）配合受术者的呼吸点按膻中穴。

（4）分推胸胁部。双掌根放于天突穴，从天突穴向两胁沿着肋骨方向分推 3 ～ 5 遍，并沿任脉方向依次向下直至胸骨剑突，分推至章门穴。

（5）用中指加力按揉中脘穴 2 分钟。

（6）掌摩胃脘部，顺着胃经顺时针摩动。

（7）用分推法，以大鱼际在上脘穴部位沿腹部两侧向下分推，分推 3 遍。

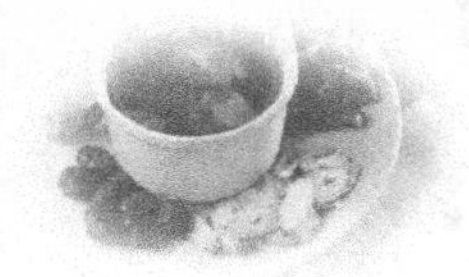

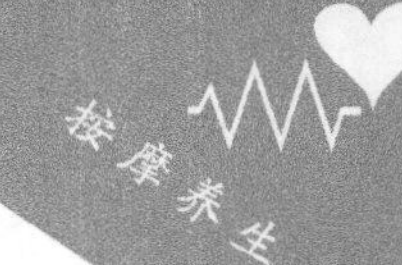

（8）按揉天枢穴 2 分钟，由轻到重，再点按 1 分钟，然后由重到轻放开按揉。

（9）按揉气海穴，用中指按揉，可双手加力按揉，由轻到重按揉。

（10）用双手从两侧慢慢拿起腹肌向上进行提拿，连续操作 3 遍，可先分别拿两侧，再拿中间，即腹肌的三线拿法。

（11）用掌摩法在肚脐周围沿顺时针方向由小到大进行摩动。

（12）直推腹三线（任脉及腹部两侧）：用手掌从鸠尾穴向下直推到关元穴，推 3 遍；再用双手从腹部两侧向下推。

3. 上肢部常用按摩操作

（1）点按肩髃穴、曲池穴、手三里，同时拿揉外关和内关、按揉合谷穴。

（2）拿揉手三阳经 3 ～ 5 遍，再拿手三阴经 3 ～ 5 遍。

（3）用㨰法在上肢部进行㨰动，外侧、内侧各㨰动 3 遍。

（4）摇肩关节（一手托肘关节，一手拿腕关节），先顺时针再逆时针各 30 次。

（5）摇肘关节（一手托肘关节，一手拿腕关节），先逆时针再顺时针各 30 次。

（6）摇腕关节（一手拿上臂部，一手拿手掌部），同时慢慢地拔伸。

（7）摇指关节（一手拿手掌部，一手拿手指），同时慢慢地拔伸，捻动每个手指后并拔伸。

（8）用拇指在手背进行推摩。

（9）在手掌从大小鱼际推摩到每个手指指尖，各 3 ～ 5 遍。

（10）搓上肢：双手夹住上肢部慢慢地搓动，搓动要快，移动要慢，上下反复操作。

（11）双手拿着手腕部，用抖法慢慢抖动手臂。

4. 下肢前侧常用按摩操作

（1）点按血海穴、膝眼、足三里、悬钟穴、三阴交穴、解溪穴、行间穴、太冲穴等。

（2）双手拿足三阳经和足三阴经。

（3）用㨰法，在大腿正面、外侧、内侧来回㨰动 3 ～ 5 遍。

（4）用揉法，用双拳相对分别在大腿内、外侧来回做揉动 3 ～ 5 遍。

（5）用拍法，在大腿正面、外侧、内侧来回拍打 3 ～ 5 遍。

（6）用推法，左手扶髂骨上沿，右手推右腿正面、外侧足三阳经、内侧各推 3 遍。

（7）摇法：屈膝，一手扶膝关节，一手拿住足踝部，进行环转摇动髋关节，顺、逆时针各做 3 ～ 5 遍；再摇动膝关节，摇动踝关节。

（8）推摩足背：来回推摩足背。

二、俯卧位操作

受术者于按摩场上采取俯卧位姿态，保持头颈部正直，将面部置于床头呼吸孔中以保持呼吸通畅，四肢放松，下肢伸直，上肢可根据操作手法需要置于身体两侧或头两侧。操作者按照颈肩部、腰背部、下肢后侧面的顺序依次操作。

1. 头颈肩部常用按摩操作

（1）点按百会穴 30 次、拿揉风池穴 3 ～ 5 次，按揉大椎穴、点肩颈穴按揉 30 次。

（2）拿五经。从神庭到风府到大椎穴，中指对督脉经，食指和无名指对膀胱经，拇指和小指对胆经，从前向后拿 3 ～ 5 遍，到风池穴进行拿法。

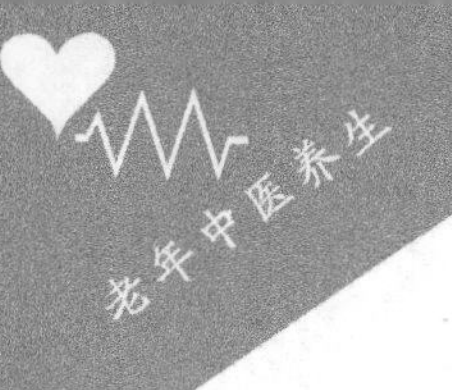

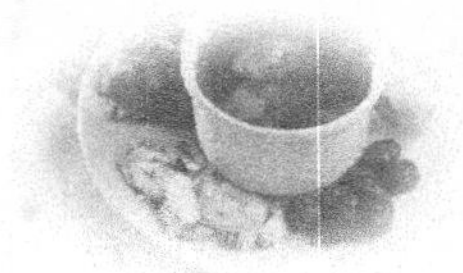

（3）抓头皮。由轻到重慢慢抓拿 3～5 遍，再用梳理手法梳理 3～5 遍。

（4）拿肩井和肩部肌肉。四指放前面揉肩井，从内向外拿揉 3～5 遍。

（5）滚肩部。用滚法双手交替来回操作 3～5 遍，再用掌跟按揉，然后用合掌击法轻轻击打 0.5～1 分钟。

2. 背腰部常用按摩操作

（1）按揉肺俞穴、心俞穴、肝俞穴、胆俞穴、脾俞穴、胃俞穴、肾俞穴、命门穴、大肠俞穴 1 分钟左右。

（2）按揉五线。沿膀胱经第一侧线、第二侧线、督脉经循行路线依次进行掌根按揉 3～5 次。

（3）滚五经。用滚法沿着五经操作。

（4）推腰背。先推督脉经，从大椎向下推到长强，来回推 3～5 次；再用双手沿膀胱经循行部位从上到下推 3～5 次。

（5）拍打腰背。由轻到重拍背腰部，肾区部位轻轻拍打，之后用双掌按揉进行放松。

（6）搓命门：双手搓热放于肾俞穴，来回做 2～3 遍，再用手掌擦法擦肾俞、命门及腰骶部。

3. 下肢后部常用按摩操作

（1）点按环跳穴、承扶穴，用双拇指或者肘尖由轻到重按压 1～2 分钟。

（2）滚下肢：从上至下进行 3～5 遍，重点在环跳穴、委中穴、跟腱部停留操作，每部位 1 分钟。

（3）用拇指按揉委中穴、承山穴 1 分钟。

（4）两手同时拿按昆仑穴 1 分钟。

（5）按揉涌泉穴 1 分钟。

（6）拿揉下肢后侧：从臀部进行拿揉，上下进行 3～5 遍，然后在大腿外侧、大腿内侧各进行 3 遍。

（7）用滚法在臀部及大腿后侧进行滚动，上下进行 3～5 遍，然后在大腿外侧、大腿内侧各进行 3 遍。

（8）用小鱼际或虚掌进行击打，上下进行 3～5 遍，然后在大腿外侧、大腿内侧各进行 3 遍。

（9）用直推进行来回推动，上下进行 3～5 遍，然后在大腿外侧、大腿内侧各进行 3 遍。

（10）活动膝关节。

（11）用双手抱揉大腿后侧。

4. 足部常用按摩操作

（1）点按涌泉穴 30 次。

（2）摇动踝关节。

（3）用拇指按揉足底，从足跟到足趾 3～5 遍。

（4）用拳眼慢慢叩击 3～5 遍。

（5）用擦法擦热足底。

三、侧卧位操作

让受术者采取侧卧位，将需要进行按摩的一侧暴露在上方。操作者依次按摩胸胯部及下肢外侧。

1. 滚下肢外侧

一手用滚法沿臀部、股后侧、小腿后外侧向下至足跟部操作。另一手可配合做髋关节的内旋、

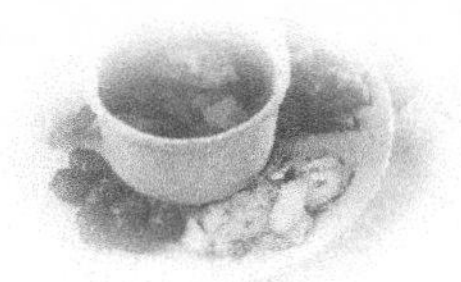

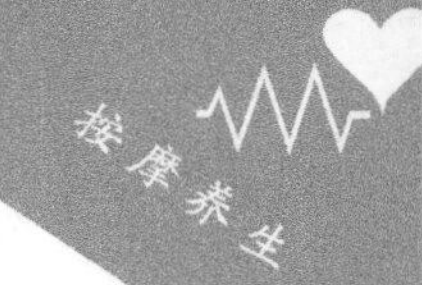

外旋及膝关节的屈伸活动，两手配合应协调。

2. 拇指按揉

用拇指按揉殷门穴、委中穴、承山穴等穴位，力度要适中，以有较为明显的酸胀感为度。

3. 肘按环跳穴

受术者侧卧位，下侧下肢伸直，上侧下肢屈髋屈膝，术者以肘部按压环跳穴，手法要沉重有力。

4. 掌根击法

受术者侧卧位，下侧下肢伸直，上侧下肢屈髋屈膝，术者以掌跟部叩击受术者臀部及下肢，手法要沉重有力。

小链接 9-1

老年常见病的保健按摩

1. 治疗高血压的穴位与指压法

在脚的大踇趾趾根上，有粗的横纹。在其中央是被称为“高血压点”的穴位。慢慢吐气，用两手的大拇指强力按压此处6秒钟。在两脚的穴位各做3次。一天请做10次。每月不间断地做此指压法一年，无论对多高的血压，都可有很显著的疗效。

2. 治疗低血压的穴位与指压法

在感到头重、头昏脑涨时，稍微强力地指压叫“百会”的穴位。“百会”在头的最上部的中心，将两手的中指置于其上，缓缓吐气，强力按压6秒钟，如此反复5次，血液循环会变得良好。另外，当全身慵懒、手脚冰冷、目眩、站着时头发晕时，在脚踝附近有两个穴位，可以达到效果。此穴位在脚踝的正后面。用大拇指及食指抓住这两个部位，以与前面同样的要领强力按压6秒钟，反复做20次。

3. 治疗慢性胃炎、胃痛的穴位与指压法

“中脘”是治疗胃肠病不可缺少的穴位，它位于胸骨下端和肚脐连线中央。指压时仰卧，放松肌肉，一面缓缓吐气，一面用指头使劲地压，6秒钟时将手离开，重复10次，就能使胃感到舒适。中脘指压法如果在胃痛时采用的话，效果更佳，它与过酸性和减酸性无关。过酸性的话，指压“阳陵泉”。它位于大小腿呈直角时外侧腓骨小头之下，刺激时一面吐气，一面压6秒钟，如此重复10次，会使制酸作用活泼，不会打酸嗝。对减酸性要指压“足三里”。指压要领同前，重复10次就可促进胃酸分泌，使胃感到舒服。如果弄错过酸性和减酸性，会产生反效果，因此必须多加注意。

4. 治疗便秘的穴位与指压法

先卧在床上，放松全身肌肉，在第4、5腰椎中间向左右二指幅处强压到稍有疼痛感。由于此处能刺激大肠，使大肠机能活泼，因此能治好任何便秘。指压时先深吸一口气，一面强压一面吐气，6秒钟后将离开，恢复自然呼吸，如此重复5～10次（请人代劳时，采用同样的呼吸法）。

5. 治疗风湿疼痛的穴位及指压法

治疗上半身疼痛，以指压“外关”和“内关”最有效。“外关”位于手腕横皱纹向上三指宽处。“内关”位于“外关”的反面。治疗下半身疼痛以指压“百里”最为有效。指压上述穴位时，必须左右交替，一面吐气，一面压6秒钟，如此重复10次，每天操作数次。如果患处肿胀、发炎的话，不可压患处，而只在患处附近缓缓地压即可。

6. 治疗肩膀肌肉僵硬、酸痛的穴位及指压法

能治疗肩膀僵硬、酸痛的穴位有三处。第一处是颈部左右的“天柱”。第二处是“肩井”。

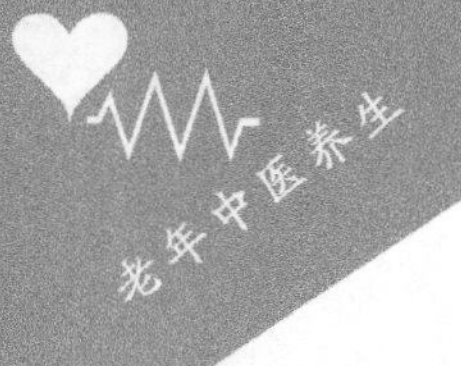

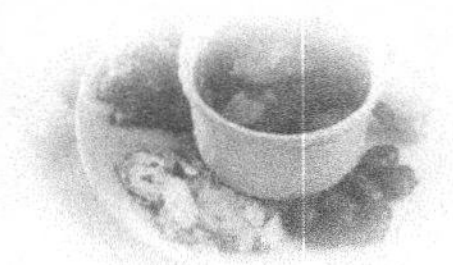

第三处是位于肩胛骨内侧，一压即疼，使情绪好转的“膏肓”。指压这三处穴位时，一面缓缓吐气，一面揉6秒钟，如此重复10次，就可治愈肩膀僵硬、酸痛。

7．治疗老花眼的穴位及指压法

眼睛是胃肠的穴道所支配，因此指压“胃肠点”既延缓身体老化，又预防眼睛老化。“胃肠点”位于手掌生命线的正中央。指压时一面缓缓吐气，一面压约6秒钟，每回做20次，每天做5回。指压左手对右眼有效，指压右手对左眼有效。采用相同要领指压后颈左右的穴位，此处穴位是有名的“眼点穴”和“天柱穴”。

8．治疗膀胱炎的穴位及指压法

首先将肚脐到耻骨连成一线，将线五等分，由下算起1/5处的穴位被称为“中极”。此穴不但能增强精力，对泌尿系统也有特效。指压时一面缓缓吐气，一面慢压6秒钟，如此重复20次。其次是指压脚底中央稍近趾侧凹处的“涌泉”，采用同样要领指压10次。指压治疗膀胱炎必须有耐性，要能持之以恒，才能使你脱离苦海。

9．治疗气喘发作的穴位及指压法

为防止气喘，在突出的第7颈椎下的“大椎”，在其左右2cm处有一被称为“治喘”凹洼附近的穴位，非常有效果。一面缓缓吐气，一面用力按压6秒钟，重复做3次，会使气喘舒适。在突然发作时，指压胸骨旁的“俞府”及“彧中”可达到效果。俞府是在锁骨正下面。以和前面同样的要领，稍微按压6秒钟。将此重复10次以上的话，发作会制止。

案例思考

案例：按摩治疗呃逆症

连续呃逆症，也称顽固性呃逆、膈肌痉挛，是消化系统疾病，多是由于精神紧张、饮食不当引起的。西医治疗方法分为非药物治疗和药物治疗两种：非药物治疗包括机械刺激法、音频电疗法、颈交感神经节封闭法、体外膈肌起博器法；药物治疗包括应用胃复安、氯丙嗪、东莨菪碱、利多卡因等药物。

中医多用推拿足三里治疗呃逆症，每每获效。患者女性，有慢性胃炎病史，继发顽固性呃逆，多与饮食有关，每次发病即呃逆频频，时间长达10余天之久，病程已有一年余，严重影响患者日常生活，妨碍进食、睡眠和工作。在医院确诊为膈肌痉挛，用西医治疗及转移病人注意力等方法未见成效。后来诊中医，见患者慢性病容，呃逆频作，呃声低沉，纳差倦怠，手足欠温，舌淡苔白，脉弱。证系脾胃阳虚，生化之源减少，升清降浊失常，胃中浊气上逆，必须导气肃降。用拇指指腹推按足三里穴位，手法由轻到重，推按10分钟许，当拇指着力重按穴位时，其呃逆立即消失。当晚睡眠安然，次早纳谷增进，从此养息而渐痊愈。

案例分析

呃 逆 症

呃逆症是膈肌和肋间肌等辅助呼吸肌的阵挛性不随意挛缩，伴吸气期门突然闭锁，空气迅速流入气管内，发出特异性声音，呃逆频繁或持续24小时以上，称为难治性呃逆，多发生于某些疾病。

中医学认为呃逆是由于胃气上逆所致，可分为胃寒证、胃热证、气滞证、阳虚证、阴虚证。足三里是“足阳明胃经”的主要穴位之一，是一个强壮身心的大穴，按摩足三里有调节机体免疫力、

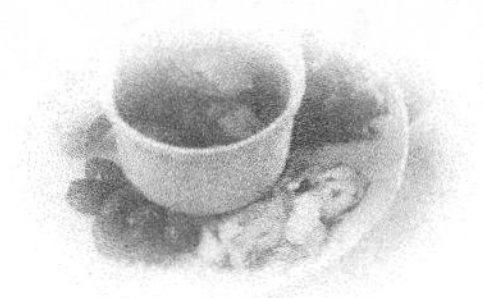
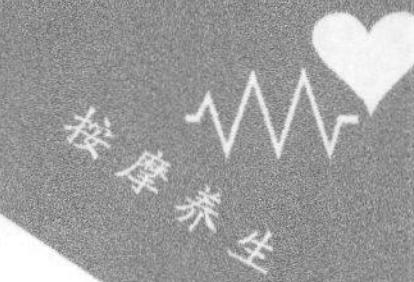

增强抗病能力、调理脾胃、补中益气、通经活络、疏风化湿、扶正祛邪的作用。

思考题：推拿按摩治疗顽症痼疾有何优势？

实践训练

情景模拟：两人一组，一人饰演患者，一人饰演教授者，双方充分交流后，教授者依次按照操作方法教授患者保健按摩操作。

操作过程：阅读下面的文字学习自我按摩保健操作方法，模拟时先讲授一遍操作要点，然后带领患者一起进行操作，双方操作时将感受详细反馈于对方，以助患者提高操作水平。按摩操作先从熨目开始，然后从上向下进行，最后摩涌泉。操作结束后两人交换角色。

自我按摩保健操作

一、熨目

《诸病源候论》云："鸡鸣以两手相摩令热，以熨目，三行，以指抑目。左右有神光，令目明，不病痛。"

具体做法：两手相摩擦，搓热后，将手掌放于两眼之上，这就是熨眼。如此反复熨眼3次。然后，用食指、中指、无名指轻轻按压眼球，稍停片刻。做烫目，宜在黎明时分。

功用：养睛明目，常做此法，可使眼睛明亮有神，而不生病痛。

二、摩耳

具体做法：两手掌按压耳孔，再骤然放开，连续做十几次。然后用双手拇指、食指循耳郭自上而下按摩20次。再用同样方法按摩耳垂30次，以耳部感觉发热为度。

功用：常做此法，可增强听力，清脑醒神。

三、按双眉

具体做法：用双手拇指关节背侧按摩双眉，自眉头至眉廓，经攒竹、鱼腰、鱼尾、丝竹空等穴。做时可稍稍用力，以自己感觉略有酸痛为度，可连续按摩5～10次。

功用：明目、醒神。

四、摩腹

具体做法：用手掌面按在腹上，先以顺时针方向，再以逆时针方向，各摩腹20次。立、卧均可。饭后，临睡前均可进行。

功用：饭后摩腹，有助于消化吸收；临睡前摩腹，可健脾胃、助消化，并有安眠作用。

五、捶背

捶背分自己锤打及他人捶打两种。

自己捶打：两腿开立，全身放松，双手半握拳，自然下垂。捶打时，先转腰，两拳随腰部转动，前后交替叩击背部及小腹。左右转腰1次，可连续做30～50次。叩击部位，先下后上，再自上而下。

他人锤打：坐、卧均可。坐时，身体稍前倾；卧时，取俯卧位，两臂相抱，枕于头下。捶打者用双拳沿脊背上下轻轻锤打，用力大小以捶击身体震而不痛为度。从上而下为一次，可连续打5～10次。

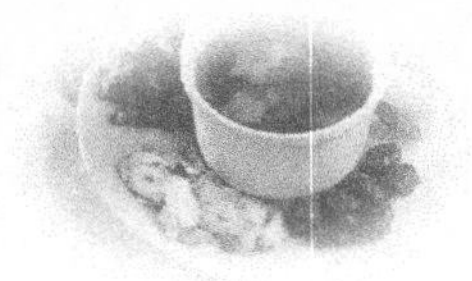

功用：背部为督脉和足太阳膀胱经循行之处，按摩、捶打背部，可促进气血运行，和调五脏六腑，舒筋通络，益肾强腰。

六、摩涌泉

具体做法：用左手拇指按摩右足涌泉穴；用右手按摩左足。按摩时，可反复摩搓 30 ～ 50 次，以足心感觉发热为度。此法适宜在临睡前或醒后进行。

功用：常摩涌泉穴，具有调肝、健脾、安眠、强身的作用。

知识拓展

常用穴位举隅

一、头面部

1. 神庭穴（督脉）

定位：前发际，正中直上 0.5 寸处。

主治：头痛，眩晕，目眩，惊悸，不眠。

2. 睛明穴（足太阳膀胱经）

定位：闭目，眼内眦的内上方 0.1 寸处。

主治：眼部疾病，面瘫。

3. 太阳穴（经外奇穴）

定位：颞部，眉梢与外眼角连线中点后 1 寸处的凹陷处。

主治：头痛，感冒，眼疾，面瘫。

4. 四白穴（足阳明胃经）

定位：目下 1 寸，眶下凹陷中。

主治：赤目肿痛，面疾痉挛，口眼㖞斜，头痛，目眩，眼痛。

5. 人中穴（督脉）

定位：鼻唇沟上 1/3 与下 2/3 交点处。

主治：癫痫，中风昏迷，牙关紧闭，腰脊强痛，口眼㖞斜，惊风。

二、上肢及颈肩部

1. 合谷穴（手阳明大肠经）

定位：位于第一、二掌骨之间，手背面，第二掌骨桡侧中点。简便取穴法：将拇指指关节掌侧横纹置于拇、食指间指蹼缘，屈拇指尖处即是。

主治：头痛，感冒，发烧，咽喉肿痛，齿痛，目赤肿痛，面神经麻痹，手指痉挛，臂痛，半身不遂，耳聋。

2. 手三里（手阳明大肠经）

定位：在曲池下 2 寸。

主治：面瘫，下牙痛，痄腮，上肢麻木、麻痹、不遂，肘挛不伸，腹痛，腹泻等。

3. 曲池穴（手阳明大肠经）

定位：在肘外辅骨，肘骨之中，肘横纹外侧端。

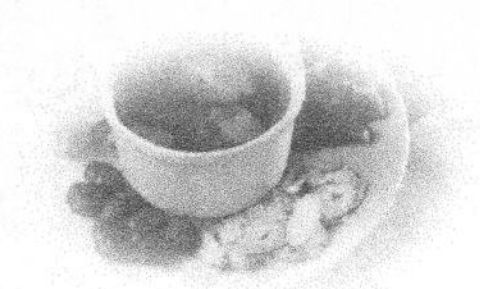

主治：咽喉肿痛，齿痛，目赤痛，发烧，手臂挛痛，上肢不遂，中风偏瘫，肘痛，月经不调，高血压，过敏性疫病。

4. 风池穴（足少阳胆经）

定位：项后枕骨下侧，斜方肌上端与胸锁乳突肌之间凹陷处。

主治：头痛，眩晕，颈项强痛，感冒，中风，耳鸣，耳聋，热病，目赤痛。

5. 风府穴（督脉）

定位：后发际正中直上 1 寸处。

主治：头痛，项强，眩晕，咽喉肿痛，中风不语，半身不遂。

三、腰背部

1. 肺俞穴（足太阳膀胱经）

定位：第三胸椎棘突下，旁开 1.5 寸处。

主治：咳嗽、气喘、胸痛、胸满、骨蒸潮热、盗汗、消渴、腰背疼痛。

2. 心俞穴（足太阳膀胱经）

定位：第五胸椎棘突下，旁开 1.5 寸处。

主治：心痛、心悸、心烦、失眠、健忘、咳嗽、咯血、盗汗、肋间神经痛、背痛。

3. 肝俞穴（足太阳膀胱经）

定位：第九胸椎棘突下，旁开 1.5 寸处。

主治：黄疸、胸肋胀满、吐血、失眠、多梦、胃痛、肋间神经痛、腰脊疼痛、月经不调。

4. 胆俞穴（足太阳膀胱经）

定位：第十胸椎棘突下，旁开 1.5 寸处。

主治：黄疸、口苦、饮食不下、胸肋痛、吐血、目赤、目眩、脊背疼痛。

5. 胃俞穴（足太阳膀胱经）

定位：第十二胸椎棘突下，旁开 1.5 寸处。

主治：胃脘痛，胸肋痛，腹胀，肠鸣，呕吐，脾胃虚弱，完谷不化。

四、胸腹部

1. 中脘穴（任脉）

定位：脐上 4 寸，腹正中线上。

主治：胃痛，呕吐，吞酸，腹胀，饮食不化，肠鸣，泄泻，黄疸，便秘，脾胃虚弱。

2. 神阙穴（任脉）

定位：脐窝正中。

主治：中风虚脱，腹胀，腹泻，脱肛，四肢厥冷，脐周腹痛，水肿。

3. 天枢穴（足阳明胃经）

定位：肚脐旁 2 寸处。

主治：绕脐疼痛，呕吐，腹胀，泄泻，月经不调，痛经，水肿，急慢性胃炎。

4. 气海穴（任脉）

定位：脐下 1.5 寸处，腹正中线上。

主治：小腹疼痛，水谷不化，腹胀，便秘，阳痿，遗精，遗尿，月经不调，痛经，中风脱症。

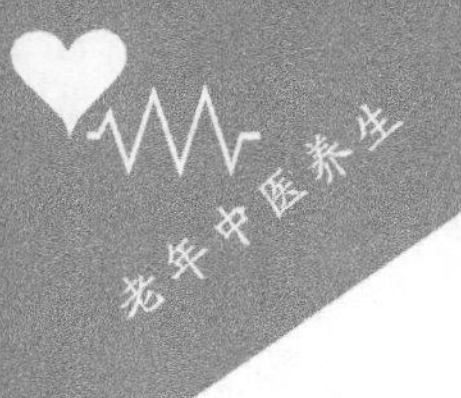

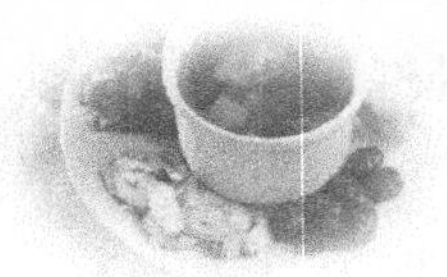

5. 关元穴（任脉）

定位：脐下 3 寸，腹正中线上。

主治：小腹疼痛，腹泻，消渴，阳痿，遗精，月经不调，痛经，遗尿，带下，中风脱症。

五、下肢部及足部

1. 太溪穴（足少阴肾经）

定位：足内踝高点与跟腱之间的凹陷处。

主治：头痛，目眩，咽喉肿痛，齿痛，耳聋，耳鸣，气喘，消渴，月经不调，遗精，阳痿，尿频，腰脊痛。

2. 三阴交穴（足太阳脾经）

定位：足内踝上 3 寸，胫骨内侧后缘处。

主治：腹胀，肠鸣，消化不良，纳呆，失眠，高血压，妇科病，遗精，阳痿，遗尿，水肿，小便不利，神经性皮炎。

3. 足三里穴（足阳明胃经）

定位：膝眼下 3 寸，胫骨前缘外一横指处。

主治：胃痛，恶心，呕吐，消化不良，腹痛，腹胀，泄泻，便秘，半身不遂，下肢麻痹，关节炎，高血压。

4. 血海穴（足太阳脾经）

定位：髌骨内缘上方 2 寸，股内侧肌隆起处。简便取法：以掌心置于髌骨中心，拇指向大腿内上方呈 45° 角，指端是穴。

主治：月经不调，痛经，闭经，膝关节疼痛，腿痛，皮肤瘙痒症（湿疹）。

5. 涌泉穴（足少阴肾经）

定位：足底中线前 1/3 与后 2/3 交接处，足趾屈时足底前呈凹陷处。

主治：偏正头痛，头晕，目眩，咽喉肿痛，便秘，高血压，中风昏厥，小儿发烧。

课后练习

1. 书面作业：查阅资料，书写一篇按摩治疗缓解常见病的操作方法和注意事项的作业。
2. 复习本单元按摩养生内容。
3. 练习自我保健按摩手法。

拓展阅读

学生自己查阅相关资料，进行学习。

1. 推荐书籍：《厘正按摩要术》。
2. 相关新闻：按摩在美国大受推崇。
3. 影视故事：《推拿》。

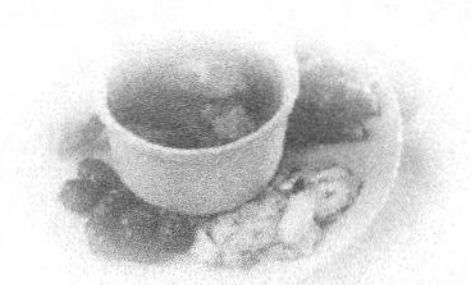

学习单元十　药 物 养 生

学习目标

知识目标

了解中药养生的原则、作用和常用药茶、药酒及膏滋，掌握中药养生的原则、常用中药、方剂的功效与主治。

能力目标

应用中药养生的方法帮助老人养生保健、缓解病痛。

素质目标

运用药物养生的方法正确指导老人进行养生保健，培养敬老、爱老、为老人服务的理念。

药物养生，即指运用中药以养生保健、防治疾病、延年益寿的方法。通常人们认为药物是治疗疾病的，养生只与非药物疗法有关，而与药物关系不大，其实不然，用之得当，中药在养生方面也大有作为。

情景导入

高奶奶今年已经有85岁了，虽然身体还算健康，没有什么大病，但是小毛病不断，头晕、心慌、失眠、尿频、腰腿疼、没劲儿……“都是老毛病啦，医院说了，没什么好办法，到了这个年纪也不算什么了”，奶奶嘴上虽然这么说，但是心里还是希望有办法能缓解一下。为此她也吃了不少保健品，虽然感觉有改善，可后来听说保健品里面可能有激素，吓得把它们都扔了。偶然一次机会，她听到别人说起自己正在吃中药，效果不错，高奶奶一想，中药都是用了几千年的自然药物，肯定里面不会有什么激素，不妨一试。看病的中医大夫给奶奶诊断为“肾阳虚证”，推荐她回家吃桂附地黄丸。“这么小小的药丸能治好我的老毛病吗？”将信将疑中，高奶奶按照医嘱坚持服用了两个月，结果出乎她的意料，逢人便说：“我现在，晚上也不起夜了，一觉睡到天亮，做梦都比以前少，睡觉好了，心脏也不慌了，腿也不像以前那么重了，上楼梯都比以前轻快！调理这些老毛病，还得吃中药！”

模块一　中药养生的源流、作用与原则

一、中药养生的源流

千百年来，历代医家不仅发现了许多养生的保健药物，而且也创造出不少行之有效的方剂，积累了丰富的经验，为人类的健康长寿做出了巨大贡献。如成书于东汉时代的《神农本草经》，共载中药365种，分为上、中、下三品，其中上品药物为补养之品，计120种，多具有补益强身、抗老防衰之功效，提倡以药物增强身体健康，如人参、黄芪、茯苓、地黄、杜仲、枸杞子等，均为强身保健之品。

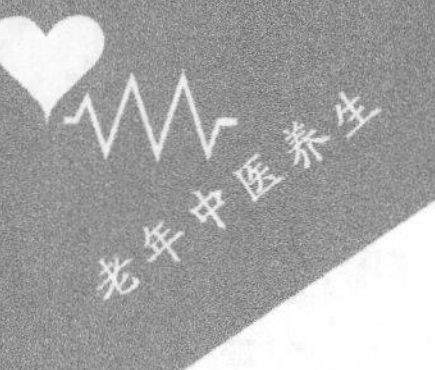

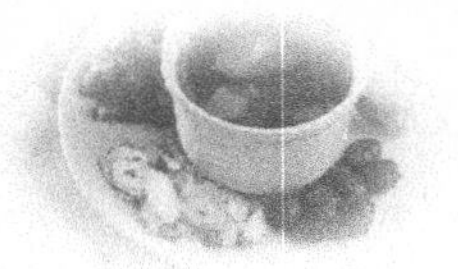

宋金元时期全面整理了前代本草文献，取得了一定的成就。金元医家和养生家根据阴阳五行等理论对药物的性味功用等多有发明，使其既适用于疾病辨治，又有利于防病保健。例如寇宗奭编撰的《本草衍义》中，根据体质和疾病选择相应性味的药物，指出只有明了药性，有的放矢，方可收到治病、保健的目的。此外，张元素的《珍珠囊》、李杲的《用药法象》、朱震亨的《本草衍义补遗》等，对此多有发挥，更切适用。

《寿亲养老新书》提出：老年人医药调治应采取“扶持”之法，即用温平、顺气、补虚和中、促进食欲之方来调治，切不可峻补猛泻，这些原则是符合老年人的生理特点的。张子和提倡祛邪扶正，认为祛邪即所以扶正，邪去则正气自安，反对唯人参、黄芪“为补”的狭隘观点，他的养生保健的思想核心是“君子贵流不贵滞”。

我国对本草的研究至明代已具有相当的基础。明代医家李时珍勤求古训，博采诸家，共收集本草药物 1892 种，著成《本草纲目》一书。《本草纲目》不仅是对明代及明代以前本草著作的集大成者，也是养生本草的总结，全书有不少药物养生的记载。

新中国成立后，尤其是 20 世纪八九十年代，中医界对药物养生的作用极其重视，对宫廷医药中的药物养生做了大量的研究。

这些文献为后世养生家、医家探讨养生的药物，开阔了思路，提供了可贵的经验。

二、中药养生的作用

1. 扶正固本

中医的药物养生，特别重视中药对人体正气的扶持作用，尽管病理状态有虚实之分，但发病的根本原因在于正气的虚弱，所谓“正气存内，邪不可干”“邪之所凑，其气必虚”，所以运用中药扶持正气，可以调动机体的一切积极因素，增强抗病能力，以防止病邪的侵袭或及早驱邪外出。

2. 补虚泻实

《中藏经》中指出：“其本实者，得宣通之性必延其寿；其本虚者，得补益之情必长其年。”用方药延年益寿，主要在于运用药物补偏救弊，调整机体阴阳气血出现的偏差，协调脏腑功能，疏通经络血脉。而机体的偏颇，不外虚实两大类，应本着“虚则补之，实则泻之”的原则，予以辨证施药。虚者，多以气血阴阳的不足为其主要表现。在方药养生中，即以药物进补，予以调理，气虚者补气，血虚者养血，阴虚者滋阴，阳虚者壮阳，补其不足而使其充盛，则虚者不虚，身体可强健而延年。实者，多以气血痰食的郁结、壅滞为主要表现。在方药养生方面，即以药物宣通调理，气郁者理气，血瘀者化瘀，湿痰者化湿，热盛者清热，寒盛者驱寒，此为泻实之法，以宣畅气血、疏通经络、化湿导滞、清热、驱寒为手段，以达到行气血、通经络、协调脏腑的目的，从而使人体健康长寿。

3. 调和阴阳

中医学认为，人之所以长寿，全赖阴阳气血平衡，这也就是《素问·生气通天论》中所说的：“阴平阳秘，精神乃治。”运用方药养生以求益寿延年，其基本点在于调和阴阳，调整阴阳的偏盛偏衰，使其复归于“阴平阳秘”的动态平衡状态。这正如清代医家徐灵胎所说：“审其阴阳之偏胜，而损益使平。”可以说，“损益使平”便是方药养生的关键，即调和阴阳的具体体现。

三、中药养生的原则

药物养生的具体应用应着眼在补、泻两个方面。用之得当，在一定程度上可起到益寿延年的作用。

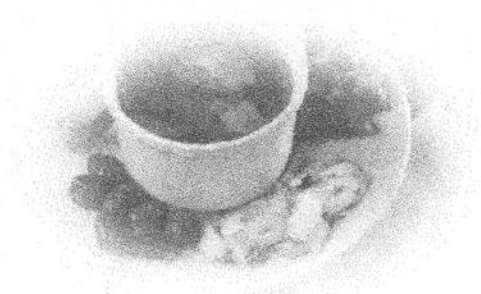

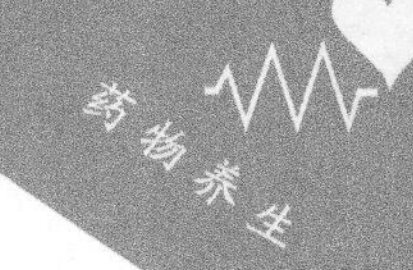

但药物不是万能的，如果只依靠药物，而不靠自身锻炼和摄养，毕竟是被动的、消极的。药物只是一种辅助的养生措施，在实际应用中应掌握如下原则。

1. 预防在先

古代医家提倡“治未病”。“治未病”包含了“未病先防”和“既病防变”两个方面。未病先防，即指在疾病未发生之前，采取各种有效措施，消除致病因素，做好预防工作；既病防变，即指已经得病，争取早期治疗，以防止疾病加重与恶化，促使其好转。养生的目的也在于此。

譬如老年人体温调节功能降低，在夏季天气酷热时，可事先服用防暑降温的药物，避免中暑；患有支气管哮喘的人，可以夏天在背部腧穴贴膏药，预防秋冬哮喘的发作。

2. 补益适度

进补的目的在于谐调阴阳，宜恰到好处，不可过偏。过偏则反而成害，导致阴阳新的失衡，使机体遭受又一次损伤。例如，虽属气虚，但一味大剂补气而不顾及其他，补之太过，反而导致气机壅滞，出现胸、腹胀满，升降失调；虽为阴虚，但一味大剂养阴而不注意适度，补阴太过，反而遏伤阳气，致使人体阴寒凝重，出现阴盛阳衰之候。所以，补宜适度，适可而止，补勿过偏，这是进补时应注意的又一原则。

3. 实者当泻

药物养生固然是年老体弱者、益寿延年的辅助方法，以补虚为主亦无可厚非。然而，标虚而本实者也并不少见。只谈其虚而不论其实，亦未免失之过偏。恰如徐灵胎所说：“能长年者，必有独盛之处，阳独盛者，当补其阴。”“而阳之太盛者，不独当补阴，并宜清火以保其阴。”“若偶有风、寒、痰、湿等因，尤当急逐其邪。”

体盛邪实者，得宜泻通利方可使阴阳气血得以平衡。但在养生调摄中，亦要注意攻泻之法的恰当运用。不可因其体盛而过分攻泻，攻泻太过则易导致人体正气虚乏，不但起不到益寿延年的作用，反而适得其反。故药物养生中的泻实之法，以不伤其正为原则，力求达到汗毋大泄，清毋过寒，下毋峻猛。在实际应用中，应注意以下几点：①确实有过盛壅滞之实者，方可考虑用攻泻之法。②选药必须贴切，安全、有效。③药量必须适当，恰如其分。④不可急于求成，强求速效。

4. 缓图功效

衰老是个复杂而缓慢的过程，任何益寿延年的方法，都不是一朝一夕即能见效。药物养生也不例外，不可能指望在短时期内依靠药物达到养生益寿的目的。因此，用药宜缓图其功，要有一个渐变过程，不宜急于求成。若不明此理，则欲速不达，非但无益，抑且有害。这是药物养生中的应用原则，也是千百年来历代养生家的经验之谈，应该予以足够的重视。

5. 照顾脾肾

人体健康长寿很重要的条件是先天禀赋强盛，后天营养充足。脾胃为后天之本，气血生化之源，机体生命活动需要的营养，都靠脾胃供给。肾为先天之本，生命之根，元阴元阳之所在，肾气充盛，机体新陈代谢能力强，衰老的速度也缓慢，正因如此，益寿方药的健身防老作用，多立足于固护先天、后天，即以护脾、肾为重点，并辅以其他方法，如行气、活血、清热、利湿等以达到强身、保健的目的。

模块二　常用延年益寿药物

具有强身健体、延年益寿作用的药物很多，历代本草及医家著述都有不少记载，这类药物一般都有

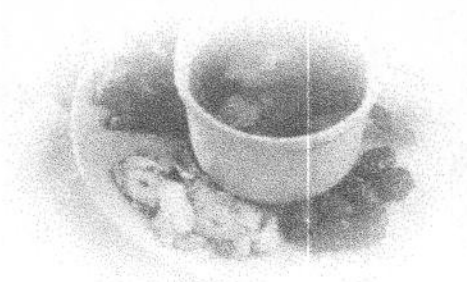

强身补益的作用，同时又可以起到治疗疾病的作用，即有病祛病、无病强身，可单独服用，也可配方使用。

一、补气类

含义：凡具有补气作用，以治疗气虚证为主的药物，称为补气药。

气虚证是脏腑组织机能减退所表现的证候，常由久病体虚，劳累过度，年老体弱等因素引起。补气药性味多甘温或甘平，能补益脏腑之气，特别是肺、脾之气，故多归脾、肺二经。部分药物同时还能补心气、补肾气、补元气。

1. 人参

味甘微苦，性温。《神农本草经》谓其："主补五胜，安精神""明目开心益智，久服轻身延年"。本品可大补元气，生津止渴，对年老气虚，久病虚脱者，尤为适宜。

人参一味煎汤，名独参汤，具有益气固脱之功效，年老体弱之人长服此汤，可强身体，抗衰老。人参切成饮片，每日噙化，可补益身体，防御疾病，增强机体抵抗能力。

现代研究证明，人参可调节网状内皮系统功能，其所含的人参皂苷确实具有抗衰老作用。

2. 白术

性温，味苦、甘。归脾、胃经，有健脾益气、燥湿利水、止汗、安胎之功。《神农本草经》谓其"气味甘温，无毒，治风寒湿痹、死肌、痉疸，止汗、除热、消食"。因此可用于脾虚食少、腹胀泄泻、痰饮眩悸、水肿、自汗、胎动不安等病证。

现代研究证明，白术具有明显而持久的利尿作用，并能加速体内葡萄糖的同化而降低血糖，另外能够促进造血、促进蛋白质合成，并有一定的抗肿瘤效果。

3. 灵芝

性平，味甘。归心、肺、肝、肾经。《神农本草经》把灵芝列为上品，谓紫芝"主耳聋，利关节，保神益精，坚筋骨，好颜色，久服轻身不老延年"；谓赤芝"主胸中结，益心气，补中，增智慧不忘，久食轻身不老，延年成仙"。灵芝可用于虚劳、咳嗽、气喘、失眠、消化不良等。

现代研究证明，灵芝可改善心肌缺血，促进血清、肝脏及骨髓的蛋白质与核酸的合成，抗氧化、延缓衰老，抗炎、抗肿瘤，并有保肝作用。

4. 黄芪

味甘，性微温。本品可补气升阳，益卫固表，利水消肿，补益五脏，久服可壮骨强身，治诸气虚。清宫廷保健，多用黄芪补中气，益荣血。

现代研究表明，黄芪可增强机体抵抗力，调整血压及免疫功能，有性激素样作用，可改善冠状循环和心脏功能。同时证明，黄芪具有延长某些原代细胞和某些二倍体细胞株寿命的能力。这都是对黄芪具有抗衰老作用的很好说明。

二、养血类

含义：以滋养营血，纠正营血亏虚为主要功效，常用于治血虚证的药物，称为养血药。

适应证：广泛用于各种血虚证。

药性特点：甘温质润，入心、肝血分。

1. 何首乌

味苦甘涩，性温。《开宝本草》谓其："益气血，黑髭鬓，悦颜色。久服长筋骨，益精髓，延

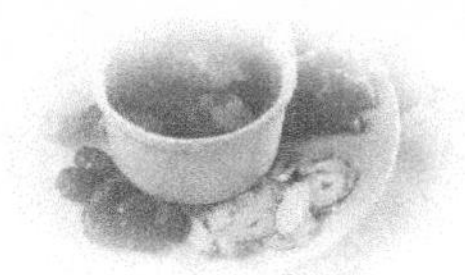

年不老。”本品具有补益精血，涩精止遗，补益肝肾的作用。明代医家李中梓云：“何首乌老年尤为要药，久服令人延年。”

何首乌一般多为丸、散、煎剂所用，可水煎、酒浸，亦可熬膏，与其他药物配伍合用居多。

现代研究认为，何首乌含有蒽醇类、卵磷脂、淀粉、粗脂肪等。而卵磷脂对人体的生长发育，特别是中枢神经系统的营养起很大的作用，且其对心脏也可起到强心的作用。另外，何首乌能降低血脂，延缓动脉粥样硬化的形成。由此可见，何首乌的益寿延年作用是通过强壮神经，增强心脏机能，降低血脂，缓解动脉硬化等作用，增强人体体质的。

2. 熟地黄

味甘，性微温。《本草纲目》谓其：“填骨髓，长肌肉，生精血，补五脏内伤不足，通血脉，利耳目，黑须发。”本品有补血滋阴之功，对血虚、肾精不足者，可起到养血滋阴、益肾填精的作用。

现代研究证明，本品有很好的强心、利尿、降血糖作用。

3. 龙眼肉

味甘，性温。《神农本草经》谓其：“久服强魂聪明，轻身不老。”本品具有补心脾，益气血之功。

现代研究证明，龙眼肉的成分内含有维生素 A 和 B、葡萄糖、蔗糖及酒石酸等，对神经性心悸有一定疗效。

4. 当归

性温，味甘、辛，归肝、心经，有补血活血、调经止痛、润肠通便之功。

《日华子诸家本草》载其“破恶血，养新血及主癥癖、肠胃冷”。故临床适于血虚萎黄、眩晕心悸、月经不调、经闭痛经、虚寒腹痛、肠燥便秘、风湿痹痛、跌扑损伤、痈疽疮疡。

近代研究证明，当归具有对子宫平滑肌的兴奋、抑制双向调节作用，还能降低血脂、改善心律失常、抗血栓形成，并有一定的消炎效果，另外对神经系统的疾病也有一定效果。

三、补阳类

含义：凡以补助阳气，纠正阳气虚衰的病理偏向为主要作用，常用以治疗阳虚证的药物，称为补阳药。

功效主治：补肾阳为主，主要用于肾阳虚之畏寒肢冷、腰膝酸软、阳痿早泄、宫冷不孕、尿频遗尿、白带清稀、苔白脉迟等，亦可用于脾肾阳衰之腹泻及肺肾两虚的虚喘。

药性特点：补阳药味多甘、咸或辛，性皆温热，多归肾经。

1. 肉苁蓉

性温，味甘、咸。归肾、大肠经。肉苁蓉具有补肾阳，益精血，润肠通便的功效。《神农本草经》将其列为上品，谓其“主五劳七伤……养五脏，强阴，益精气……久服轻身”。《神农本草经》谓其“养五脏，益精气”，《药性论》云：“益髓，悦颜色，延年。”本品有补肾助阳，润肠通便之功效。男子肾虚阳痿，女子冲任失调以及老人、产后、病后肾虚精亏、肠燥便秘等病证均可适当选用。

现代研究证明，肉苁蓉含有列当素、微量生物碱类、有机酸类物质，具有激素样作用和性激素样作用，还有降压、强心、强壮、增强机体免疫力等作用。本品能显著增加脾脏和胸腺的重量，明显增强腹腔巨噬细胞的吞噬能力，增加溶血素和 PFC 值，提高淋巴细胞转化率和迟发性超敏反应指数，使 cAMP/cGMP 比值升高，增强腹腔巨噬细胞吞噬功能，还能增强下丘脑－垂体－卵巢促黄体功能，激活肾上腺、释放皮质激素，起到一定程度的抗衰老作用。

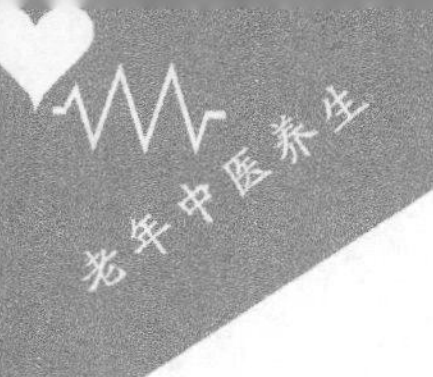

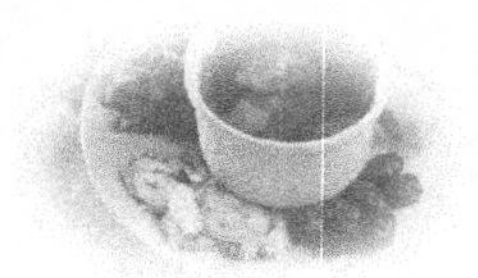

2. 巴戟天

性温，味辛、甘。归肝、肾经。巴戟天有补肾助阳、强筋壮骨、祛风除湿之功效。《神农本草经》载其“主大风邪气，阳痿不起，强筋骨，安五脏，补中增志益气”。其适用于肾虚阳痿、遗精早泄、少腹冷痛、小便不禁、宫冷不孕、风寒湿痹、腰膝酸软等病证。

现代研究证明，巴戟天具有肾上肾皮质激素样作用，有较明显的抗疲劳作用，并能抑制小鼠胸腺萎缩及增加其血中白细胞数，起到消炎效果，并有显著降压、安定与利尿作用。

3. 鹿茸

味甘咸，性温。《神农本草经》谓其：“益气强志，生齿不老。”《本草纲目》云：“生精补髓，养血益阳，强筋健骨。”本品具有补肾阳、益精血、强筋骨之功效。阴虚火旺患者及肺热、肝阳上亢者忌用。

现代研究证明，鹿茸含鹿茸精，系雄性激素，又含磷酸钙、碳酸钙的胶质，以及软骨及氯化物等。鹿茸能减轻疲劳、提高工作能力，改善饮食和睡眠，可促进红细胞、血红蛋白、网状红细胞的新生，促进创伤骨折和溃疡的愈合，是一种良好的全身强壮药物。

4. 补骨脂

性温，味辛、苦。归肾、心包、脾、胃、肺经。补骨脂有补肾助阳、纳气平喘、温脾止泻之功效。《神农本草经疏》谓其“以其能暖水脏，补火以生土，则肾中真阳之气得补而上升，则能腐熟水谷，蒸糟粕而化精微，脾气散精上归于肺，以荣养乎五脏，故主五脏之劳，七情之伤所生病”。其适用于肾阳不足、下元虚冷所致的腰膝冷痛、阳痿遗精、尿频、遗尿，肾不纳气之虚喘不止，脾肾两虚之大便久泻，以及白癜风、斑秃、银屑病等。

现代研究证明，补骨脂对由于组胺引起的气管收缩有明显舒张作用，对粒细胞的生长有促进作用，进而显著增强机体免疫功能，还对多种出血症（如子宫、牙龈、鼻出血）均有止血作用，除此以外还有明显的抗衰老作用。

四、滋阴类

含义：凡以补阴滋液，生津润燥为主要功效，常用以治阴虚证的药物，称为滋阴药。

阴虚证多发生于热病后期及慢性病证，多见肺阴虚、胃阴虚、肝阴虚和肾阴虚。

滋阴药常分为两类：一为生津补液类，一为滋阴益精类。

1. 枸杞子

味甘，性平。《神农本草经》谓其：“久服坚筋骨，轻身不老。”《本草经疏》曰：“枸杞子，润血滋补，兼能退热，而专于补肾，润肺，生津、益气，为肝肾真阴不足，劳乏内热补益之要药。老人阴虚者十之七八，故取食家为益精明目之上品。”本品具有滋肾润肺、平肝明目之功效。

现代研究证明，枸杞子含有甜菜碱、胡萝卜素、维生素 B_1、核黄素、烟酸、抗坏血酸、钙、磷、铁等成分，具有抑制脂肪在肝细胞内沉积，防止脂肪肝，促进肝细胞新生的作用。

2. 桑椹

味苦，性寒。《本草拾遗》云：“利五脏、关节，通血气。久服不饥……变白不老。”《滇南本草》谓其：“益肾脏而固精，久服黑发明目。”本品可补益肝肾，有滋阴养血之功。

将桑椹水煎，过滤去滓，装于陶瓷器皿中，文火熬成膏，兑适量白蜜，贮存于瓶中。日服 2 次。每次 9 ～ 15g（一二汤匙），温开水调服，具有滋补肝肾、聪耳明目之功能。

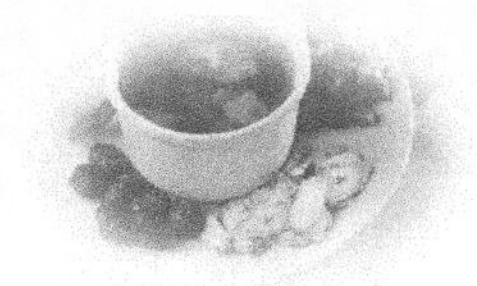

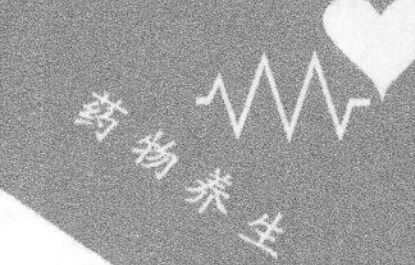

现代药理研究证明，桑椹的成分含有葡萄糖、果糖、鞣酸、苹果酸（丁二酸）、钙质、无机盐，维生素 A、D 等，临床上用于贫血、神经衰弱、糖尿病及阴虚型高血压。

3. 沙参

南沙参性凉，味甘、微苦；归肺，肝，脾经。北沙参性凉，味甘、苦、淡；归肺，胃，脾经。两者均有润肺止咳、养胃生津之功效，温病后或秋季燥伤津液，可适当选用。《本草从新》谓其“专补肺阴，清肺火，治久咳肺痿”。《饮片新参》载其“养肺胃阴，治劳咳痰血”。南沙参偏重于清肺祛痰，北沙参偏重于养胃生津，同中有异，应予以重视。

现代研究证明，沙参能使其血压稍微上升、呼吸加强，并有较强的祛痰作用，另外对皮肤真菌有一定的抑制作用。

4. 麦冬

性微寒，味甘、微苦。归心、肺、胃经。麦冬有养阴生津、润肺清心的功效。《神农本草经》谓麦冬“久服轻身，不老不饥”，可用于心阴虚、心烦心悸以及胃热津亏、口渴引饮等。

现代研究证明，麦冬可能使梗死后心肌营养血流量增加，缺血缺氧的心肌细胞较快获得修复与保护，致使心肌 cGMP 和 cAMP 的释放减少，从而降低血浆中的含量，而使两者比值恢复平衡，同时合用小剂量硫酸镁对心梗后心律失常有一定预防作用。

模块三　常用延年益寿方剂

一、温阳补气类

1. 人参固本丸——《养生必用方》

成分：人参，天门冬，麦门冬，生地黄，熟地黄，白蜜。

功效：益气养阴。

主治：气阴两虚，气短乏力，口渴心烦，头昏腰酸。

2. 大茯苓丸——《圣济总录》

成分：白茯苓，茯神，大枣，肉桂，人参，白术，细辛，远志，石菖蒲，干姜，甘草，白蜜。

功效：补中益气，健脾散寒。原书云：“服之去万病，令人长生不老。”

主治：五脏积聚气逆，心腹切痛，结气腹胀，吐逆食不下，姜汤下；羸瘦，饮食无味，酒下。

3. 神仙饵茯苓延年不老方——《普济方》

成分：白茯苓，白菊花，松脂。

功效：健脾利湿，清热明目。原书云：服此药“百日颜色异，肌肤光泽，延年不老”。

主治：脾虚便溏，头昏眼花。

4. 仙术汤——《和剂局方》

成分：苍术，枣肉，杏仁，干姜，甘草，黄、白盐。

功效：温中健脾。原书云：“常服延年，明目。驻颜，轻身不老。”

主治：脾胃虚寒，痰湿内停。

二、滋阴养血类

1. 益寿地仙丸——《圣济总录》

成分：甘菊，枸杞，巴戟天，肉苁蓉，白蜜（春秋枸杞、菊花加一倍，冬夏苁蓉、巴戟天加一倍）。

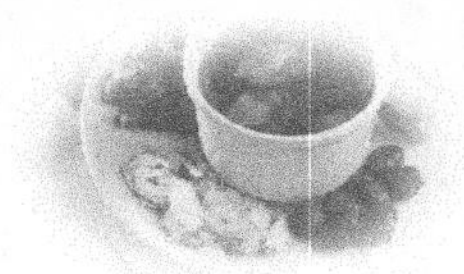

功效：补肾清肝。原书云：“久服清头目，补益丹田，驻颜润发。”

主治：老年人肾虚，目花耳鸣，大便秘结。

2. 彭祖延年柏子仁丸——《千金翼方》

成分：柏子仁，蛇床子，菟丝子，覆盆子，石斛，巴戟天，杜仲，天门冬，远志，天雄，续断，桂心，菖蒲，泽泻，薯蓣，人参，干地黄，山茱萸，五味子，钟乳，肉苁蓉，白蜜。

功效：益肾填精。

主治：体虚、肾衰、记忆力减退等。

3. 乌麻散——《千金翼方》

成分：纯黑乌麻，量不拘多少。

功效：补肾润燥。原书云：“久服百病不生；常服延年不老，耐寒暑。”

主治：老年肾虚津亏，肌肤干燥，大便秘结。

4. 胡桃丸——《御药院方》

成分：胡桃仁（捣膏），破故纸，杜仲，萆薢。

功效：补肾气，壮筋骨。

主治：老年人肾气虚衰，腰膝酸软无力。

三、兼补类

1. 延寿丹——《丹溪心法》

成分：天门冬，远志，山药，巴戟天，柏子仁，泽泻，熟地黄，川椒（炒），生地，枸杞，茯苓，覆盆子，赤石脂，车前子，杜仲（炒），菟丝子，牛膝，肉苁蓉，当归，地骨皮，人参，五味子，白蜜。

功效：滋肾阴、补肾阳。《医学正传》所载之延寿丹出自《备急千金要方》，无车前子、赤石脂，有鹿茸、菖蒲、大茴香。并云：“治诸虚百损，怯弱欲成痨瘵，及大病后虚损不复，凡人于中年后常服，可以却疾延年。”

主治：治疗老年人腰酸腿软，头晕乏力，阳痿尿频。

2. 十全大补汤——《寿世保元》

成分：人参，白术，白茯苓，当归，川芎，白芍，熟地黄，黄芪，肉桂，麦门冬，五味子，炙甘草，生姜，大枣。

功效：健脾益肾。

主治：治老年气血衰少，倦怠乏力，能养气益肾，制火导水，使机关利而脾土健。

3. 神仙巨胜子丸——《奇效良方》

成分：巨胜子，生地，熟地黄，何首乌，枸杞子，菟丝子，五味子，枣仁，破故纸（炒），柏子仁，覆盆子，芡实，广木香，莲花蕊，巴戟天（去心），肉苁蓉，牛膝，天门冬，韭子，官桂，人参，茯苓，楮实子，天雄，莲肉，川续断，山药，白蜜或大枣。

功效：滋肾填精，温补肾阳。原书云：“安魂定魄，延长寿命，添髓驻精，补虚益气，壮筋骨，润肌肤。”“耳聋复聪，眼昏再明。服一月元脏强盛；六十日发白变黑；一百日容颜改变，目明可黑处穿针，冬月单衣不寒。”

主治：肾阴阳虚衰，腰痛腿软，畏寒肢冷，尿频便溏。

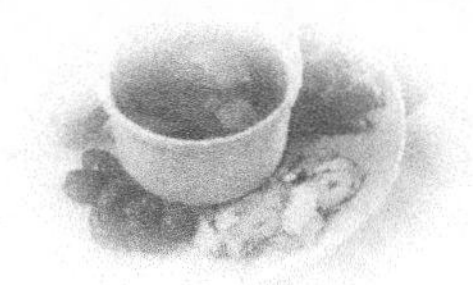

4. 还少丸——《奇妙良方》

成分：山药，牛膝，远志（去心），山萸肉，楮实，五味子，巴戟天，石菖蒲，肉苁蓉，杜仲，舶茴香，枸杞子，熟地黄，白蜜，大枣。

功效：补益肾气。

主治：可大补真气虚损，肌体瘦，目暗耳鸣，气血凝滞，脾胃怯弱，饮食无味等。

模块四　养生药茶、药酒与膏滋

一、药茶

药茶，是将中药粉碎成粗粉或切割成小段、细丝，以沸水冲泡或加水稍稍煎煮后，像饮茶一样供人使用，是防病保健的中药剂型之一，如图 10-1 所示。

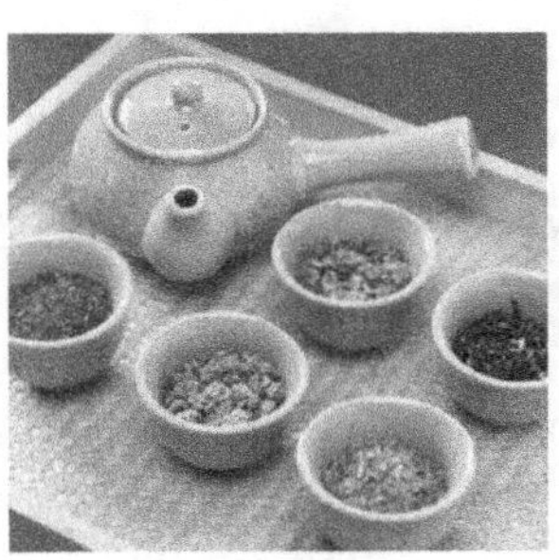

图 10-1　药茶

1. 药茶的特点

汤剂是中药最常用的以种制剂，它和药茶一样，具有制作简便、有效成分溶出量大，澄明度高，服用后易被机体吸收，作用迅速等优点。但是，煎汤剂程序烦琐，如果方法不当，则可使有效成分挥发、分解和破坏。另外，火候太过或加水太少，则易导致糊锅；当药液温度在 30 ～ 40℃时，药物中含有的酶的活性很强，其有效成分，特别是皂苷类成分在酶的作用下发生分解，使药物的有效成分含量减少，疗效降低，甚至丧失。相比之下，中药茶剂具有以下特点：

（1）取材容易，使用方便：药茶用料简单易得，很多是常用食物，如苏叶、葱、姜等，还有一些或可在药店中买到，或可自采、自种，如金银花、菊花、荷叶等。药茶在使用上保留了传统茶叶的特点，即大多数药茶只要用沸水冲泡即可，十分方便。

（2）配方加减灵活，程序简便：药茶配方保留了中医辨证论治的特色，人们可以根据饮茶者的具体状况灵活加减配方。其操作灵活，程序简便，饮服方便，更适应现代工作、生活节奏加快的发展趋势。

（3）可提高某些药材的利用率：有些药物制成药茶较汤剂更为适宜，利用率更高，如含挥发性成分的药材，菊花、苏叶等；不宜久煎的药物，桑叶、番泻叶等。

（4）有效成分溶出充分且损耗较少：药物切细后，表面积与溶媒的接触面增加，易使有效成分溶出；中药茶剂一般以茶杯等为容器，保温性能好，一般能使水温维持在 80 ～ 95℃，这样也可保证有效成分的充分溶出。浸泡药物时，以沸水为溶媒，可将其中的酶迅速杀灭，避免了有效成分的分解和破坏。

（5）可重复浸泡，疗效持久：尤其是某些慢性病患者，经长时间饮服药茶后，其有效成分在体内可持续达到治疗标准，起到汤剂不能达到的效果。如泌尿系结石患者，持续多次饮服药茶后，能加大药液对结石的冲刷力，有利于结石的缩小和排出。

（6）可减轻患者服药的精神负担：中药汤剂因其剂量大，味多苦涩，患者服药时往往较痛苦，难以接受。药茶则是以茶的形式出现，患者乐于饮用，并可不拘时间，随时泡服。

2. 药茶服用注意事项

（1）根据病情和自身耐受情况合理选用药茶，用量适宜。

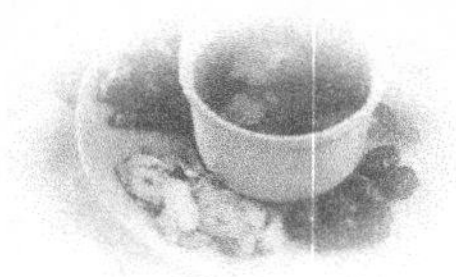

（2）饮用以趁热为宜，现制现服为佳，忌煎汤后隔数日饮服。

（3）制作茶块或茶饼应趁热，以防温度过低使黏性减弱，不易成形。并应尽量缩短制作时间，防止放置过久而腐败变质，夏季更应注意。

（4）由于药茶所用容器体积小，溶媒及药量少，所以不宜使用药质蓬松、剂量大的药物制剂。此外，也不宜使用有毒药物及有效成分难溶于水的药物。

（5）药茶的饮用时间视药茶的性质和疾病的状况而定。如发汗解表药茶宜温饮顿服，不拘时间，以微微出汗为度，不可大汗淋漓，以免虚脱；补益药茶宜在饭前服用，使之充分吸收；对胃肠道有刺激性的药茶应在饭后服用，以减轻对胃的刺激；泻下药茶宜早晨空腹服用，使之充分吸收，并注意观察服药后大便的次数、色质等，如泻下次数过多，可食冷粥即止；安神药茶宜在临睡前服用；防疫药茶宜在流行季节前选用；保健药茶或治疗慢性病的药茶，服用应经常化和持久化。

小链接10-1

常用药茶介绍

1．枸杞龙眼茶

原料：枸杞5g，龙眼肉3g，绿茶3g，冰糖10g。

用法：用前二味药的煎煮液300mL泡茶、糖饮用。

功效：滋肾补心，安神。

主治：阴血不足心悸、失眠、多梦。

2．地麦茶

原料：生地5g，麦冬3g，天冬3g，绿茶3g。

用法：用250mL开水冲泡后饮用，冲饮至味淡。

功效：清热生津。

主治：热病后伤津，口烦渴、汗出，消渴。

3．归芪枣茶

原料：当归5g，黄芪5g，大枣3枚，花茶3g。

用法：用前几味药的煎煮液350mL泡茶饮用，冲饮至味淡。

功效：养血补气。

主治：气血虚弱，神倦、疲乏、咽干；月经不调、经量少；产后气血亏损；病久不愈，气血枯竭；免疫功效低下；再障贫血；气虚低热。

4．首乌芍茶

原料：何首乌5g，白芍3g，绿茶3g。

用法：用前二味药的煎煮液300mL泡茶饮用。可不用茶。

功效：益肝肾，养心血。

主治：肝肾不足，心血亏损，虚烦不眠、心悸不宁、头晕耳鸣；高血压、脑动脉硬化属肝肾阴虚者。

5．白芍钩藤茶

原料：白芍5g，钩藤3g，绿茶3g。

用法：用250mL开水冲泡后饮用，冲饮至味淡。

功效：柔肝清热，平肝息风。

主治：肝阳偏亢之眩晕、高血压、目赤。

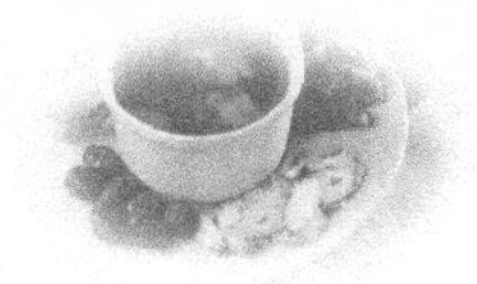

二、药酒

1. 酒的医疗保健作用

中医学认为，酒为“百药之长”（《汉书·食货志》），性味甘苦辛，大热有毒，主行药势、散风活血、通脉行气；杀百邪毒、驱虫辟瘴、消冷坚积、祛寒气；和血脉、养脾气、厚肠胃、润皮肤、散湿气；主治风寒痹痛、筋脉挛急、胸痹心腹痛等病证。

西医学认为，酒精是一种中枢神经系统的抑制剂，可加强某些兴奋性神经突触的功能和直接扩张血管，可使胃黏膜血流量增加，大剂量可明显损伤胃黏膜。长期大量饮酒，会造成酒精蓄积而导致中毒，出现胃黏膜损伤及酒精引起的肝细胞膜脂质过氧化损伤。因此，《中国居民膳食指南》提出：“如饮酒，应适量。”健康人无饮酒习惯者，无须为了所谓养生、保健而饮酒，如为药用，应在医生指导下适量饮用。

2. 药酒的特点

药酒是药和酒结合，酒不仅自身有一定的医疗保健作用，而且还是药材中有效成分的良好溶剂（见图 10-2）。药酒中的有效成分优于汤药、丸药、片剂等。

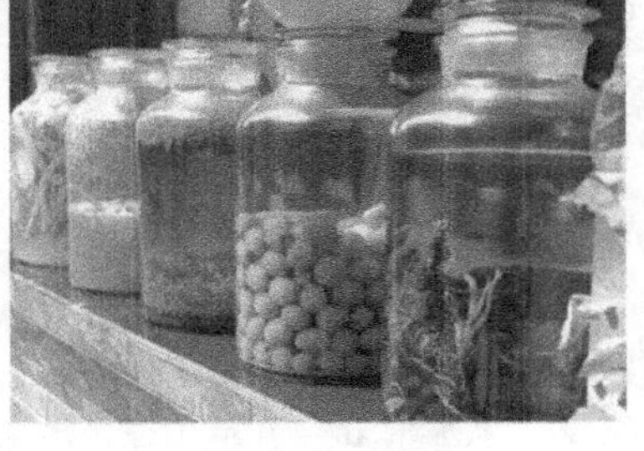

图 10-2　药酒

（1）药酒的有效成分含量高，杂质少，可减少服用剂量，而且药酒苦涩味小，口味较好，可根据个人口味选择白酒、黄酒、米酒及其酒精度。

（2）药酒可直接被肠壁吸收，通过血液循环周流全身，直达病所，药效发挥快，疗效好，可用于很多常见病、多发病。

（3）药酒可一次制备，长期保存，免去天天煎药的麻烦。

但药酒由于剂型特殊，也存在着局限性，特别是以白酒为基酒的药酒，某些情况下是不宜饮用的。

3. 禁忌证

（1）有禁忌证者：肝炎患者、胃及十二指肠溃疡患者、浸润性或空洞性肺结核患者、癫痫患者、心功能不全患者、慢性肾衰竭患者、某些皮肤病患者、对酒精过敏者。

（2）不宜与以白酒为基酒的药酒同时服用的药物：中枢神经抑制剂，如苯海拉明、巴比妥类药物；精神镇静剂，如安定、利眠宁、扑尔敏、苯海拉明、氯丙嗪、赛庚啶、安乃近等；治疗糖尿病的胰岛素、优降糖、降糖灵等；降压药，如肼苯达嗪、优降宁等；利尿药，如速尿、利尿酸、氯噻酮等；阿司匹林和磺胺类药物。凡服用苯乙肼、异丙烟肼、异氨甲苄肼、苯环丙胺等抑制剂后，若再服用药酒，可因酒的作用，增加毒性，引起呼吸抑制而昏迷，甚至死亡。在服用灭滴灵、呋喃坦啶，硫酸胍乙啶等药物后，应禁用药酒，否则易产生呕吐、头昏、头痛等副作用。

（3）儿童、青少年和妊娠期、哺乳期妇女不宜饮用以白酒为基酒的药酒。

（4）中医学认为下列情况不宜服用药酒：①凡阴虚血热、口干舌燥、五心烦热、骨蒸劳嗽、盗汗及各种出血症患者，禁饮药酒。②凡阴虚阳盛、阳强易举、多梦滑精以及小便黄浊、大便燥结、发热等实热证之患者忌用药酒，特别是壮阳之类的药酒更应慎用。③凡痰黄黏稠、痰多、实热喘嗽、胃脘胀满、身沉困重等湿热之证患者及痰湿盛者，严禁用药酒治疗。④妇女月经过多者，若服用活血类药酒时，要慎用。⑤血证、呕吐、淋证等患者也不宜服用。

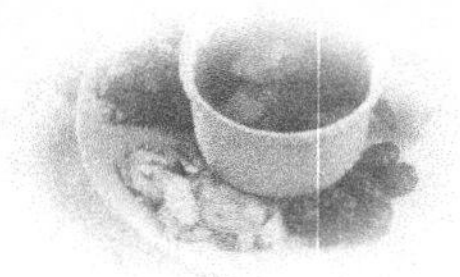

4. 药酒的正确服用

（1）酒量小者初饮用时可兑适量冷开水冲淡饮服，待适应后再按原量服用。

（2）老年人服用药酒，应注意饮用后有无不良反应，如醉酒、呕吐、心跳加快、眩晕、血压升高等，如出现则应停服，或在医务人员指导下服用。

（3）为了充分发挥药酒功能，减少不良反应，要注意药酒服用时间：饭前服，一般指饭前10～60分钟服为宜。饭后服，可在饭后15～30分钟饮用，因这时胃中有食物，可减轻酒精对胃的刺激。空腹服，是为了使药物迅速进入胃肠道，并快速、充分吸收；睡前服，指睡前15～30分钟服用，能帮助入眠。

（4）服用药酒时，应将所服剂量倒入汤匙内或其他容器里，不宜用嘴直接对着药酒瓶饮用，以免用量不当或污染瓶口而降低疗效、缩短贮存期。

小链接 10-2

常用药酒介绍

1. 王益酒

配方：蜜炙黄芪250g，生、炒白术各100g，熟地黄250g，枸杞子250g，玉竹250g，白酒1500mL。

功用：补气养血，滋阴补肾。

用法：每次10～20mL，每日1次，临睡前饮用。

药材功效解析：此酒力缓，久饮对先天、后天不足有不可估量的疗效，主治诸虚百损，体弱无力，头晕目眩，胃纳不佳，腰膝酸软，男子阳痿、早泄，女子月经不调，崩漏带下，以及慢性盆腔炎等症。

2. 乌须酒

配方：何首乌500g，白首乌500g，胡桃肉90g，枸杞子60g，莲子肉90g，全当归60g，生姜汁20g，蜂蜜90g，细曲300g，生地120g，麦冬30g，糯米5kg。

功用：补肾养肝，益精血。

用法：每次10～20mL，每日3次，将酒温热，空腹服用。

药材功效解析：此酒功效为补肾养肝，主治因肝肾精血不足而导致的腰膝酸软，体乏无力，精神萎靡，食欲不振，面色憔悴，须发早白，大便秘结等症。

3. 当归红花酒

配方：当归30g，红花20g，丹参15g，月季花15g，米酒1500mL。

功用：理气活血，调经养血。

用法：每次15～30mL，每日2次，将酒温热空腹服用。

药材功效解析：当归：补血活血，止痛润肠，治疗血虚，又可用于痛经。丹参、红花：活血祛瘀，通经止痛，养血安神，为调经之要药。月季花：疏肝解郁，活血调经。此酒有理气活血，调经养血之功效，主治月经不调、痛经等症。

4. 乌梢蛇酒

配方：乌梢蛇1条，酒500mL。

功用：祛风通络，攻毒。

用法：每次10～20mL，每日3次。

药材功效解析：乌梢蛇：性味甘、平；无毒，能祛风湿，通经络。此酒主治风湿痹痛，肌肤麻木，骨、关节结核，小儿麻痹症，麻风，皮疹搔痒，疥癣，破伤风。

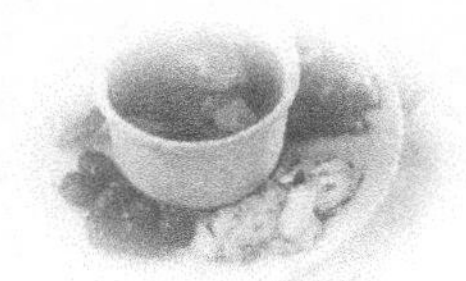

5．大风引酒

配方：制附子16g，枳实20g，泽泻20g，陈皮20g，茯苓20g，防风20g，大豆100g（原方有甘草），水1000mL，米酒1000mL。

功用：祛风利湿止痛。

用法：每日服1份，3份为1疗程。

药材功效解析：制附子：回阳补火，散寒除湿止痛。防风：祛风胜湿。泽泻、茯苓：利湿健脾。枳实、陈皮：理气化湿。大豆：活血，利水，祛风，解毒。此酒有祛风利湿止痛的功效，主治风湿痛，遍身胀满。因制附子之毒性，可小量服之，观察效果，再酌加至治疗量。

三、膏滋

1．膏滋的定义

内服膏滋是医生根据患者体质、病情等，按照君、臣、佐、使原则，选择单味药或多味药配合组方，并将方中的中药饮片经2～3次煎煮，将滤汁混合，加热浓缩，或再加入某些辅料，如阿胶、鹿角胶等胶质药材，或白糖、冰糖、蜂蜜等，而后收膏而制成的一种较稠厚、半流质或半固体的制剂，如图10-3所示。

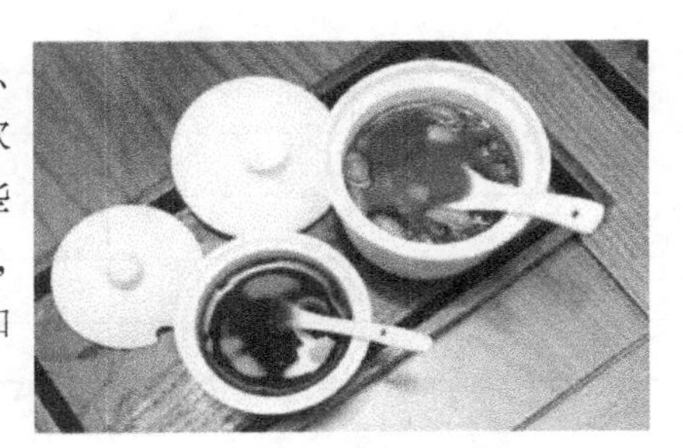

图10-3　膏滋

2. 膏滋的作用及适用范围

膏滋适用范围广泛，主要可用于正气不足、正虚邪恋、老年体弱者调养以及健康人的日常养护。膏滋具有增强人体免疫力、抗衰老、扶正祛邪、美容养颜等多种作用。此外，膏滋中的蜂蜜不仅可以缓和药性，还有一定滋养作用。

由于膏滋中多含有大量补益药物包括动物胶及蜂蜜等，儿童应慎用，避免出现性早熟。

3. 开方原则

（1）辨证论治，实证忌补：膏滋的开方原则和中药汤剂一样，都要遵循整体观念、辨证论治的原则。依据个体化原则，一人一方，辨证论治。一般情况下，膏滋方以扶正为主，兼以驱邪，但大都是针对正虚邪恋而言。邪实的患者忌补，一般不用膏滋，而是先用汤剂等祛邪。

（2）调理脾胃，补而勿过：膏滋方中的药物以补益药物居多，但在应用的过程中要注意补而勿过。滋腻碍胃，大量补益药物易阻碍脾胃运化功能，特别是对于脾胃虚弱的人来说，补益太过反而造成脾胃运化失常。因此，膏滋方中需注意配伍砂仁、陈皮、山楂等和胃导滞、助消化的药物。

（3）开路优先，定方在后：由于膏滋方一般用药量较大，服用时间较长，一旦用药不当，患者服用起来难以产生应有的效果，且浪费了药物。所以，服用膏滋一定慎重。一般来讲，服用正式的膏滋前，往往需服用开路方。所谓开路方又称探路方，是指医生开具膏方前，先请患者服用一段时间的汤剂，通过开路方祛除病邪，使病情趋于和缓，调理脾胃功能，并借此了解患者对辨证用药是否适应。经过服用开路方，能让膏滋方辨证更准确，取得更好的治疗效果。

4. 膏滋的服用方法

膏滋一年四季均可服用，但以冬季最多。服用时间多在冬至前一周至立春前。

膏滋的服用方法可分为冲服、调服、噙化3种。冲服是取适量的膏滋（一般每次取1汤匙，20～30mL）放入容器中，冲入白开水、搅匀，使膏滋溶化后服下；调服是把胶质黏稠的膏滋（一

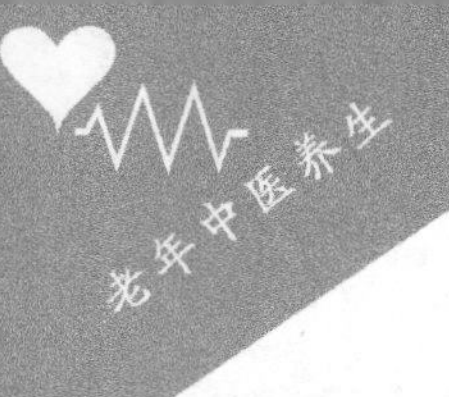

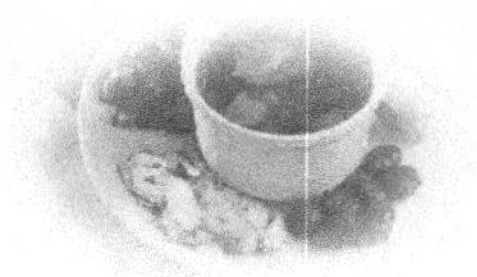

般含有阿胶、鹿角胶等胶体）放入容器中，加入黄酒或白开水，或者加入熬好的中药汤剂，隔水加热、炖化，调匀后服下；噙化，又称含化，是将膏滋含在口中溶化，缓慢咽下，治疗慢性咽喉炎的膏滋常用噙化法。临床需要根据具体膏滋的情况和患者的病情，决定选用哪种服用方法。

取膏滋的汤勺应专用，最好不要更换。盛取膏滋的时候，要先将取膏滋的汤勺洗净、消毒、烘干。如果汤勺带菌，或者带有水分，或者不注意清洁卫生，边吃边取，导致水分及细菌进入膏滋中，会使膏滋被污染，容易霉变。

5. 膏滋的服用时间

根据不同病情，膏滋的服用时间有所差别，一般可以分为空腹服、饭前服、睡前服等几种，见表 10-1。

表 10-1　膏滋的服用

服用时间	膏滋作用	具体时间
空腹服	下焦虚损病	空腹
饭前服	胃肠道病	饭前 1 小时
饭后服	上焦心肺病	饭后 30 分钟
睡前服	养心安神	睡前

6. 膏滋的服用剂量

膏滋的服用剂量要根据患者病情、身体情况以及药物的具体性质决定。一般每天服用 2 次，每次服用膏滋 1 汤匙（20 ～ 30mL）。根据不同情况，调整服用剂量。

服用膏滋期间，如遇伤风感冒、胃肠道疾病或其他急性病时，应暂停服用，等上述急性疾病治愈后再继续服用。同时，在服用膏滋阶段，应注意忌口，生冷、油腻、辛辣刺激性食物均不宜食用。

7. 服用膏滋时常见问题处理

（1）由于膏滋方中常含有大量补益类药物，所以服用膏滋方后，常有患者出现腹胀、食欲减退等消化系统症状，这种情况常由患者脾胃虚弱或者存在湿邪中阻等导致。遇到这种情况，需要将服用的膏滋减量，同时配合服用运脾化湿的方剂，增强脾胃功能，以帮助消化。

（2）部分患者服用膏滋后会出现腹泻，应考虑所服膏滋方是否过于滋腻，方中是否含有泻下作用的药物等。此时可暂停或减量服用膏滋，同时配合服用健脾助运的中药进行调理。待患者消化功能恢复正常，不再腹泻后继续服用。

（3）服用膏滋后如出现牙龈出血、鼻衄、面红目赤等“上火”情况，在排除其他因素后，应分析膏滋药物是否过于温燥，或者患者是否体质偏热。此时可减量服用膏滋，同时用清热泻火中药煎汤冲服膏滋，即与膏滋方共同组成复方。如有化燥伤阴的现象，应停止服用膏滋，并酌情给予养阴生津的药物进行调养。如属于过食辛辣造成的上火，需要叮嘱患者注意饮食清淡，可以配合服用梨汁、银耳百合羹等以清热养阴。

（4）膏滋中经常含有参茸类的药物，患者服用此类药物后可能会出现兴奋、多汗、失眠等症状，此时可暂停服用此类膏滋，待上述症状消失后再继续服用。再次服用应先从小剂量服用开始，看患者是否适应，如可以适应，考虑逐渐加量服用；如果反复尝试后仍出现上述症状者应停服，说明此膏滋可能不适合该患者，或者患者虚不受补。并在未来开膏滋方的时候加以注意，先用开路方调理。

（5）如果服用膏滋方过程中出现过敏情况，例如皮肤瘙痒、荨麻疹等，应停止服用膏滋，给予

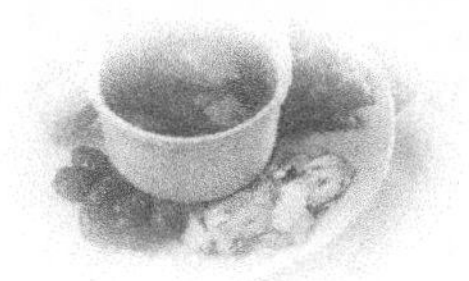

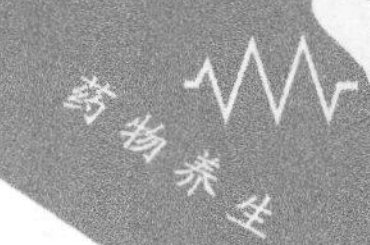

抗过敏治疗。该膏滋不宜继续使用。

（6）服用膏滋方时突发急性疾病，或服用后舌苔厚腻者，应暂停服用膏滋。急性病患者待急性病好转后再继续服用。舌苔厚腻者往往是膏滋过于滋腻造成，应配合服用中药汤剂调理气机，运脾化湿，待症状好转后再继续服用。如果反复出现舌苔厚腻等症，应考虑用理气运脾汤剂调服膏滋。

小链接 10-3

常用膏滋介绍

1. 琼玉膏

配方：人参 1200g，生地黄 8000g，白茯苓（去黑皮）2450g，白蜂蜜 5000g。

用法：每次 10 ～ 30mL，每日 2 次，温开水送服。

功用：补气补血，填精补髓，适用于中老年人平时保健。

2. 参芪蜜膏

配方：党参、黄芪各 500g，蜂蜜适量。

用法：每次 10 ～ 15mL，每日 2 次，温开水送服。

功用：补中益气，适用于气虚体弱、食少便溏、眩晕、发热、水肿、自汗等。

3. 洋参龙眼膏

配方：西洋参 30g，龙眼肉 250g，麦冬 150g，炒枣仁 120g，炼蜜适量。

用法：每次 30g，每日 2 次，温开水冲服。

功用：益气养阴，适用于冠心病心绞痛、入夜尤甚、夜寐不宁等。

4. 五味子膏

配方：五味子 250g，蜂蜜适量。

用法：每次 2 汤匙，每日 2 次，温开水送服。

功用：养肝益肾，生津涩精，适用于肺肾两虚所致的干咳无痰、口渴喘息、自汗、盗汗、遗精、遗尿等。

5. 秋梨膏

配方：秋梨 20 个，红枣 1000g，鲜藕 1500g，鲜姜 300g，冰糖 400g，蜂蜜适量。

用法：早晚随意服用。

功用：清肺降火，止咳化痰，润燥生津，除烦解渴，适用于虚劳咳嗽、口干津亏、虚烦口渴、酒精中毒等。

案例思考

案例：博尔特的法宝

牙买加史上最著名的田径巨星当属博尔特，他保持着人类史上最快的纪录。博尔特的师弟布雷克也是世锦赛 100m 冠军，同时也是伦敦奥运会 100m 和 200m 亚军。在博尔特之前，牙买加人的短跑领袖是鲍威尔，他在博尔特之前两次创造世界纪录。牙买加人的短跑巨星远不止这些。1948 年的安瑟•温特、1952 年的赫伯•麦肯利、1968 年的雷诺克斯•米勒都是牙买加人的奥运英雄。博尔特的偶像是在 1976 年蒙特利尔奥运会上夺得 100m 亚军和 200m 冠军的唐•夸里，他也是史上第一个同时拥有 100m 和 200m 两项世界纪录的运动员。

有关牙买加人"为什么跑得这么快"的理论研究数不胜数，专家们把奇迹归功于多种多样的理由：肌肉类型、生存环境、历史传统、食物结构和狂热氛围等。还有一种说法是，牙买加人惊世骇俗的奔跑

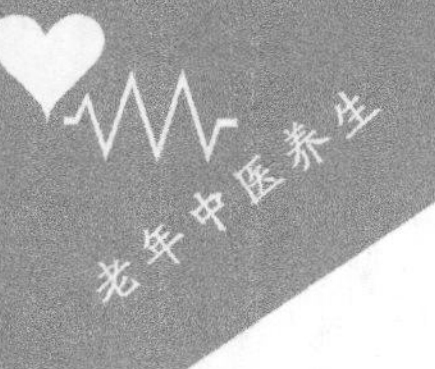

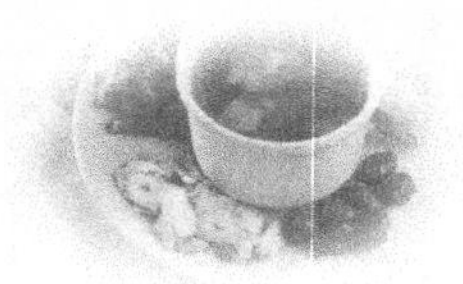

速度和他们的饮食结构有着密切关系。博尔特的父亲曾公开感谢山药带来的力量："博尔特就是吃老家特里洛尼的山药长大的，是山药造就了他今天的成就。"许多人可能会对这个说法一笑置之，但确有不少牙买加人相信，正是他们的块根类蔬菜和草药铸就了飞人的成功。牙买加的山药生长在特里洛尼，这个地方因为山药而著名，每年都有成千上万的山药从这里出口。

案例分析

山药的功效

光吃山药就能拿金牌确实不够准确，但山药的营养和药用价值是被经验证实了的。据古籍记载，多食山药有"聪耳明目""不饥延年"的功能，对人体健康非常有益，而民间也流传山药对于调理生理能力、病后虚弱体质、妇女产后调养、小孩强健体魄都有显著效果。

山药味甘、性平，入肺、脾、肾经；不燥不腻；有健脾补肺、益胃补肾、固肾益精、聪耳明目、助五脏、强筋骨、长志安神之效。山药含有淀粉酶、多酚氧化酶等物质，有利于脾胃消化吸收功能；含有多种营养素，有强健机体，滋肾益精的作用；含有皂苷、黏液质，有润滑、滋润、益肺的作用；含有黏液蛋白，有降低血糖的作用；含有大量的黏液蛋白、维生素及微量元素。

山药可主治脾胃虚弱、倦怠无力、腹胀、食欲不振、久泄久痢和长期腹泻等病证；治疗气喘、咳嗽、痰多、皮肤赤肿等病；治疗腰膝酸软、下肢痿弱、多尿、遗精早泄、带下白浊等病证。其适宜于糖尿病患者、慢性肾炎患者和病后虚弱者，具有镇静作用，有助于抗肝昏迷。山药生熟食用效果不同，鲜品多用于虚劳咳嗽及消渴（糖尿病），而炒熟食用治脾胃、肾气亏虚。

思考题：日常饮食中，还有哪些常见食物可以起到药食两用的效果？

实践训练

情景模拟：两人一组，双方充分交流后，操作者根据自身情况选择药茶养生方案。

操作过程：以下面药茶制作的方法为例，课下自行准备食材、用具进行练习。

药茶的制作

一、槐芽茶的制作

1. 原料的制备和选择

嫩槐芽 500g，冲洗干净，备用。

2. 制作方法

（1）将嫩槐芽上锅蒸 10 分钟，蒸熟。

（2）将蒸过的槐芽用烘干机烘干后，粉碎成粗末，过 14 ～ 20 目筛。

3. 成品储存

将制好的槐芽茶粉末用防潮性能好的锡纸分剂包装，贮于阴凉干燥处即可。

4. 操作注意事项

制成的槐芽茶要求无结块，细粉较少。

5. 煎茶

（1）择水：古人认为烹茶用水，山泉水最佳，因其杂质少，水质软；若用江河湖水，需取"去人远者"，即湖心的水，杂质稍少，需煮沸，除去沉淀的碳酸盐，使水软化；井水含钙、磷等矿物质较多，用它泡茶稍差。自来水中氯气、漂白粉多，可将其贮存过夜，以减少氯气、漂白粉。

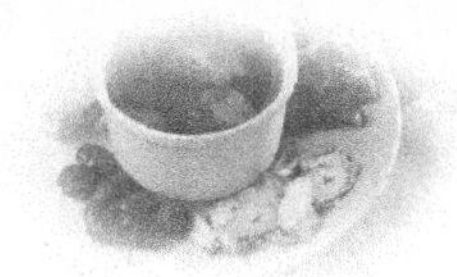

（2）洗茶：泡槐芽茶前先用开水洗茶，以去其尘垢冷气。

（3）候汤：槐芽茶用刚煮沸的水冲泡即可，无须煎煮。关于煮水，唐代陆羽《茶经》有一沸、二沸、三沸之说。所谓一沸，形容为“其沸如鱼目，微有声者为一沸”；所谓二沸，形容为“缘边如涌泉连珠为二沸”；所谓三沸，形容为“腾波鼓浪为三沸”。水不可煎煮过久，三沸后的水就不可泡茶了。

6. 试茶（品茶）

先将茶杯用开水清洗过，然后倒入煮好的槐芽茶，慢慢品尝。

二、生姜汤的制作

1. 原料的制备和选择

（1）苦杏仁150g去皮、尖，放入锅中用凉水浸泡12小时后，煮开，倒出锅中的开水；再往锅中注入凉水浸泡12小时，煮开，倒掉锅中的水；再泡，再煮，直至杏仁没有苦味。

（2）生姜225g，洗净，去皮，斩丝切成细末。

（3）桃仁20g，去皮、尖。

（4）甘草15g，食盐15g。

2. 制作方法

（1）将苦杏仁、桃仁、生姜用湿纸包裹，在炒热的滑石粉锅内加热至外皮焦黄色即可。

（2）将煨好的上述三药用粉碎机打成碎末。

（3）在碎末中加入甘草、食盐后，用粉碎机再打成粉末，过14～20目筛。

3. 成品储存

将制好的生姜汤粉末用防潮锡纸分剂包装，贮于阴凉干燥处即可。

4. 操作注意事项

制成的生姜汤粉末要求无结块，细粉较少。

5. 煎茶

（1）择水：同槐芽茶。

（2）候汤：生姜汤用刚煮沸的水冲泡即可，无须煎煮。

知识拓展

养生康复中药的用法

中药的用法主要有两种途径，即内服和外用，根据保健和治疗的需要，选择适宜的用药方式。

一、内服

中药内服的剂型很多，常用的如汤、丸、散、膏等，依据保健对象的具体情况，在辨体质、辨证候的基础上，有针对性地进行选择。其具体内容参见相关学科内容。

二、外治

中药外治法是以中草药煎煮或捣烂之后，通过对全身、局部、腧穴，进行熏蒸、浸洛、烫洗敷贴等方式，达到养生康复目的的一种方法。同内治法相比，外治的药物不需要经过消化、吸收、输布等过程，可直接作用到疾病部位。因此，较为安全、有效，尤其对老幼虚弱之体、拒绝服药之人、不能服药之病证更为适宜。

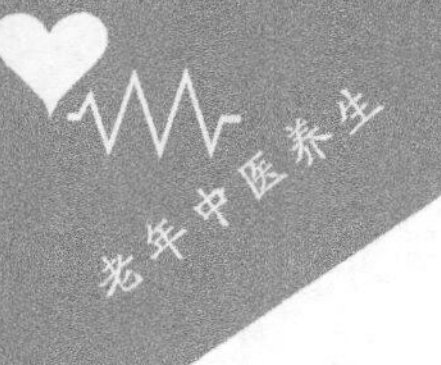

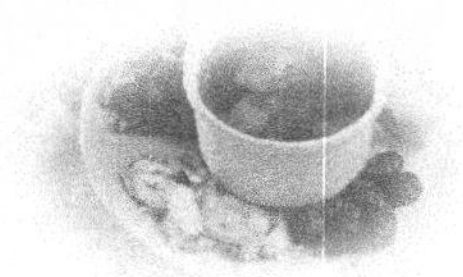

外治法适应范围广泛，可用于多种慢性病康复治疗，常用的外治法有烫洗疗法、熏蒸疗法、熨敷疗法、贴敷疗法、药枕疗法等。

1. 烫洗疗法

烫洗疗法是指选配某些中草药制成煎剂，趁热进行局部或全身浸洗，以促进患者康复的方法，古称“浸渍法”。本法常趁药液温度高，蒸汽多时，先予熏蒸，然后在温度下降到能浸浴的温度（一般为37～44℃）再浸洗。当药液温度低于体温时，则应停止。一剂药液常可反复加温使用5～6次。烫洗时间可视具体病情而定，一般以20～25分钟为宜。

烫洗疗法是利用水温和药物的有效成分来发挥效用的，主要具有温经散寒、活血化瘀、通络等作用，适用于风寒湿痹及各种跌打损伤。如风湿痹证偏寒者，可用草乌、羌活、独活、干姜、桂枝、伸筋草、川芎、丹参、鸡血藤、络石藤等组方煎汤烫洗；跌打损伤后的瘀肿疼痛则常用桃仁、红花、川芎、赤芍、鸡血藤等组方烫洗。

2. 熏蒸疗法

熏蒸疗法是利用药物煮沸后产生的蒸汽来熏蒸身体，以达到治疗疾病、养生保健目的的方法。由于蒸汽对身体的蒸腾作用，可使全身经络涌动，血液运行畅旺，药力经皮肤直达各脏腑，无处不至，可起到滋养津液、滋润肌肤、健脾和胃、壮肾利水的作用。周身多处疼痛痿软，可熏蒸全身；某一肢体或局部为患，则宜熏蒸局部。此法可用来治疗风寒湿三邪所致病症，以及气虚下陷、气血瘀滞、湿阻脉络等病症。但是凡有心脏病、高血压、肺结核、肝炎、肿瘤的患者，或孕妇、妇女月经期间，均不宜采用熏蒸疗法。

3. 熨敷疗法

熨敷疗法是将药物或其他物体炒热，熨敷患处，借助药性和温度的物理作用，使玄府开、气血通调，达到治疗目的的一种方法，有宣散止痛、祛风除湿、行血消瘀、调整脏腑等功效，适用于湿痹、肌肉萎缩、消化不良、脘腹疼痛、血虚寒凝等病证。

熨敷疗法包括直接熨敷法和间接熨敷法。直接熨敷法是将加热后的药物直接敷于患部或穴位上，外以布包扎，以迫使药气直接透入机体。间接熨敷法又称药包熨敷法，是将煮好或炒热的药物，用纱布或者布袋包好，熨帖于患处或者穴位。

此外，还有药枕疗法、药浴疗法、药带疗法以及中药离子导入等疗法，可酌情使用。

课后练习

1. 书面作业：查阅资料，从常用中成药中找出适用于保健、养生的成药，并根据其功效、应用、服用特点分别归类。

2. 复习本单元药物养生内容。

拓展阅读

学生自己查阅相关资料，进行学习。

1. 推荐书籍：《神农本草经》《重修政和经史证类备用本草》。

2. 学者理论：仝小林——重剂起沉疴。

3. 相关新闻：屠呦呦获得诺贝尔奖：青蒿素——中医药给世界的一份礼物。

4. 历史故事：李时珍编写《本草纲目》。

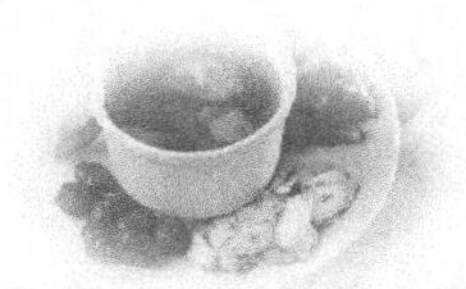

学习单元十一　四 时 养 生

学习目标

知识目标

了解四时养生的原则，掌握春季养生、夏季养生、秋季养生、冬季养生的具体内容。

能力目标

应用四时养生指导老人日常养生、保健。

素质目标

掌握老年人四时养生的方法，培养敬老、爱老、为老人服务的理念。

四时养生是指在天人相应的整体生态思想的指导下，按照时令节气的阴阳变化规律而采用相应的养生方法，以颐养身心、强身健体、预防时令性疾病发生和防止慢性疾病随四时变化加重或复发，从而达到健康长寿的目的。

情景导入

李奶奶今年72岁，患有慢性支气管炎、阻塞性肺气肿，病史10余年，每年多于秋冬季节发病，病程缠绵，每次发病多需三个月左右于医院住院治疗后方能好转。发病时咳嗽、咳痰、喘息、胸闷、气短、呼吸困难，严重时夜间不能平卧，影响了睡眠和日常生活质量。儿女们多次带老人求医问药，效果均不理想，且病情逐渐加重。

模块一　四时养生的原则

《灵枢·本神》里说："故智者之养生也，必顺四时而适寒暑……如是，则僻邪不至，长生久视。"又如《素问·宝命全形论》里说："人以天地之气生，四时之法成。"说明人体要适应四时阴阳变化的规律，才能与外界环境保持平衡。因此，四时养生应遵循春夏养阳、秋冬养阴、春捂秋冻、慎避虚邪等原则。

一、春夏养阳，秋冬养阴

《素问·四气调神大论》说："夫四时阴阳者，万物之根本也。所以圣人春夏养阳，秋冬养阴，以从其根，故与万物沉浮于生长之门。逆其根，则伐其本，坏其真矣。故四时阴阳者，万物之始终也，死生之本也。逆之则灾害生，从之则苛疾不起，是谓得道。"

四时阴阳之气，生长收藏，化育万物，为万物之根本。春夏养阳，秋冬养阴，是顺应四时阴阳变化养生之道的关键。春夏养阳，即养生养长；秋冬养阴，即养收养藏。春夏两季，天气由寒转暖，由暖转暑，是人体阳气生长之时，故应以调养阳气为主；秋冬两季，气候逐渐变凉，是人体阳气收敛、阴精潜藏于内之时，故应以保养阴精为主。春夏养阳，秋冬养阴，寓防于养，是建立在阴阳互根规律之上的养生防病的积极措施，也是四时养生法中的一项积极、主动的养生原则。

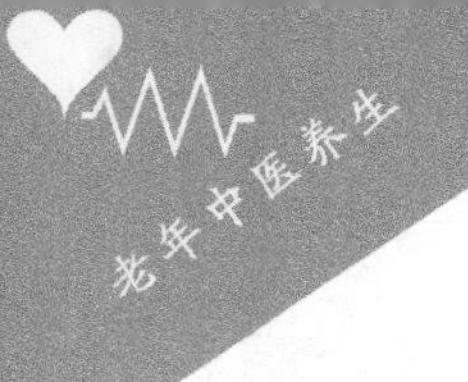

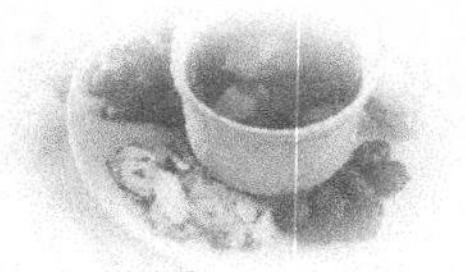

二、春捂秋冻

春季，阳气初生而未盛，阴气始减而未衰，故春时人体肌表虽应气候转暖而开始疏泄，但其抗寒能力相对较差，为防春寒、气温骤降，此时，必须注意保暖，御寒，有如保护初生的幼芽，使阳气不致受到伤害，逐渐得以强盛，这就是“春捂”的道理。

秋天，则是气候由热转寒的时候，人体肌表处于疏泄与致密交替之际。此时，阴气初生而未盛，阳气始减而未衰，故气温开始逐渐降低，人体阳气亦开始收敛，为冬时藏精创造条件。故不宜一下子添衣过多，以免妨碍阳气的收敛，此时若能适当地接受一些冷空气的刺激，不但有利于肌表之致密和阳气的潜藏，对人体的应激能力和耐寒能力也有所增强。所以，秋天宜“冻”。

“春捂”“秋冻”的道理与“春夏养阳，秋冬养阴”是一脉相承的。

三、慎避虚邪

人体适应气候变化以保持正常生理活动的能力，毕竟有一定限度。尤其在天气剧变，出现反常气候之时，更容易感邪发病。因此，人们在四时养护正气的同时，非常有必要对外邪进行审识避忌。只有这样，两者相辅相成，才会有如期的成效。

《素问·八正神明论》说：“四时者，所以分春秋冬夏之气所在，以时调之也，八正之虚邪而避之勿犯也。”所谓的“八正”又称“八纪”，是指二十四节气中的立春、立夏、立秋、立冬、春分、秋分、夏至、冬至八个节气，是季节气候变化的转折点。天有所变，人有所应，故节气前后，气候变化对人的新陈代谢也有一定影响。体弱多病的人往往在交节时刻感到不适，或者发病，甚至死亡。所以，注意交节变化，慎避虚邪也是四时养生的一个重要原则。

模块二　春季养生

春三月，从立春到立夏前，包括立春、雨水、惊蛰、春分、清明、谷雨六个节气。

春为四时之首，万象更新之始，春归大地，阳气升发，冰雪消融，蛰虫苏醒。自然界生机勃发，一派欣欣向荣的景象。《素问·四气调神大论》云：“春三月，此谓发陈。天地俱生，万物以荣。”

一、起居调养

《素问·四气调神大论》说：“春三月……夜卧早起，广步于庭，被发缓形，以使志生……此春气之应，养生之道也。”春季应该早睡早起，以顺应春季生发之气。然而“春眠不觉晓，处处闻啼鸟”，春天人们总是睡不够，即所谓“春困”，其原因是春回大地，人体的阳气开始趋向于表，皮肤腠理逐渐舒展，皮肤血管和毛孔扩张，体表血流量增加，大脑的血液相应减少所致。因此，要克服情志上倦懒思眠的状态，早睡早起，保证睡眠，积极进行户外运动，消除“春困”现象。

春季气候反复无常，极易出现乍暖乍寒的情况，加之春季人体毛孔初开，易于感染外邪。因此，春季养生应特别注意“春捂”，防风御寒，特别是年老体弱者，减脱冬装尤宜审慎，不可骤减。正如《备急千金要方》主张春时衣着宜“下厚上薄”，既养阳又收阴。《老老恒言》亦云：“春冻未泮，下体宁过于暖，上体无妨略减，所以养阳之生气。”

二、精神调养

春属木，与肝相应。肝主疏泄，在志为怒，恶抑郁而喜调达。

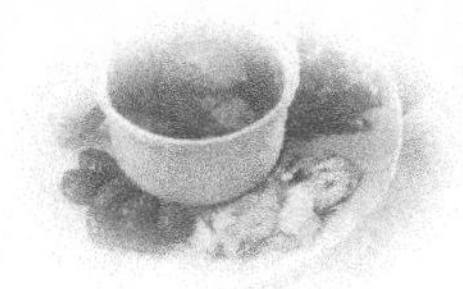

春季养生，重在使肝气生发、调畅，因此要保持恬静、愉悦、舒畅的心情，要做到心胸开阔，乐观愉快，力戒暴怒，更忌情怀忧郁。正如《素问·四气调神大论》里说："生而勿杀，予而勿夺，赏而不罚。"

要学会运用疏泄法、转移法，把不良的情绪通过正当的途径或渠道转移到其他事物上。在春光明媚、风和日丽、鸟语花香的春天，应该踏青问柳，登山赏花，临溪戏水，行歌舞风，陶冶性情，使自己的精神情志与春季的大自然相适应，充满勃勃生气，以利春阳生发之机。

三、饮食调养

《素问·脏气法时论》说："肝主春……肝苦急，急食甘以缓之……肝欲散，急食辛以散之，用辛补之，酸泄之。"可见春季阳气初生，宜食辛甘发散之品，而不宜食酸收之味。春季肝气偏旺，容易克伐脾气而引起脾胃病，故应减少助肝的酸味而增加补脾的甘味。正如丘处机在《摄生消息论》中指出："当春之时，食味宜减酸增甘，以养脾气。"饮食如：谷米、土豆、红薯、山药、鸡肉、鸭肉、鸡蛋、牛肉、鲜鱼、红枣、蜂蜜、菠菜、白菜、蘑菇等都是适宜春季的食物。

春季阳气升发，应避免服用大辛、大热、大补的食物或药物，以免助热生火，如羊肉、白酒、人参、鹿茸等，也不可过食生冷黏杂之物，以免伤害脾胃。

春季饮食养生歌诀：春天里来日渐暖，厚味饮食应转淡，时鲜蔬菜要多食，酒肉辛辣要少吃，健康长寿有保障。

四、运动调养

在寒冷的冬季里，人体的新陈代谢，藏精多于化气，各脏腑器官的阳气都有不同程度的下降，因而进入春季后，应加强锻炼。适量运动，可以促进阳气生发，达到疏通经络、调理气血、平调脏腑、增进健康的目的。

春季的运动调养应该是节奏和缓，适度运动。结合自身条件，选择适宜的运动方式。应该到空气清新之处，如公园、广场、树林、河边、山坡等地，散步、慢跑、踏青、打太极拳、做健身操等，将身心融入大自然中，符合"春夏养阳"的要求。年老体弱、行动不便者，趁风日融和、春光明媚之时，可在园林亭阁虚敞之处，凭栏远眺，谈天说地，以畅生气，加速新陈代谢，提高机体免疫力，不可默坐，免生郁气，碍于舒发。

五、防病保健

春季多风，而风邪是春季疾病外感的主要因素，它可能引发各种传染性、流行性疾病，如感冒、白喉、猩红热、麻疹、流脑、水痘、扁桃体炎、肺炎等，所以春季要谨防流行病，避免到通风不良的公共场所活动。

春季是冬夏转换交替的季节，冷暖气流互相交争，时寒时暖，乍阴乍晴，天气变化无常。气候的不稳定，使对气候敏感的人有诸多不适应，对此，敏感之人要注意起居调摄。

春气内应肝，阳气升发，肝气、肝火易随春气上升，而肝阳旺盛，易导致高血压、眩晕、肝炎等疾病。肝气旺盛也使人的精神情绪随之高昂亢进，易使原有精神分裂症、躁狂症等疾患的人因天气的变化而出现激愤、骚动、暴怒、吵闹等状态。

外界气候变化对人体气血有显著影响：如天寒时气血凝滞沉涩，天热时气血畅通易行。春天，气候变暖，气血活动也随之加强，人体新陈代谢活跃起来。对此变化，健康的人能够很快适应，体

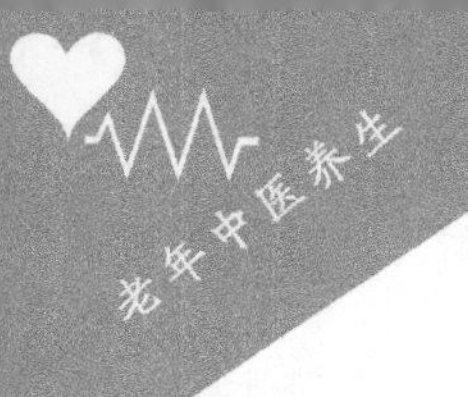

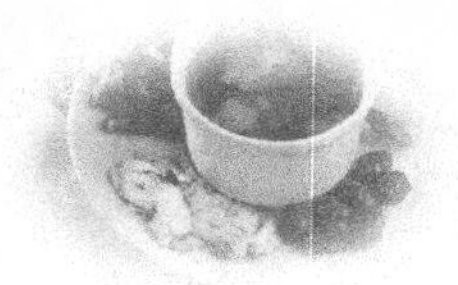

弱多病者及老人、孩子则易产生不适应，使旧病复发或病情加重，因此患有宿疾者或体弱者，避免过度劳累，防止外邪入侵，谨防旧病复发。

模块三　夏季养生

夏三月，从立夏到立秋前，包括立夏、小满、芒种、夏至、小暑、大暑六个节气。《素问·四气调神大论》里描述："夏三月，此谓蕃秀；天地气交，万物华实。"夏季烈日炎炎，雨水充沛，万物竞长，日新月异，阳极阴生，万物成实。夏季是一年里阳气最盛的季节，也是人体新陈代谢最旺盛的时期。

夏季养生要顺应夏季阳气极度旺盛的特点，顺盛阳以养阳，护阳气以养长，养心气以辅阳，既要盛夏防暑邪，长夏防湿邪，又要保护人体阳气，做到"春夏养阳"。

一、起居调养

《素问·四气调神大论》中提出："夏三月……夜卧早起，无厌于日。"夏季盛阳之气旺盛，应该晚睡早起，以顺应自然界阳盛阴衰的变化。夏日炎热，腠理开泄，易受风寒湿邪侵袭。因此夏季睡眠忌户外露宿，忌袒胸露腹，忌通夜空调风扇不停，避免贪睡着凉。有空调的房间，也不宜室内外温差过大。纳凉时不要在房檐下、过道里，且应远门窗之缝隙。可在树荫下、水亭中、凉台上纳凉，但不要时间过长，以防贼风入中得阴暑症。

夏季昼长夜短，阳光充足，适合进行户外活动，进行"日光浴"，但要防止阳光暴晒，要有遮阳措施，避免紫外线过度照射引起皮肤伤害。炎热可使汗泄太过，要注意补充足够水分。

夏日天热多汗，衣衫要勤洗勤换，久穿湿衣或穿刚晒过的衣服都会使人得病。每天洗温水浴，不仅能消除汗水、污垢，使皮肤清爽，消暑防病，而且能够消除疲劳、改善睡眠、锻炼身体。

二、精神调养

夏季属火，内应于心，火热炎上，宜扰心神。夏季的精神调养要重视心神的调养，调畅情志，静心宁神。正如《素问·四气调神大论》云："使志无怒，使华英成秀，使气得泄，若所爱在外，此夏气之应，养长之道也。"因此，夏季要神清气和，快乐欢畅，胸怀宽阔，精神饱满，节制情绪，培养乐观向上的性格，有利于阳气的宣发，避免急躁发怒，以免阳气升动太过而伤正气。嵇康《养生论》说："夏季炎热，更宜调息静心，常如冰雪在心，炎热亦于吾心少减，不可以热为热，更生热矣。"做到"心静自然凉"。

三、饮食调养

夏时心火当令，心火过旺则克肺金，味苦之物有制肺气而助心气的作用。故孙思邈主张："夏七十二日，省苦增辛，以养肺气。"因此，夏季不宜多吃苦味食物，可以多食辛味食物，如萝卜、姜、葱、蒜等，以补益肺气。

夏季气候炎热，出汗较多，饮食上应以清热解暑、补充阴津为原则。如西瓜、苦瓜、黄瓜、桃、乌梅、绿豆汤、乌梅小豆汤、绿茶、荷叶粥等，为解渴消暑之佳品。但切忌因贪凉而暴食冷食、

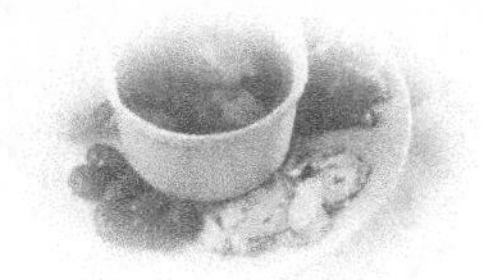

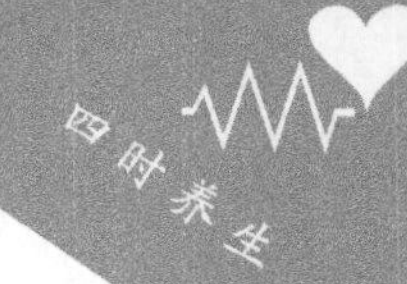

冷饮，食多定会寒伤脾胃，令人吐泻。如丘处机在《颐身集》中指出："夏季心旺肾衰，虽大热，不宜吃冷淘冰雪、蜜水、凉粉、冷粥。饱腹受寒，必起霍乱。"

夏季阳气在外，人的消化功能较弱，饮食宜清淡爽口，不宜肥甘厚味。夏季出汗多，宜多食酸味以固表，多食咸味以补心。《素问·脏气法时论》说："心主夏，心苦缓，急食酸以收之。"

四、运动调养

夏季天气炎热，运动调养要讲究方法，最好在清晨或傍晚较凉爽时进行，场地宜选择公园、河湖水边、庭院空气新鲜处，运动量不宜过大，可以选择散步、慢跑、太极拳、气功、广播操等项目，有条件最好到高山森林、海滨地区去疗养。游泳也是夏季理想的运动项目，能提高人体的心肺功能，既锻炼了身体，又可祛暑消夏。

夏季运动需要注意以下问题：

（1）不可暴晒，注意防护紫外线。

（2）不宜做过分剧烈的运动，要做好防暑措施。

（3）运动后出汗过多时，可适当饮用盐开水或绿豆盐汤，切不可饮用大量凉开水，以防胃肠血管急骤收缩，引起消化功能紊乱而出现腹痛、腹泻。

（4）运动后不要立即用冷水冲头、淋浴，否则易致感冒、头痛，或引起寒湿痹证、黄汗等多种疾病。

五、防病保健

1. 预防暑热伤人

夏季酷热多雨，暑湿之气容易乘虚而入，易致疰夏、中暑等病。疰夏，又叫"苦夏"，主要表现为胸闷、胃纳欠佳、四肢无力、精神萎靡、大便稀薄、微热嗜睡、出汗多、日渐消瘦，可服用藿香正气水、六一散，芳香悦脾、辟秽化湿。

夏季气温高，空气湿度大，在强烈的阳光下照射过久，容易发生中暑，如果出现全身明显乏力、头昏、胸闷、心悸、注意力不集中、大量出汗、四肢发麻、口渴，恶心等中暑先兆时，应立即将患者移至阴凉通风处休息，解开衣服，头部冷敷，多饮淡盐开水或绿豆汤，若用西瓜汁、芦根水、酸梅汤，则效果更好。

预防中暑的方法：合理安排工作，注意劳逸结合；避免在烈日下过度曝晒，注意室内降温；睡眠要充足；讲究饮食卫生。另外，防暑饮料和药物，如绿豆汤、酸梅汁、人丹、十滴水、清凉油等，亦不可少。

2. 预防"病从口入"

夏季为肠道疾病高发季节，致病微生物极易繁殖，食物极易腐败、变质。因此，讲究饮食卫生，谨防"病从口入"。做到饭前便后要洗手，不喝生水，不吃腐烂变质的食物。对于呕吐、腹泻的患者，应及时补液，以纠正电解质紊乱。

3. "冬病夏治"保健

中医传统贴敷疗法历史悠久，源远流长。贴脊疗法是以古代"春夏养阳、秋冬养阴"学说为理论基础，通过将药物敷贴在腧穴，使药物沿腧穴→经络→脏腑途径渗透并放大药效，从而激活人体免疫力，增强机体抗抵力的一种中医内病外治法，大多在夏季进行。

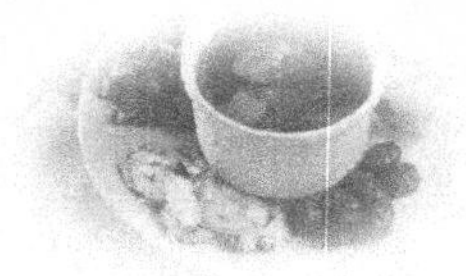

从小暑到立秋，人称“伏夏”，即“三伏天”，是全年气温最高、阳气最盛的时节。此时人体阳气也是最旺盛的时期，肌肤腠理开泄，选取穴位敷贴，药物最容易由皮肤渗入穴位经络，能通过经络气血直达病处，所以在夏季治疗冬病，往往可以达到最好的效果。如果在缓解期服药治疗，能够鼓舞正气，增强抗病能力，从而达到防病、治病的目的。因此，对于一些每逢冬季发作的慢性病，如慢性支气管炎、肺气肿、支气管哮喘、腹泻、痹证等阳虚证，是最佳的防治时机，称为“冬病夏治”。其中，以老年性慢性支气管炎的治疗效果最为显著。

模块四　秋 季 养 生

秋季，从立秋至立冬前，包括立秋、处暑、白露、秋分、寒露、霜降六个节气。《素问·四气调神大论》载有：“秋三月，此为荣平，天气以急，地气以明。”

秋季自然界阳气收敛，阴气微生，气候由热转寒，是由阳盛转变为阴盛的关键时期，是万物成熟收获的季节，人体阴阳的代谢也开始向阳消阴长过渡。秋季阳收阴生，应于肺脏，因此秋季养生应注意保养收敛之气，凡精神情志、饮食起居、运动锻炼，皆以养收为原则。

一、起居调养

《素问·四气调神大论》云：“秋三月……早卧早起，与鸡俱兴。”早卧以顺阳气的收藏、阴精的内蓄，以养收气；早起以顺阳气的疏泄，使肺气得以舒展。因此，秋季自然界的阳气由疏泄趋向收敛，起居要相应调整，为了保养肺的秋收之气，要适当延长睡眠时间。

初秋，暑热未尽，凉风时至，天气变化无常，要适当“秋冻”，提高人体的御寒能力，避免着衣过多产生的身热汗出、伤津耗液。进入深秋季节，风大转凉，则应注意保暖，及时增加衣服，预防感冒，体弱的老人和儿童尤应注意。

二、精神调养

《素问·四气调神大论》指出了秋季精神调养的原则：“使志安宁，以缓秋刑，收敛神气，使秋气平；无外其志，使肺气清，此秋气之应，养收之道也。”

秋季内应于肺。肺在志为忧，悲忧易伤肺。深秋草木凋零、万物萧条，使人触景生情，引起凄凉、垂暮之感，产生忧郁、烦躁的感觉，尤其以老年人为多见。因此，秋季养生重点在于避免或消除季节变化给人们的情绪带来的不利因素。

秋季宜安心静养、收敛神气，不宜暴怒、狂喜、悲忧。可以登高赏景、外出秋游，饱览自然界的美丽秋景，使人心旷神怡，远离不良情绪。

三、饮食调养

秋时肺金当令，肺金太旺则克肝木，因此，秋季饮食应减辛增酸。《素问·脏气法时论》说：“肺主秋……肺欲收，急食酸以收之，用酸补之，辛泻之。”酸味收敛补肺，辛味发散泻肺，秋天宜收不宜散。所以，要尽可能少食葱、姜等辛味之品，适当多食一点酸味果蔬，如葡萄、柠檬、苹果、橘子、山楂、石榴、猕猴桃等，以收敛肺气，又可化阴润燥。

秋季，气温开始降低，雨量减少，空气湿度相对降低，气候偏于干燥。秋气应肺，而秋季干燥

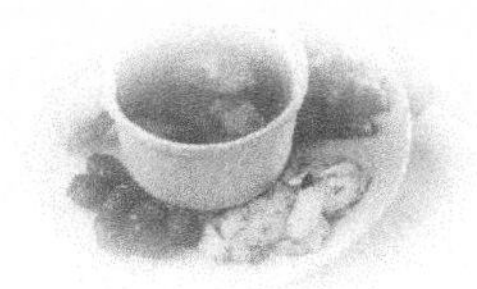

的气候极易伤损肺阴，产生“秋燥病”，表现为口干咽燥、干咳少痰、皮肤干燥、便秘等症状，重者还会咳中带血，所以秋季养生要防燥。饮食应以滋阴润肺、养阴生津为佳。《饮膳正要》说：“秋气燥，宜食麻以润其燥，禁寒饮。”《臞仙神隐书》主张入秋宜食生地粥，以滋阴润燥。总之，秋季时节，可多吃酸性食物，可适当食用如银耳、豆腐、百合、豆芽、芝麻、糯米、粳米、蜂蜜、枇杷、菠萝、乳品、甘蔗、燕窝、梨、藕、菠菜、鳖肉、乌骨鸡、猪肺、豆浆、饴糖、鸭蛋、龟肉、橄榄、核桃等柔润食物。此外，秋季主养收，可适当喝些鸡汤、骨汤等。

宜多吃粥：初秋时节，天气仍较热，空气潮湿，闷热蒸人，且秋季瓜果成熟，难保人们不贪食过度，这些均会伤损脾胃，所以秋天早晨多吃些粥，既可健脾养胃，又可带来一日清爽。秋天常食的粥有：山楂粳米粥、鸭梨粳米粥、兔肉粳米粥、白萝卜粳米粥、杏仁粳米粥、橘皮粳米粥、柿饼粳米粥等。

宜补充健身汤：秋季饮食以滋阴润燥为原则，在此基础上，每日中、晚餐喝些健身汤，一方面可以渗湿健脾、滋阴防燥，另一方面还可以进补营养、强身健体。秋季常食的汤有：百合冬瓜汤、猪皮番茄汤、山楂排骨汤、鲤鱼山楂汤、鲢鱼头汤，鳝鱼汤、赤豆鲫鱼汤、鸭架豆腐汤、枸杞叶豆腐汤、平菇豆腐汤、平菇鸡蛋汤、冬菇紫菜汤等。

宜多吃鱼：秋天是需要进补的季节，但很多人都害怕大量进补导致肥胖，不妨吃点鱼肉，鱼肉脂肪含量低，其中的脂肪酸被证实有降糖、护心和防癌的作用。

四、运动调养

金秋时节，天高气爽，是开展各种运动锻炼的好时期。健身锻炼，应因人而异。老人可以选择散步、慢跑、打太极拳、做健身操、练五禽戏、八段锦等，均可达到心身康健的养生功效。

秋高气爽，景色宜人，登山畅游，既可健身，又可观赏美景。登山是一项集运动与休闲为一体的健身、养生运动。登山可增强体质，提高肌肉的耐受力和神经系统的灵敏性。在登山的过程中，人体的心跳和血液循环加快，肺通气量、肺活量明显增加，内脏器官和身体其他部位的功能会得到很好的锻炼。登山还有助于防病治病。患有神经衰弱、慢性胃炎、高血压、冠心病、气管炎、盆腔炎等慢性疾病的患者，在进行药物治疗的同时，配合适当的登山锻炼，可以提高治疗效果。此外，山林地带空气清新，负氧离子含量高，山河壮丽，陶冶性情。登山前需要先了解好游览线路，带好必备的衣物以早晚御寒，对于老年人，要了解自己的身体状况，避免登山过程中发生意外。

五、防病保健

秋季是肠炎、痢疾、疟疾、“乙脑”等病的多发季节。预防工作显得尤其重要。要搞好环境卫生，消灭蚊蝇。注意饮食卫生，不喝生水，不吃腐败变质和被污染的食物。防治“乙脑”应按时接种乙脑疫苗。一旦发病，要早期隔离，积极治疗，防止传染。

秋季总的气候特点是干燥，故常称之为秋燥。燥邪伤人，容易耗人津液，常见口干、唇干、鼻干、咽干、舌上少津、大便干结、皮肤干，甚至皲裂。预防秋燥除适当多服一些维生素外，还应服用宣肺化痰、滋阴益气的中药，如人参、沙参、西洋参、百合、杏仁、川贝等，对缓解秋燥多有良效。

深秋之后，天气转凉，心脑血管病患者的症状开始加重，以老年人群居多，除按时服药外，还应注意防寒保暖，饮食有节，避免情志刺激。

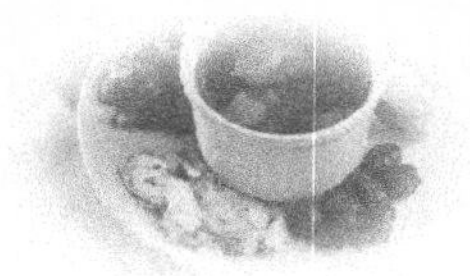

小链接 11-1

常见秋季疾病预防

秋季气候干燥，气温多变，加之夏天人们的体力、精力消耗较大，体质相对较弱，所以要高度重视秋季疾病预防。

1．支气管哮喘

哮喘属于过敏性疾病，它的发作多半是季节性的，每年夏末秋初开始发作，仲秋季节发展到高峰，寒冬腊月减缓。这种病各种年龄、不同性别都可患，且易反复发作，平均患病率为2%。哮喘是一种容易发作的慢性病，在缓解期要积极预防：首先要尽量避开过敏源，若哮喘患者知道自己对什么过敏，就应尽量避而远之。其次可采用“冬病夏治”法。

2．慢性咽炎

秋天慢性咽炎多发，表现为咽部黏膜、黏膜下及淋巴组织的弥漫性炎症，常为上呼吸道慢性炎症的一部分，为耳鼻喉科常见病。主症为咽部干燥而痛、咽部暗红，多由阴虚、虚火上灼所致，防治上宜滋阴清热，清咽喉，可用药物防治，如：麦冬3g、甘草1.5g、金银花3g、乌梅3g、青果3g，以开水泡，经常服用。在饮食上应常吃绿豆饮或雪梨浆。

3．抑郁症

秋风落叶，凄风凄雨，往往使人触景生情，特别是老年人易产生垂暮之感，诱发消极情绪，严重者，终日郁郁寡欢，少语懒言，很容易患上抑郁症。防止抑郁症要注意心理调适，保持积极、乐观的情绪，做些自己喜欢做的事情，勤于锻炼，投入大自然，凉爽的秋季正是外出旅游的好时机。

模块五　冬 季 养 生

冬三月，从立冬至立春前，包括立冬、小雪、大雪、冬至、小寒、大寒六个节气，是一年中气候最寒冷的季节。《素问·四气调神大论》云：“冬三月，此为闭藏，水冰地坼，无扰乎阳。”

冬季草木凋零，蛰虫伏藏，是自然界万物闭藏的季节，阳气潜藏，阴气盛极，人体的阴阳消长代谢也处于相对缓慢的水平，人体的阳气也要潜藏于内，阳藏阴盛，应于肾脏。因此，冬季养生要顺应人体阳气的潜藏，肾气内藏，以敛阴护阳、保护肾气为根本原则。

一、起居调养

寒冷的冬天，应该注意“养藏”，早睡晚起，内守神气。正如《素问·四气调神大论》云：“冬三月……早卧晚起，必待日光。”早卧晚起，可以保证足够的睡眠，利于人体阳气潜藏、阴精蓄积。日出后起床或者到户外活动可以避免清晨严寒入侵人体，损伤人体阳气。

冬季气温寒冷，寒邪炽盛，极易侵袭人体，引起感冒、支气管炎、肺炎及肺系慢性疾病的发作，或诱发心脑血管疾病、神经系统疾病的发生。因此要做到防寒保暖，但也要恰如其分。衣着过少过薄，室温过低，则既耗阳气，又易感冒。反之，衣着过多过厚，室温过高，则腠理开泄，阳气不得潜藏，寒邪亦易于入侵。

年老体弱者应尤其注意冬季的防寒护阳，及时增添衣物，特别注意背部和足的保暖，可以穿棉马甲、棉鞋等，也要注意颜面、四肢的保护，可以戴帽子、口罩、围巾、手套等。此外，老年人冬

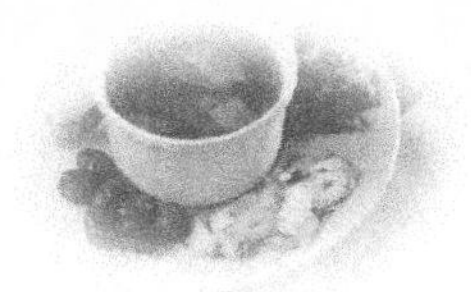

季出行要注意安全，避免受凉而生病，避免路滑而跌伤致残。

二、精神调养

《素问·四气调神大论》指出：“冬三月，此为闭藏……使志若伏若匿。若有私意，若己有得。”要求人们在冬季要注意保养精神，安静自如，勿使情志过极，情绪波动过大，以免扰动阳气，如是，则“无扰乎阳”，养精蓄锐，有利于来春的阳气萌生。要学会及时调整不良情绪，进行自我控制，自我调节，使之与机体、环境保持平衡、协调。

三、饮食调养

冬季气候寒冷，阳气闭藏，人体处于能量蓄积时期，饮食宜温热，以“藏能量”为主，可以选用有防寒保暖作用的食品。冬季肾脏当令，饮食上就要时刻关注肾的调养，注意热量的补充，要多吃些动物性食品和豆类，补充维生素和无机盐。狗肉、羊肉、鳖、龟、鹅肉、鸭肉、大豆、核桃、栗子、木耳、芝麻、红薯、萝卜等均是冬季适宜食物。同时，瓜果、冷饮、年糕、粽子等生冷、难以消化的食品，极易损伤脾胃阳气，冬季应该少食或忌食。

《素问·脏气法时论》说；“肾主冬……肾欲坚，急食苦以坚之，用苦补之，咸泻之。”这是因为冬季阳气衰微，腠理闭塞，很少出汗。因此冬季养生应注意“多食苦，少食咸”，应该减少食盐摄入量，减轻肾脏的负担，增加苦味可以坚肾养心。

冬季重于养“藏”，在此时进补是最好的时机。而冬至则是冬季进补的最佳时节，从冬至起阳气开始生发，生机旺盛，乘此进补，补品有效成分容易积蓄而发挥最佳效能。因此，民间有“冬令进补，来年打虎”“三九补一冬，来年无病痛”等养生谚语。但也不可温补太过，易引起阴津虚损的表现，如口干舌燥、口舌生疮、心烦失眠、大便干燥等症，可以多食鸭肉、鹅肉、百合、银耳、苹果、梨子等养阴食物，调理阴阳平衡。

四、运动调养

俗语云：“冬天动一动，少闹一场病；冬天懒一懒，多喝药一碗。”冬季多参加户外活动，使身体接受适当的寒冷刺激，可以锻炼人体的心肺功能，增强新陈代谢，有益人体健康。

冬日虽寒，仍要持之以恒地进行自身锻炼，但要避免在大风、大寒、大雪、雾露中锻炼。还须指出，在冬天早晨，由于冷高压的影响，往往会发生逆温现象，即上层气温高，而地表气温低，大气停止上下对流活动，工厂、家庭炉灶等排出的废气不能向大气层扩散，使得户外空气相当污浊，能见度大大降低。有逆温现象的早晨，在室外进行锻炼不如室内。因此，冬季日出之前，容易诱发呼吸系统和心脑血管疾病的发生，老年人冬季晨练的时间不宜过早，应于太阳出来之后再进行锻炼，锻炼中应注意防寒保暖。

五、防病保健

冬季天气寒冷，气温变化大，极易患感冒等呼吸系统疾病，因此，冬季要注意适时添加衣物，预防呼吸系统疾病。冬寒也常诱发痼疾，如支气管哮喘、慢性支气管炎等。心肌梗死等心血管病、脑血管病以及痹证等，也多因触冒寒凉而诱发加重。因此防寒护阳是至关重要的。同时，要注意颜面、四肢的保健，防止冻伤。

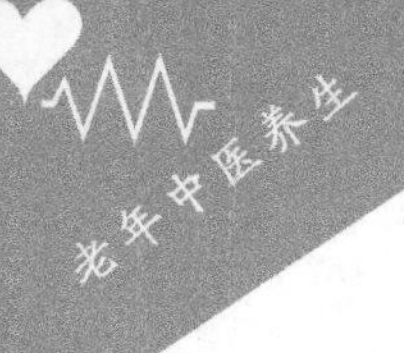

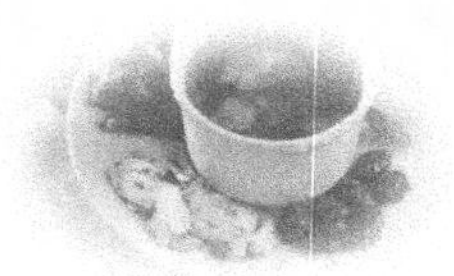

冬季是麻疹、白喉、流感、腮腺炎等传染性疾病的好发季节，除了注意精神、饮食、锻炼外，还可用中药预防，如大青叶、板蓝根对流感、麻疹、腮腺炎有预防作用；黄芩可以预防猩红热；兰花草、鱼腥草可预防百日咳；生牛膝能预防白喉。这些方法简便有效，可以酌情采用。

小链接 11-2

冬季药膳养生

1．补气虚为主—— 人参

人参性温，味甘微苦，入脾、肺二经，大补元气。现代药理研究发现，其主要有效成分为人参皂苷和黄酮类物质，分别有抗衰老、抗疲劳、对抗有害物质、抗肿瘤、提高免疫力、调节神经和内分泌系统等功能，有增加冠状动脉血流量，减少心肌耗氧量，调节血脂，防止血管硬化等作用。

用法：将人参切成薄片，每次取 2 ～ 3g 放入杯内加开水，浸泡 1 小时后便可饮用，饮完后再加入新水，如此循环。最好 12 小时内服用完毕，最后嚼服人参片，也可将人参片直接含服。如用于急救，每次取 30g，浓煎顿服。参须、参花、参叶亦可泡水当茶喝。

2．补阳虚为主—— 鹿茸

鹿茸性温，味甘咸，入肝、肾二经，有补肾壮阳之效。李时珍在《本草纲目》中称鹿茸能“生精补髓，养血益阳，强筋健骨，治一切虚损……”现代药理研究表明，鹿茸精含多种氨基酸、硫酸软骨素、雌酮、骨胶原、蛋白质和钙、磷、镁等矿物质，有滋补、强壮作用，可使血中的红细胞、血红蛋白和网织红细胞增加，中等剂量可加强心肌收缩力、增加心输出量，对衰心脏有强心作用。服用可使人精力充沛，但阴虚者不服。

用法：研末，每次取 1g，放小米粥内服用。或取鹿茸、山药各 30 克，分别切片，浸入 500mL 白酒内，密封 1 周，每次取 20mL 服用，日服 2 次，治阳事不举、尿频、面黑。市面上有以鹿茸为主料制成十补丸、口服液等药，可按药品说明书服用。

3．补血虚为主—— 阿胶

阿胶性平，味甘，入肺、肝、肾诸经，以滋阴养血著称。历代医家视阿胶为妇科良药。民间称阿胶、人参、鹿茸为冬令进补“三宝”。又因阿胶对调治各种妇科病有独特之功，尤得女士们青睐。

用法：取阿胶 5 ～ 10g，加黄酒适量，隔水蒸服。或取阿胶 500g，浸在 1500g 黄酒内，等胶块散发成海绵状，隔水蒸成液体，趁热加冰糖 1000g，当糖与胶融为一体时，加入炒熟的黑芝麻及敲碎的核桃肉各适量，制成黏稠膏滋，每日早晚各取 1 ～ 2 匙，以温开水送服。

4．补阴虚为主—— 冬虫夏草

冬虫夏草性温，味甘，入肺、肾二经，有补虚损、益精气、止咳化痰之功效。现代药理研究表明，冬虫夏草含蛋白质、脂肪（其中 82.2% 为对人体有益的不饱和脂肪酸）、糖、粗纤维、矿物质、虫草酸（D- 甘露醇）、虫草素和维生素 B_{12} 等成分，有增强免疫功能、增加心肌血流量、降低胆固醇、抗缺氧、抗癌、抗病毒、抗菌和镇静等作用。

用法：取老公鸭 1 只，冬虫夏草 10g。鸭去毛及内脏，将鸭头顺颈劈开，将冬虫夏草数枚装入鸭头和鸭颈内，再用棉线缠紧，余下的和生姜、葱白一起装入鸭腹内，放入盆中，注入清汤，用食盐、胡椒粉、料酒调好味，密封盆口，上笼蒸约 2 小时，出笼后拣去生姜、葱白，加味精，即成一道闻名遐迩的“虫草全鸭”。

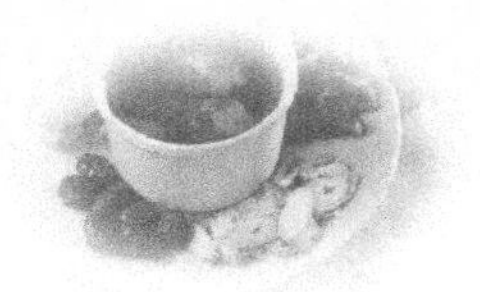

案例思考

案例：三伏贴真的“包治百病”吗？

近年来，三伏贴被神化成了包治百病的“神药”。冬病夏治，根治鼻炎、气管炎、哮喘等易感疾病……每年夏季，各地各医院预约三伏贴的人数众多，且人群趋于年轻化。与此同时，网络上也有不少店铺趁机销售三伏贴，但其疗效却要打个问号。专家提醒，三伏贴的“冬病夏治”大有讲究，但并非包治百病。

1．有医保，有事没事贴着玩

26 岁的周小姐说，因为长时间坐在电脑前，患有轻微的颈椎病，其实她对三伏贴也不了解，但是听说能治百病，又没什么痛苦，“反正医保可以报销，过来试试应该也没什么坏处”。与周小姐一样，许多市民其实还并不了解三伏贴到底治的什么病，甚至以为是有病治病、没病强身的补药。不过专家却说，三伏贴不是万能贴，市民不要盲目跟风。

2．别迷信，三伏贴有严格的适应证

瑞来春厦门馆馆长、台湾中医林坤岳介绍，三伏贴对咳嗽以及过敏性鼻炎有很好的疗效，同时对寒湿痹证相当有效。但是若以为人人都合适那就错了，一旦遇到火毒炽盛或阴虚内热的体质，敷贴就如火上浇油。除此之外，部分特殊人群，如发烧的患者、皮肤过敏或破损的人群、糖尿病患者、严重心脏病患者，还有孕妇，都不是冬病夏治的适应患者。贴敷三伏贴也并非“一贴完事”，林坤岳说，曾有一些患者为巩固疗效，特意将三伏贴贴得久一些，实际上不仅不利于“三伏贴”发挥功效，还可能引起皮肤过敏症状。

3．网购不靠谱的三伏贴烧伤皮肤

在中医院皮肤科求诊的伍女士，在网上买了三伏贴在家“自治”，“贴了大概十分钟，我就觉得贴的部位火辣辣的，还以为是正常现象，忍了三个小时才把膏药撕下来，结果发现已经起了一大片水泡”。经过医生的检查诊断，正是那几片网购的三伏贴，让伍女士敷出了浅表烧伤。

案例分析

三伏贴

三伏贴主要针对的就是过敏性疾病，如哮喘、反复呼吸道感染、小孩冬天容易感冒等；以及有关虚寒的疾病，如胃痛、结肠炎、关节痛、肾虚引起的腰痛，热病则不适用。而网购三伏贴成分不明，疗效不确切，容易引起其他疾病。因此，建议应该在正规医院医生的指导下治疗。

思考题：对于三伏贴，我们该如何选择与应用？

实践训练

情景模拟：学生自行查找慢阻肺、糖尿病、脑血栓、关节炎的四时养生、保健内容。学生分为 6 个小组，每个小组选择冠心病、高血压、慢阻肺、糖尿病、脑血栓、关节炎中的一种疾病，进行四时养生的实践训练，具体包括春夏秋冬四季养生。学生进行角色扮演，模拟养老院中养老护理员为患病老人进行四时养生、保健，由一人扮演患病老人，二人扮演护理员，一人扮演医师，其余人负责策划统筹，四季养生学生可以互换角色扮演。

操作过程：先阅读下面的文字学习老年常见病的四时养生、保健方法，由学生安排老人在不同

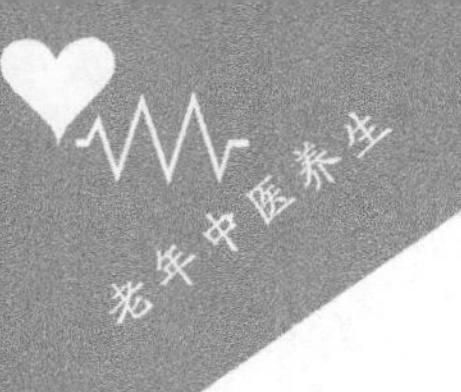

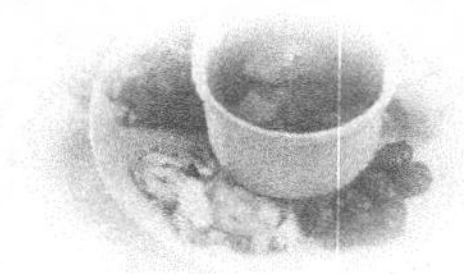

季节的具体四时养生、保健方法，并现场制作简单的养生、保健项目。由老师及其他小组同学共同点评项目制定的可行性、科学性和养生、保健意义，点评学生模拟角色扮演的真实性，并予以打分。

分析讨论： 四组同学情景模拟结束后分别就自己组和其他组同学的设计内容展开讨论，分析不同疾病老人四时养生的不同项目，并得出结论。在全班范围内展开讨论，最后由老师总结。

老年常见病的四时养生、保健

一、冠心病的四时养生、保健

冠心病的发病与气候变化有关，尤其是剧烈的温度变化、气候转折的关键时刻，以及在过冷过热的环境中，极易引起患者身体不适、病情加重。因此，需要顺应四时气候的变化，采取不同的保护措施，及时防病治病。

1. 春季养生

春季为外感病高发季节，也是旧病宿疾易发的季节。春季应注意保暖，随气候冷暖和每日早温、午热、晚凉、夜寒的温度变化，适时增减衣被。忌过食辛热助火品，以免耗散初生之阳气。

2. 夏季养生

夏季为顾护心阳的重要时节。夏季要适量饮水，防止汗脱。在服用清凉消暑食物的同时，可以适当食酸以敛汗止泻，禁忌暴饮暴食，过食生冷。夏季应晚睡早起，以顺应阳气的充盈和阴气的不足，午后不宜外出，可适当午睡。

3. 秋冬养生

秋冬季节天气寒冷而干燥，阳气不足，是冠心病的高发季节。因此，保暖最为重要，及时添加衣物，靠近温暖住所，避免当风受寒。睡眠应早卧晚起，待阳光充足后再到户外。不宜做剧烈运动，可选择以静养为主的锻炼方式。饮食上应以热食为主，服用滋阴潜阳、热量较高的食物。

二、高血压的四时养生、保健

1. 春季养生

人应顺春时之气早睡早起，舒畅情志，少生气，保持心情开朗、乐观，避免长时间的精神紧张，使精神情致有张有弛，肝气畅达，逆春天生发之气则易伤肝。饮食方面宜养肝，省酸增甘，宜辛温甜，利湿祛寒，如煮菜做汤时多加些姜、胡椒等辛味的调味品，少用一些咸味和苦味的食品。可进行头部推拿保健和太极拳及揉肚腹法等锻炼。

2. 夏季养生

人应顺夏时之气晚睡早起，不要怕夏天昼长天热，这样会使人的神气旺盛饱满，尽量少发怒，可以以适当的方法来宣泄自己的情绪。逆夏天生长之气则易伤心。饮食方面宜养心养脾，省苦增辛，宜清热利湿，食温为佳。如西瓜、苦瓜、黄瓜、西红柿、绿豆、大蒜等。夏天暑热易耗气伤阴，不宜进行太过剧烈的运动，并且注意补充水分。

3. 秋季养生

人应顺秋时之气晚卧晚起，收敛神气而勿外露，心平气和，恬淡虚无，秋失所养则易伤肺。饮食方面宜养肺，省辛增酸，宜滋阴防燥，清淡新鲜，如银耳、梨、芝麻、莲藕、蜂蜜、乌鸡、猪肺、豆浆、苹果、石榴、葡萄等。可进行头部推拿保健和太极拳及揉肚腹法等锻炼。

4. 冬季养生

人宜早睡晚起，不要使皮肤过度出汗，导致阳气耗伤，减少思虑，松弛紧张的情绪，消除噪声的干扰，保持精神舒畅。饮食方面宜养肾，省咸增苦，宜杂、淡、慢、少、软，食补最佳，如羊肉、鹅肉、核桃、板栗、萝卜、地瓜、菠菜、油菜等。冬天天气寒冷，老人不宜过早出去锻炼身体，注意保暖，在天冷的时候多穿些衣服，洗热水澡，不要洗凉水澡，多晒太阳。

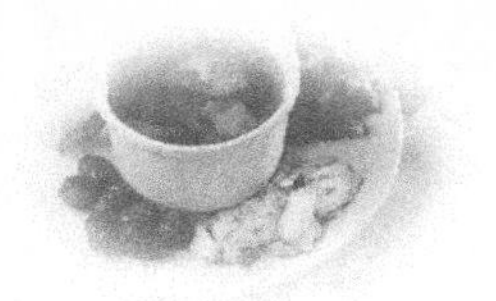

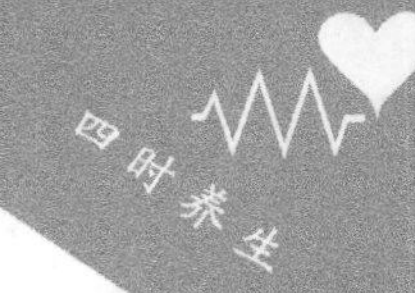

知识拓展

“三伏贴”与“冬病夏治”

一、原理

中医传统贴敷疗法历史悠久，源远流长。贴脊疗法是以古代“春夏养阳，秋冬养阴”学说为理论基础，通过将药物敷贴在腧穴，使药物沿腧穴→经络→脏腑途径渗透并放大药效，从而激活人体免疫力，增强机体免疫力的一种中医内病外治法，大多在夏季进行。

从小暑到立秋，人称“伏夏”，即“三伏天”，是全年气温最高、阳气最盛的时节。此时也是人体阳气最旺盛的时期，肌肤腠理开泄，选取穴位敷贴，药物最容易由皮肤渗入穴位经络，能通过经络气血直达病处，所以在夏季治疗冬病，往往可以达到最好的效果。如果在缓解期服药治疗，能够鼓舞正气，增强抗病能力，从而达到防病、治病的目的。“冬养三九补品旺，夏治三伏行针忙。”

一些虚寒性疾病多半固体内阴盛阳衰，免疫力明显下降，外邪容易侵入而发病。冬为阴，夏为阳，夏季为阳盛阴衰之季，也正是人体阳气旺发之时，这时利用夏季阳旺阳升，人体阳气在夏季有随之欲升欲旺的趋势和体内凝寒之气易解的状态，运用补虚助阳药或温里散寒药物，天人合击，最易把冬病之邪消灭在蛰伏状态，这也是中医强调“春夏养阳”的原因。夏季人体阳气充盛，气血流通旺盛，药物最容易吸收，而夏季三伏期间是一年中阳气最旺盛的时候，在三伏天进行贴敷治疗，最易恢复、扶助人体得阳气，加强卫外功能，提高机体免疫。

现代实验室研究证实，穴位贴药后能增强机体非特异性免疫能力，血中嗜酸性粒细胞明显减少，皮质醇显著提高。穴位贴药通过刺激穴位以及药物的吸收、代谢，对肺部的有关物理和化学感受器产生影响，直接和间接地调整大脑皮层的自主神经系统功能，改善机体的反应性，增强抗病能力。

二、方法

冬病夏治的方法很多，如针刺、艾灸、理疗、按摩、穴位贴敷以及内服温养阳气的中药和食物等。经历代中医学家的反复实践、反复研究，证明于炎热夏季用中药穴位贴敷治疗冬天发作或容易发作的疾病疗效显著。临床选用具有温通经络、温肺化痰、散寒去湿、通行气血、补养阳气、增强体质等作用的白芥子、元胡、甘遂、细辛等中药研成细末，取汁调成膏状，根据病情选取不同的穴位以治疗不同的疾病。如贴敷天突、膻中、肺俞等穴位治疗支气管炎、支气管哮喘；贴敷中脘、足三里等穴位治疗胃痛；贴敷颊车、风池等穴治疗面瘫等均获满意的疗效。

贴敷疗法一般以在夏季三伏天贴敷为最好，三伏是指初伏、中伏、末伏的合称，是一年中最炎热的时候，从夏至后第三个庚日为初伏，第四个庚日为中伏，立秋后第一庚日为末伏。于三伏天各敷一次，连贴三年。病史较长或病情较为顽固者可适当增加贴敷次数，贴敷时间一般不超过24小时。

三、适应证

内科疾病慢性支气管炎、支气管哮喘、慢性咳嗽、阻塞性肺气肿、体虚易感冒、肺间质疾病、肺功能不全、各种关节炎。

儿科疾病14岁以下儿童患有哮喘、咳嗽、支气管炎、体虚易感冒。

针灸科疾病肢体麻木痹痛、寒湿腰腿痛、肩周炎、冻疮、面瘫、中风偏瘫、各种关节炎。

耳鼻喉科疾病慢性鼻炎（过敏性）、慢性鼻窦炎、慢性咽喉炎（过敏性）、咽异感症（梅核气）、体虚鼻炎发作者。

四、贴敷时间

冬病夏治消喘膏贴敷时间为每年夏季农历三伏天时期，每伏贴1次，每年3次。连续3年，每

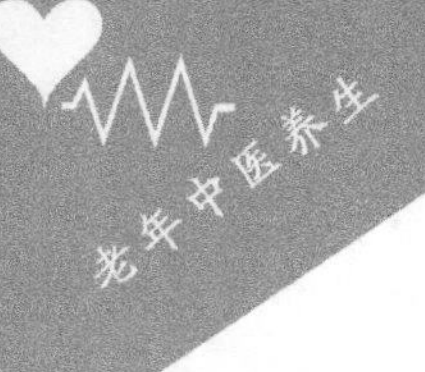

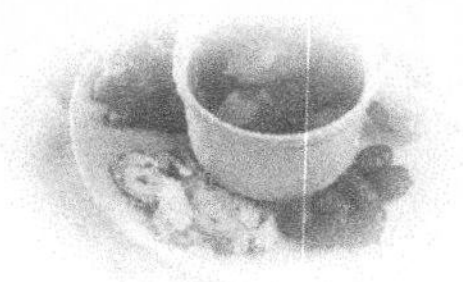

次间隔 7 ～ 10 天。

消喘膏贴敷首先要注意贴敷时间，成人不超过 6 小时，少儿及敏感者应酌减。如果患者属体质敏感者，或既往用药曾出现起疱等反应，应缩短贴药时间至 2 小时左右（成人），或在有感觉后及时取下药物。

五、注意事项

药物贴敷后，多数患者会出现麻木、温、热、痒、针刺、疼痛等感觉，也有部分患者无明显感觉，这些均属于药物吸收的正常反应。如果感觉特别剧烈，达到难以忍受的程度，请患者及时取下药物，用清水冲洗局部。切不要搓、抓、挠，也不要用洗浴用品及其他止痒药品，防止对局部皮肤的进一步刺激。

贴敷药物期间，应减少运动，避免出汗，尽量避免电扇、空调直吹，以利于药物吸收；注意防止药膏污损衣物；应尽量避免食用寒凉、过咸等可能减弱药效的食物；应尽量避免烟酒、海味及辛辣、牛羊肉等食物，以免出现发疱现象。

如背部有红、肿、刺、痒等症状，或背部贴药处出现针尖至小米大小的水疱，属药物贴敷后的正常反应，患者仅需保持背部干燥即可，或局部涂抹哈西奈德乳膏止痒、防止渗出。

如果水疱较大或有少量渗出，可用消毒过的针刺破水疱，用消毒棉球吸干水疱中的渗出液，再用紫药水涂抹局部。

如果渗出液体较多，可使用 2‰的黄连素溶液冷敷患处，待渗出减少后再用紫药水涂抹局部。

如果水疱体积巨大，或水疱中有脓性分泌物，或出现皮肤破溃、露出皮下组织、出血等现象，应到专业医院寻求治疗。

六、具体方法举例

慢阻肺患者，可内服中成药，也可外敷药于穴位之上。内服药，以温肾壮阳为主，如金匮肾气丸、右归丸等，每日 2 次，每次 1 丸，连服 1 个月。

外敷：可用白芥子 20g、元胡 15g、细辛 12g、甘遂 10g，研细末后，用鲜姜 60g 捣汁调糊，分别摊在 6 块直径约 5cm 的油纸或塑料薄膜上（药饼直径约 3cm，如果有麝香更好，可取 0.3g 置药饼中央），贴在双侧肺俞、心俞、膈俞，或贴在双侧肺俞、百劳、膏肓等穴位上，以胶布固定。一般贴 4 ～ 6 小时，如感灼痛，可提前取下；局部微痒或有温热舒适感，可多贴几小时。

课后练习

1. 书面作业：查阅资料，书写一篇有关二十四节气的养生、保健方法，可以从节气特点、起居养生、饮食养生等各个方面完成。
2. 复习本单元四时养生内容。
3. 练习适合不同疾病老年患者的四季养生方法。

拓展阅读

学生自己查阅相关资料，进行学习。

1. 推荐书籍：《素问·四气调神大论》《老老恒言》。
2. 学者理论：丘处机在《颐身集》中的四时养生理论。
3. 相关新闻：长春科苑社区举办中医四季养生、保健知识讲座。
4. 历史故事：清朝乾隆皇帝重养生——五味调和，顺四时之变。

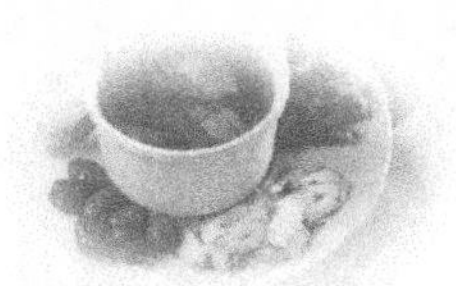

学习单元十二 部位养生

学习目标

知识目标

了解身体各部位的特点，掌握各部位的保健原则与保健方式。

能力目标

应用部位养生对身体的各个部位进行有针对性的保健、养生。

素质目标

运用部位养生的方法对老人进行养生、保健，培养敬老、爱老、为老人服务的理念。

人体是一个有机的整体。人体以五脏为中心，通过经络系统，将六腑、五体、九窍、四肢百骸等全身组织器官联系起来，所以各部分组织器官相互联系、相互影响，局部和整体保持高度统一性。只有整体功能健旺，机体各部分功能才能正常。如果某一局部出现功能障碍，势必会影响到整体功能。因此，从整体观念出发，根据审因施养原则，从局部保健入手，有针对性地对某个特定部位进行防护保健，对人体的整体生理功能都有直接的影响。

情景导入

玲玲是一个高二的女生，人长得漂亮，也爱打扮，爱看韩剧和日剧。她发现日本和韩国的女孩的校服都是裙子，即使冬天也不例外，穿起来非常好看。于是"五一"假期和朋友们出去玩的时候就早早换上了裙子，虽然妈妈和她说，天还冷，这样伤身体，等以后老了膝盖会疼的，但是玲玲固执地认为自己年轻，身体好，没什么事儿，而且穿裙子很漂亮，是年轻的象征。结果过了几天来例假的时候，玲玲的小腹和腰骶剧烈疼痛，虽然以前偶尔也有痛经症状，但这次特别严重。玲玲脸色苍白地躺在床上，一边抱着怀里的热水袋，一边被妈妈数落着："跟你说多少次你也不听！你光看到日本女孩穿短裙，人家从小就锻炼你怎么不说？人家衣服里面还贴的暖贴，出门就进空调房，你可倒好！"

模块一 头面部养生

一、头发养生

头发养生保健，又称头发健美或美发。中国人美发的标准是：发黑而有光泽，发粗而密集，发长而秀美。故未老发早灰白，发枯焦稀疏、脱发等均属病态。头发除了是人体健康的标志外，它本身还有保护头部和大脑的作用，同时健康秀丽的头发又有特殊的美容作用，可使人显得精神饱满，容光焕发。

头发乃血之余气化生，又为肾之外在荣华，头发的荣枯可直接反映五脏气血，尤其是肾气的盛衰，人的肾精、气血充足，就会有健康而秀美的头发。一般而言，头发由黑变灰、变白的过程，即是机体精气由盛转衰的过程。另一方面，头发的颜色、质地又能反映出人的情志变化。例如，

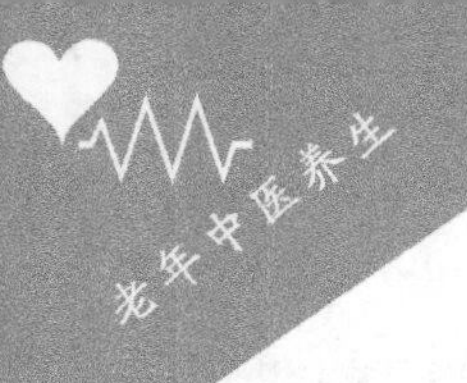

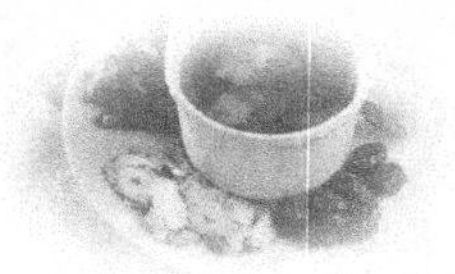

忧愁思虑过度常引起早白、脱发。历代养生家都很重视头发的养生、保健，把头发的保养方法看作健康长寿的重要措施之一。头发的养生保健方法主要有如下几个方面。

1. 梳理按摩

梳理头发、按摩头部，对养生、保健有重要意义。古代养生家主张“发宜多梳”，早在隋朝，名医巢元方《诸病源候论》就明确指出：“千过梳头，头不白。”北宋大文学家苏东坡亦说：“梳头百余下，散发卧，熟寝至天明。”明·沈仕《摄生要录》指出：“发多梳，去风明目，不死之道也。”

（1）梳头正确做法：选取玉、牛角、黄杨木或桃木梳子，宽齿且梳齿、圆钝最好，先梳理打结头发，梳头数十次或数百次至头皮微有热感为宜，最后把头发整理，把头发梳到平整光滑为止，对湿头发不要过分梳理。梳发时间，不拘一时，一般可在清晨、午休、晚睡前，或任何空余时间皆可。

梳头顺序：从前发际向后梳，再沿后发际向前梳，从耳的上部向头顶梳理，最后让头发向头的四周披散开来梳理。由左向右，再由右向左，如此循环往复。在梳头时，同时将身体向前屈或向后仰，以促进血液循环，这样效果会更好。

梳头力度：干性头发稍用力。油性头发少用力。

（2）梳头结合按摩：双手十指自然分开，用指腹或指端从前发际向后发际做环状揉动，然后由两侧向头顶揉动、按摩，按揉过程中用力要均匀一致，如此反复做36次，至头皮微热为度。

头部常用穴位：头顶百会、四神聪、上星等；两鬓太阳、率谷等；头后风池、哑门、翳门、翳风等；额前印堂穴。

梳理和按摩头部，既可分开做，亦可合在一起做。现代研究指出，勤梳理、常按摩有五大好处：第一，能疏通血脉，改进头部的血液循环。第二，能使头发得到滋养，头发光润，发根牢固，防止脱发和早生白发。第三，能明目，缓解头痛，预防感冒。第四，有助于降低血压，预防脑血管病发生。第五，能振奋阳气，健脑提神，解除疲劳。

2. 合理护发

（1）头发不宜多洗：《老老恒言》说：“养生家言发宜多栉，不宜多洗。当风而沐，恐患头风。”现代研究认为，经常洗发可保持头部清洁，清除头皮表面代谢产物、细菌和微生物的繁殖，有利于保持头发的明亮光泽。但洗发不宜过勤，洗发过勤对于保养头发反而不利，因为皮脂每天分泌大量脂酸，除有润发作用外，还有抑菌作用，洗发过勤会把对头发有保护作用的皮脂洗去，缩短头发的正常寿命，严重的还可导致毛发癣菌感染。一般而言，干性头发，宜10～15天洗1次；油性头发，宜5天洗1次；中性头发宜7天洗1次；年老体虚者，洗发次数可适当减少。洗发水温不宜太凉或太热，37～38℃为佳。水温太低，去污效果差；水温过高，损伤头发，使其变得松脆易断。对于洗发剂的选择，干性和中性头发用偏于中性的香皂或洗发护发精，油性头发可用普通肥皂、硫黄皂，或偏于碱性的洗发剂。婴幼儿皮肤娇嫩，老年人皮肤干燥，可用脂性香皂或洗发液洗发。

（2）烫染不宜过勤：烫发染发能使人保持美观的发型，可改善人的整体形象，故在成年妇女中颇为流行。但烫发染发所用的化学药水，对头发有一定的损伤，再加上电热处理，头发易变黄、变脆、易断，失去光泽和弹性。因此，烫发、染发不宜过勤，以4～6个月1次为宜。干性头发烫染频率不可太勤。

3. 饮食健发

为了健发美发，防止头发早衰，日常饮食多样化，营养搭配合理，对防止头发早衰有重要作用。

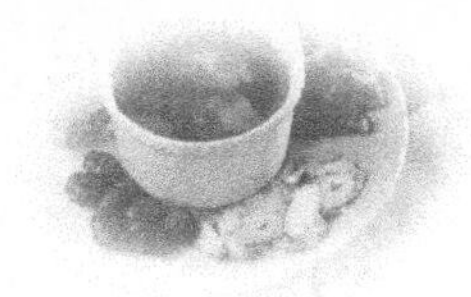

可适量食用含蛋白质，碘，钙，维生素 B、A、E 等较丰富的天然食物，如鲜奶、鱼、蛋类、豆类、绿色蔬菜、瓜果、粗粮等。芝麻、大枣、生姜、冬瓜、桃仁、杏仁、木耳、松子仁、蘑菇、鱼子、山药、黄豆、百合、龙眼肉、草莓、花粉、花生等都是健发美发的营养食品，可根据情况适当选用。仙人粥（《遵生八笺》）、芝麻核桃糖蘸（《药膳食谱集锦》）等药膳均有较好的乌发美发作用。

（1）护发食品：绿色蔬菜、豆类、海藻类、核桃仁、黑芝麻、阳桃、柑橘、蜜桃、苹果。

（2）护发营养元素：蛋白质，A、B 族维生素，锌。

4. 药物美发

药物美发是以中医理论为指导，运用中药进行美发保健的方法。药物美发既有美发保健作用，又有健发治疗作用。美发药品又可分为外用和内服两类。

（1）外用药类：根据不同情况选用相应的中药洗浴头发，直接作用于皮肤组织及头发，以达到美发、健发的目的。外用药物有洁发、乌发、润发、香发、茂发以及防止脱发等作用。

例：香发散——《慈禧太后医方选议》：零陵香 30g，辛夷 15g，玫瑰花 15g，檀香 18g，川大黄 12g，甘草 12g，牡丹皮 12g，山柰 9g，丁香 9g，细辛 9g，苏合香油 9g，白芷 9g。研药为细末，用苏合香油搅匀，晾干。药面掺发上，篦去。本方有洁发香发作用，久用发落重生，至老不白。

（2）内服药类：根据辨证施治的原则，配制成不同剂型，经口服，通过调整整体机能、促进气血运行，起到美发健发的作用。具有健发作用的中药很多，例如，胡麻、油菜籽、榴花、核桃、椰子浆、猕猴桃、槐实、桑椹、黑大豆等。内服药也有很多剂型，如汤剂、膏剂、酒剂、丹剂、丸剂等，可以选用。

例：瓜子散——《千金翼方》：瓜子、白芷、当归、川芎、炙甘草各 60g，研药为散，饭后服 1g 左右，日 3 次，酒浆汤饮，经常服用有活血补血，美发荣肤作用，可防衰抗老，预防头发早白。

5. 经络美发

（1）防脱发自我按摩法：

1）空手自前发际向后发际做梳理 20 次。

2）指尖敲啄头部督脉、膀胱经、胆经，每经五遍。

3）五指张开，拿搓头皮。

4）指压百会、风池、合谷穴。

（2）足底按摩美发：

1）大脚趾趾腹正中央，凸起点之“脑下垂体”反射区，让相关激素再次分泌旺盛，延缓头发老化的速度，促使头发再次乌黑茂盛。

2）足底涌泉穴，“肾上腺”反射区，使血管扩张不再萎缩，使头皮及头发能得到氧气和血液的滋养，辅助毛发的再生。

3）双脚脚底，脚跟跟骨正中央的“卵巢”“睾丸”反射区。经常刺激此反射区，能使性激素分泌旺盛，能促进头发再生。

（3）气功美发：主要是通过锻炼精、气、神，调整身体内部功能。同时，通过直接调整任督二脉的功能，润泽发根，使头发茂盛、秀美。

1）导引生发功。坐地，舒伸两脚，手握小腿，腰前俯，头着地。

导引督脉：因坐地做功，直接刺激长强穴，使精气从下而上，直达头顶百会穴。常做此功，利于发根营养，使发长美。

2）升冠鬓不斑法。“子午时握固端坐，凝神绝念，两眼令光上视泥丸，存想，追摄二气，自尾闾间，上升下降，返还气海，每行九遍。”使阳升阴降，任督流通，形成一个小周天，可有效

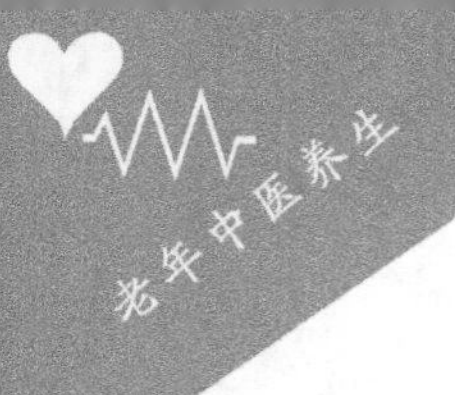

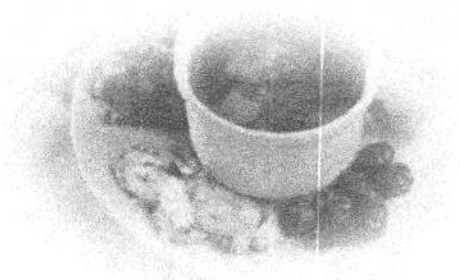

地改善脑供血，排除忧愁焦虑，有养血、宁心、黑发之功。尤其适用于因用脑过度，耗气伤神，精血暗耗而致的发鬓斑白者。

二、面部养生

颜面养生保健，又称美容保健，古人谓之“驻颜”。面容美是指面色红润，洁白细腻，无明显皱纹和雀斑、皮肤病等。

颜面部位暴露在人体上部，六淫之邪侵犯人体，颜面首当其冲，外感六淫侵袭，颜面防护不周，皮肤则易变得老化粗硬，尤其是阳光暴晒，更易使皮肤老化而出现皱纹、色斑等。另外，熬夜、刺激性食物、少运动可使颜面早衰；不良习惯和不良动作也是促使皮肤早衰的一个重要的原因，如经常眯眼睛、吹口哨、蹙眉、托腮、脸贴枕头睡觉等，可使面部更早出现皱纹并加深已有皱纹，加速颜面部老化的速度。颜面的养生保健，可以采取下列措施。

1. 科学洗面

面部是五脏精气外荣之处，经常洗面能疏通气血，有促进五脏精气外荣的作用。但洗面用水的水质、水温、次数都应符合人体生理特点。洗面宜用软水，软水含矿物质较少，对皮肤有软化作用。对于水温，可根据需要而定，若习惯于冷水洗面，可结合冷水浸面，则可保持颜面青春，或用冷温交替洗面，能加强皮肤血液循环，使皮肤细腻净嫩。洗面次数，一般应早、午、晚各一次。这样可及时去除陈旧的皮脂、污垢物，保持颜面润泽与光洁。因工作环境需要，可适当增加次数。洗面所用面皂、洗面奶，要根据不同气候和各人不同的年龄、职业、皮肤特点等，有针对性地选用。

2. 面部按摩

按摩美容：美容按摩可分两类：一类是直接在面部进行的，即直接按摩美容法；另一类是通过按摩远离面部的经络而达美容效果的，即间接按摩美容。

（1）直接按摩美容法：

1）消除眼下皱纹：一指按眼两侧，一指按眉梢下端，拉伸肌肉直到眼睛感到绷紧为止。双眼闭张 6 下，松手休息。

2）消除眼角皱纹：食指按双眼两侧，轻闭双眼，中指撑住眼皮，当眼皮垂下时，手指缓缓地朝两旁耳朵方向拉。

3）消除前额皱纹：食指上下移动按摩额部，并从额的一侧按摩至另一侧。

4）健美下巴：手指从嘴角的下端开始，将下巴尽量往上推，使下唇紧贴上唇。

5）健美脸颊肌肉：将手指按在嘴边，然后轻轻推向鼻子，再用力把手指经过脸颊，拉向两旁耳朵方向。

6）消除双下巴按摩法：先从捏拿、按摩开始，将脂肪往上压，用手背将赘肉往上推挤，对特别部位刺激（耳下）。

7）搓涂美颜法：静功，搓热双手擦面，鼓腮如漱水状，至口液多时，取之涂面，手搓数次至面部发热。凝神静坐而养神气，搓面以光润皮肤，悦泽容颜。

（2）间接按摩美容法：

1）手部穴位按摩：

劳宫穴：掌心横纹中，屈指握拳时中指指尖所点处。清心和胃、消除面疮。

鱼际穴：手掌面第一掌骨中点，拇指下隆起处。泻热宣肺、散瘀润肤。

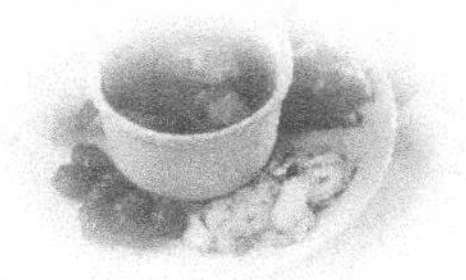
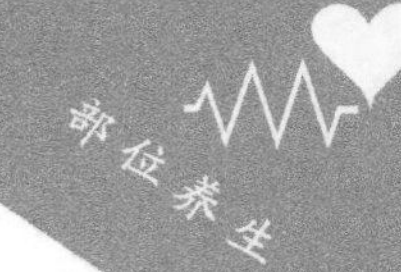

2）耳部穴位按摩：

原理：五脏六腑，十二经脉有络于耳。

方法：

①搓法：神志清爽、容光焕发。

②捏法：抗衰美容，增添双目的神采。

3）脚底穴位按摩：

原理：刺激脚底，促使肾上腺分泌激素，激发皮肤细胞活力，增强其新陈代谢，减少色素沉着。

方法：用手按摩、光脚行走、用植物摩擦双脚或双脚互相摩擦发热。

4）彭祖浴面法：清晨起床用左右手摩擦耳朵，然后轻轻牵拉耳朵；再用手指摩擦头皮，梳理头发；最后把双手摩热，以热手擦面，从上向下14次。此法可使颜面气血流通，面有光泽，头发不白，还可预防头病。

5）消除皱纹法：由上而下沿足阳明胃经用手指或毛刷揉、擦5遍，按揉足三里穴1分钟左右。沿督脉由上而下至尾骶部，用手掌或毛刷做经络摩擦5遍。并按揉脾俞、胃俞、肝俞、肾俞各15～30次。由上而下推、擦足部三阴经5～10遍，脾虚者宜自下而上进行。按揉三阴交、血海各30次左右。以中脘为中心摩腹30次，每日1～2次。

3. 针灸美容

所谓针灸美容，是从中医学的整体观念出发，运用针刺、艾灸的方法，通过对局部皮肤及穴位的刺激，达到调整各脏腑组织功能，促进气血运行，养护皮肤，美化容颜，延缓衰老，治疗面部皮肤病的一种方法，具有简便易行、无毒无害、安全可靠、效果迅速、适应证广等特点。一般认为，对美容有良效的经络有七条：足太阳膀胱经、足少阴肾经、足厥阴肝经、足阳明胃经、手少阳三焦经、手太阳小肠经、手阳明大肠经。可根据具体情况，辨证取穴组方进行调整。

4. 饮食美容

（1）食物养颜：须遵循饮食勿偏、饮食勿过、饮食有宜忌等饮食保健的原则。因此，为防止颜面皮肤早衰，应注意饮食营养的搭配，注重适当摄入对皮肤有益的保健食品。一般而言，要保持面容青春，应做到多饮水，多食新鲜蔬菜水果，注意饮食营养平衡。

（2）食物美容：中医古籍中记载有很多“驻颜”“耐老”“返老”的食品，如龙眼、黑豆、人乳、羊乳、牛乳、胡萝卜、红枣、樱桃、核桃、芝麻、蜂蜜、香菇、海参、南瓜子、莲藕、冬瓜、小麦等。现代科学研究证实，这些食品营养极为丰富，含有多种维生素、酶、矿物质、氨基酸等，不仅可使面色嫩白、红润光泽，还能延年益寿。

（3）药膳美容：用糯米、燕窝（干品）适量煮粥，叫燕窝粥，有润肺补脾，益颜美容之效。胡萝卜、粳米适量煮粥，有健胃补脾，润肤美容作用。用薏苡仁、百合适量煮粥，可清热润燥，治疗面部扁平疣、痤疮、雀斑等。

5. 药物美容

中药养颜是通过中药的内服、外用来养颜悦色、润白肌肤、延衰除皱、消除瑕疵的一种美容方法。具有美容作用的方药多样，可分为内服和外用两类。

（1）内服美容方：一类是通过内服中药，起到调整脏腑、经络、气血的功能，以达润肤增白、除皱减皱、驻颜美容的目的。常用药物有当归、熟地黄、阿胶、龙眼、大枣、蜂蜜；增白润肤的药物有当归、熟地黄、白芍、菊花、佩兰、降香、茯苓、益母草、山药、桑椹、覆盆子、枸杞子、阿

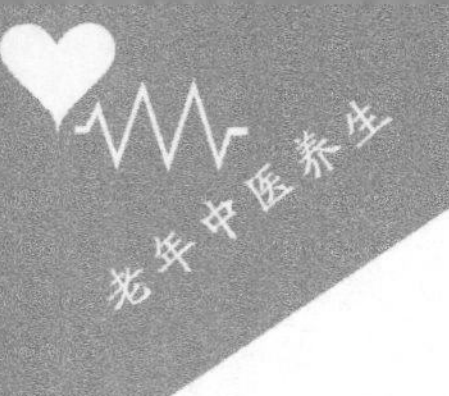

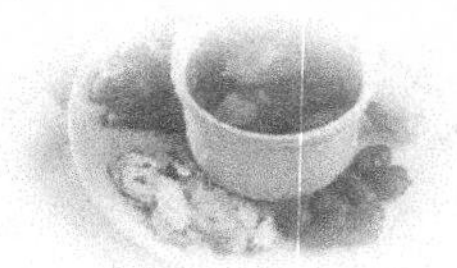

胶、玉竹、天冬、桃花等；抗皱驻颜的药物有当归、杏仁、枸杞子、黄精、珍珠、人参、首乌、灵芝、百合、冬虫夏草、桑椹、菟丝子、覆盆子、核桃仁、麦冬、紫河车、鹿茸、远志等。另一类是通过运用活血祛瘀、祛风散寒、清热解毒、消肿散结等法，治疗各种影响容颜的疾病。药物如白芷、白附子、杏仁、桃仁、防风、桃花、辛夷等。

（2）外用美容品：外用美容品涂敷于面部或洗面，通过皮肤局部吸收，达到疏通经络、滋润皮肤、除去污秽、增白除皱、防御外邪侵袭的目的。剂型包括美容面膜、美容液、美容粉、美容软膏、美容糊剂等，常用于敷、涂、扑、搽于面部或洗面，通过皮肤局部吸收，达到疏通经络、滋润皮肤、除去污垢、除皱增白、抵御外邪侵袭的作用，以增强皮肤的免疫力，保护表皮细胞和皮肤弹性。外用美白除皱的药物有白丁香、白芷、白蔹、白及、白术、僵蚕、白蒺藜、白附子、鸡子白、白梅肉、白鲜皮、天花粉、珍珠、沉香、丹砂等。

三、眼睛养生

随着现代学习、工作、生活节奏加快，电视、计算机等电子设备的普及应用，人类使用眼睛的时间不断延长，而视物的距离相对缩短以及受自然环境日益恶化的影响，视疲劳的人群不断壮大。由于视疲劳给患者的工作、学习和生活带来诸多不便，直接影响了学习、工作效率和生活质量，因此如何预防、治疗和调养视疲劳，就成为现代人非常关注的话题。

眼睛保健首先要养成良好的生活习惯，起居有常，劳逸结合，积极锻炼，惜精固肾，切勿纵欲过度，耗精伤气，平时注意眼睛卫生，避免视力损伤。历代养生家都把眼睛的护养作为一项重要的养生内容，并积累了不少行之有效的方法和措施。

1. 运目保健

《灵枢·大惑论》指出："目者，五脏六腑之精也，营卫魂魄之所常营也，神气之所生也。""五脏六腑之精气，皆上注于目。"眼目功能与脏腑经络关系非常密切，是机体精、气、神的综合反映。因此，眼目养生保健既要重视局部，又要重视整体。

（1）运目：眼珠运转，以锻炼其功能，有疏通经络、行气活血的功效，可起到增强视力和保护眼睛的作用。"伤热伤气，肝虚肾虚，则眼昏生翳，日久不治，盲瞎必矣。每日睡起时，坐趺凝息，塞兑垂帘，将两目轮转十四次，紧闭少时，忽然大睁。行久不替，内障外翳自散。"

（2）远眺：用眼睛眺望远处景物，以调节眼球功能，避免眼球变形而视力减退。

做法：清晨、休息时或夜间，有选择地眺望远山、树木、草原、蓝天、白云、明月、星空等，但不可长时间专注一处，否则反而有害。如《备急千金要方·七窍病》即把"极目远视"同"夜读细书，月下看书"和"久处烟火，泣泪过多"等，并列为"伤明之本"。

2. 闭目养神

中医学认为，"目者，神之舍也，目宜常瞑，瞑则不昏"，若久视则"伤血"，说明养目和养神是密切相关的。闭目养神法有消除视力疲劳、调节情志的作用。日常生活、工作、学习中，看书、写作、看电视、用电脑、看手机等时间不宜过久，尤其不宜过度近距离或在昏暗视线下阅读和工作。而当视力出现疲劳时，可排除杂念，全身自然放松，闭目静坐 3 ～ 5 分钟，每天定时做几次闭目静养，每日早、午、晚各 1 次。此法有清除视觉疲劳、调节情志的作用，特别是屈光不正、长时间近距离使用眼睛者，更应持之以恒，效果颇佳。

此外，随时注意眼睛的保护，不要在光线昏暗处或强光下看书读报，不可在卧床和乘车时读书。

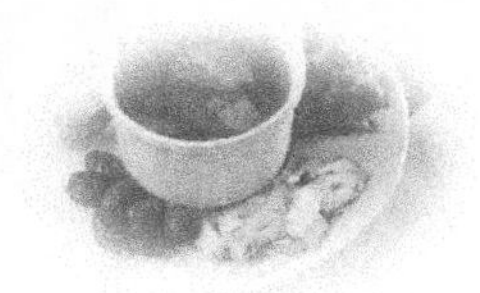

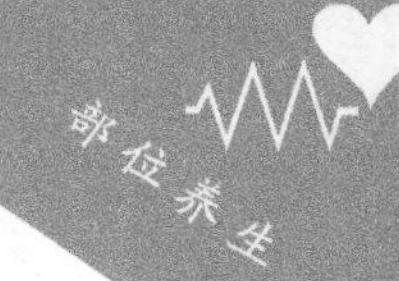

在夏季烈日下或冬季在雪地中长时间行走时，宜戴深色眼镜，以保护眼睛。

3. 按摩健目

按摩健目是古人保养眼目的一项重要措施。现介绍常用的几种方法。

（1）熨目：通经活络，温通阳气，明目提神，改善血液循环。

用双手掌面摩擦至发热，在睁目时，两手掌分别按于双目，使热气煦熨两目珠，稍冷再摩再熨，如此反复3～5遍，每天可做数次。

（2）捏眦："常欲以手按目近鼻之两眦，闭气为之，气通即止，终而复始。常行之，眼能洞见。"

口鼻闭气后用手捏按两目之四角，直至微感闷气时换气结束，连续3～5遍，每日可做多次，有提高视力的作用。

（3）点穴："常以两手按眉后小穴中，二九，一年可夜书。"有健目明目、治疗目疾的作用。

用食指指腹或大拇指指背关节的曲骨，双手同时点按双侧的丝竹空、鱼腰、睛明、球后穴，或攒竹、四白、太阳穴等，力度由轻到重，以有明显的酸胀感为度，而后再轻揉抚摩几次。

（4）揉搓头皮：头部有许多使眼睛明亮的穴位，双手抱头，揉搓头皮各处，能使头脑清醒，眼睛明亮。

另外，在古法眼目养生保健的基础上，近代又创造不少新的眼目养生保健方法，如"眼保健操"，即是针对青少年视力保健的专门方法，对保健青少年的视力、预防眼睛疾病有积极意义。

4. 饮食养目

双目的视力需要精微物质的滋养，因此饮食保健对增强视力也是至关重要的。一般而言，应该做到饮食有节，定时定量，五味调和，保持营养均衡。猪、羊、兔、鱼等动物肉类，牛奶、海参、黄鳝、淡菜、青豆、黄豆、黑豆、马铃薯、山芋、菠菜、大白菜、芹菜、韭菜、胡萝卜、葡萄籽、红枣、苹果、核桃、莲子等，对视力有一定保养作用，切忌贪食膏粱厚味及辛辣大热之品。同时，还可配合药膳食疗方法，以养肝明目。同时，切忌贪食辛辣大热之品和膏粱厚味，以免伤血伤津、阻滞经络而影响眼目的营养供给。

5. 药物养目

中医学认为视疲劳与脾、肝、肾、气、血关系密切，故中药养目主要从健脾、养肝、益肾、补气血入手。养目药物分外用和内服两类。可根据辨证选用中成药内服，如视物易疲劳，双目干涩，属于肝肾阴亏，可选用补益肝肾的六味地黄丸、杞菊地黄丸、石斛夜光丸等；视物易疲劳，平素体弱无力，属于气血不足，可选用气血两补的八珍丸；视物易疲劳，素体虚弱，纳食不香，属于脾气虚弱，可选用补中益气丸；若是眼前常有黑影，可酌加丹参、郁金以活血化瘀。

另外，还可将一些具有疏风散热、清肝明目作用的中药，如茶叶、荞麦皮、绿豆皮、黑豆皮、决明子、菊花等，做成明目药枕使用，有疏风散热、清肝明目作用。或者选用具有明目作用的中药，煎汤熏蒸，对保护眼睛、恢复视力也有较大的帮助。如清目养阴洗眼方（《慈禧光绪医方选议》）：甘菊9g，霜桑叶9g，薄荷3g，羚羊角4.5g，生地黄9g，夏枯草9g。水煎后，先熏后洗眼部，有疏风清肝、养阴明目之作用。

6. 导引健目

（1）低头法：身体呈下蹲姿势，用双手分别扳住双脚五趾，并稍微用力向上扳，用力时尽量朝下低头，这样有助于使五脏六腑的精气上升至头部，从而起到营养耳目之作用。

（2）吐气法：腰背挺直坐，以鼻子徐徐吸气，待气吸到最大限度时，用右手捏住鼻孔，紧闭双

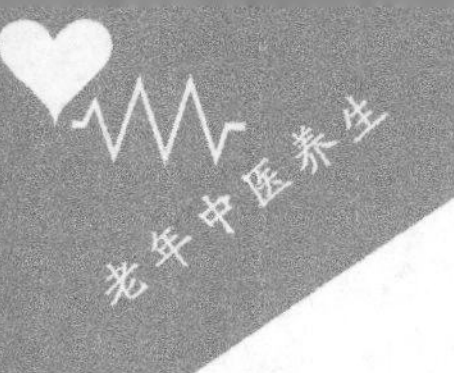

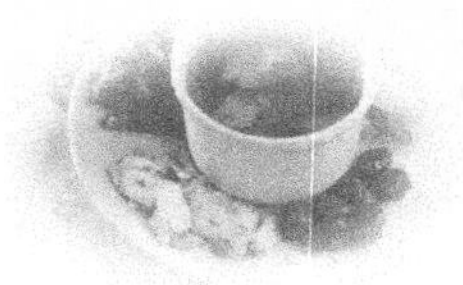

眼，再用口慢慢地吐气。

（3）折指法：小指向内折弯，再向后拉升的屈伸运动，每遍进行 30 ～ 50 次，并在小指外侧的基部用拇指和食指揉捏 50 ～ 100 次，每天坚持早晚各做一遍。此法坐、立、卧皆可以，坚持经常做，不仅能养脑明目，对白内障和其他眼病也有一定的疗效。

以上诸法可以单独做，也可任选一两种合做，只要坚持练习，就会获得提高视力的效果。

四、鼻部养生

鼻是呼吸和嗅觉器官。中医学认为“肺开窍于鼻”“肺气通于鼻”。从鼻的作用来看，鼻是呼吸道的出入口，鼻腔内有鼻毛，又有黏液，是防止致病微生物、灰尘、污垢等侵入的第一道防线。故鼻内常有很多细菌、污垢，有时会成为播散细菌的疫源。因此，做好鼻的保健十分重要。特别是秋季气候干燥，易发鼻腔炎症；在病毒性流感、上呼吸道感染、肺炎等呼吸系统感染疾病中，80% 是由鼻腔缺乏应有保护引起的，因此鼻的养生保健十分重要。

1. 浴鼻锻炼

鼻与外界直接相通，要提高其防御能力，必须增强鼻对外界的适应力。浴鼻锻炼，就是用冷气和冷水浴鼻。增强鼻对天气变化适应力、预防感冒及其他呼吸道疾患的养生保健方法。平时应坚持室外锻炼，多呼吸新鲜空气，可增强呼吸系统功能；一年四季，尤其是清晨用冷水洗鼻，可改善鼻黏膜的血液循环，增强鼻对天气变化的适应能力，可预防感冒及呼吸道其他疾患。

2. 按摩健鼻

鼻的保健按摩分拉鼻、擦鼻、刮鼻、摩鼻尖和“印堂”按摩，可疏通经络，增强鼻部的血液流通，使鼻的外部皮肤润泽、光亮，还能增强鼻黏膜上皮细胞的增生能力，并能刺激嗅觉细胞，使嗅觉灵敏，有效预防感冒和鼻病。操作如下：

（1）拉鼻：用拇指和食指夹住鼻根两侧，用力向下拉，连拉 16 次。

（2）擦鼻：用两手鱼际相互摩擦至热后，按鼻两侧，顺鼻根至迎香穴，上下往返摩擦 24 次。

（3）刮鼻：用手指刮鼻梁，从上向下 36 次。

（4）摩鼻尖：分别用两手手指摩擦鼻尖各 36 次。

（5）按摩印堂：用中指和食指、无名指的指腹点按印堂穴 16 次，也可用两手中指，一左一右交替按摩印堂穴位。

3. 药物健鼻

平常鼻腔内要尽量保持适当湿度，如果鼻腔过于干燥，易造成鼻黏膜破裂而出血。在气候干燥的情况下，可适当配合具有滋肺养脾、滋润护鼻功效的药物保健法，如在鼻腔内滴一些复方薄荷油，或适量服用维生素 A、维生素 D 等，以保护鼻黏膜。还可服一些中药汤剂，以润养鼻络、预防出血。

4. 气功健鼻

健鼻功出自《内功图说》，分三步进行锻炼。两手拇指擦热，揩擦鼻头 36 次，然后静心意守，排除杂念。二目注视鼻端，默数呼吸次数 3 ～ 5 分钟。晚上睡觉前，俯卧于床上，暂去枕头，两膝部弯曲使两足心向上，用鼻深吸清气 4 次，呼气 4 次，最后恢复正常呼吸。本法可润肺健鼻，预防感冒和鼻病，还有健身强体的作用。

5. 纠正不良习惯

要注意保护鼻毛和鼻黏膜，养成正确擤鼻涕的习惯，克服挖鼻孔、拔鼻毛或剪鼻毛等不良习惯。

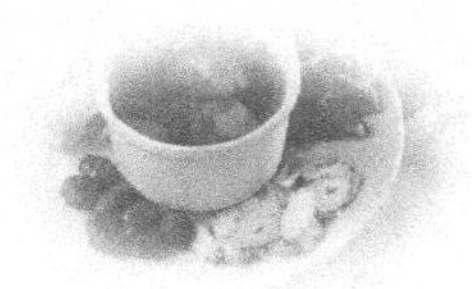

鼻毛和鼻黏膜是鼻的主要结构，损伤之后，不但伤害鼻腔，影响鼻功能，还可导致鼻腔内化脓性感染，甚至继发颅内感染。

五、耳部养生

耳为肾之窍，连通于脑，是人体的听觉器官，是机体接受外界声音刺激的重要途径。中医学认为，耳的功能与五脏皆有关系，而与肾的关系尤为密切。耳的听觉能力能够反映出心、脑、肾等脏腑的功能，人的衰老往往从耳朵听力下降开始。因为“耳通天气”，所以外界环境因素对耳的影响极大。

随着科学技术和现代文明的高度发展，导致听力下降和耳聋的原因越来越多，也越来越复杂化。环境污染，尤其是噪声污染、长期使用耳机以及药物不良反应等，都可不同程度地损害人的听力。先天性耳聋、噪声性耳聋、感染性耳聋、老年性耳聋、中毒性耳聋、外伤性耳聋等都较常见，而且治疗起来也很复杂、棘手。因此，耳的养生保健应以预防为主。

1. 耳勿极听

所谓极听，有主动和被动之分。前者是指长时间专心致志运用听力去分辨那些微弱、断续不清的音响；后者为震耳欲聋的声响超过了耳膜的负荷能力。《淮南子》谓：“五声哗耳，使耳不聪。”《老子》说：“五音令人耳聋。”极听耗伤精气，损害听力。特别是长期在噪声环境中，对听力会产生缓慢性、进行性损伤，久而久之，可发生听力下降或耳聋。

因此，在噪声环境中工作和学习应做好必要的保护性措施，如控制噪声源；在噪声大的环境中有意识地张口，以利进入耳道的声波能较快地扩散开来，减轻对耳膜、内耳鼓膜的压力，做好个人防护等。孕妇和婴幼儿尤应注意避免噪声的影响。

2. 按摩健耳

按摩保健是健耳的一个重要方法，耳部按摩可增强耳窍气血循环、润泽外耳、抗耳老化、预防冻耳、防治耳病，另外还能起到活跃肾脏元气，强壮身体，抗衰老，利健康，助长寿的综合保健作用。摩耳功法可分如下几步。

（1）画圆揉搓耳朵：由耳朵的边缘向里，用拇指和食指画圆揉搓。由耳朵上方到耳垂，按顺序慢慢地按摩、刺激。

（2）由上而下，张紧耳朵：上下垂直方向张紧耳朵。用食指和拇指用力揉搓耳朵。

（3）内折耳朵：用拇指的指肚内折耳垂。反皮肤日常运动的方向运动，刺激肌肤。

（4）拇指插入耳洞，按摩耳朵的穴位：拇指插入耳洞内，按摩耳朵的穴位。使用食指也行，但要注意不要用力过强。手指向里，直到不能再向里运动为好。

（5）鸣天鼓（震动使大脑活化）：以两手掌捂住两耳孔，五指置于脑后，用两手中间的三指轻轻叩击后脑部 24 次，然后两手掌连续开合 10 次。此法使耳道鼓气，以使耳膜震动，称为“鸣天鼓”，如图 12-1 所示。

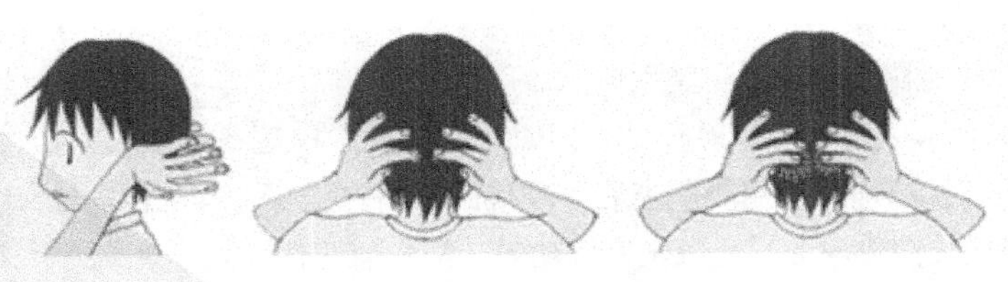

图 12-1　按摩健耳 – 鸣天鼓

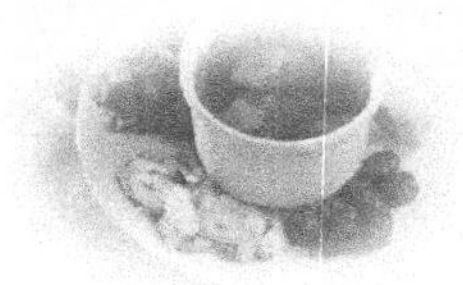

按摩耳部的方法十分简单，可不拘时间、地点、体位。需要指出的是，按摩力量要适中，开始时动作要慢，时间宜短；随着耳部对搓揉的适应，逐渐加快搓揉速度和延长搓揉时间，以增强保健效果。

3. 防病护耳

很多疾病的发生，都能导致耳部炎症发生。患感冒、鼻炎时，应当采用正确的揩鼻涕方法排除鼻涕等分泌物，即交替将左右鼻翼压向鼻中隔，不要用手捏紧双侧鼻孔擤鼻涕，以免增加鼻、咽部压力，使鼻涕倒流进入耳内。发生麻疹、腮腺炎、风疹中任何一种急性传染病，机体的抵抗力都会明显下降，如果病菌的毒力较强，就很容易诱发中耳炎。因此，预防这些急性传染病，是防止耳部炎症的有效措施。另外，一些全身性疾病，如高血压与动脉硬化、各类肾病、糖尿病微血管病变以及原发性与继发性神经病变也可影响听力。

据临床报道，因使用药物不当而引起听力下降甚至耳聋的患者数目众多，如链霉素、庆大霉素、卡那霉素、氯霉素等耳毒性抗生素。此外，奎宁、氯奎、硫酸盐类药，及氮芥、长春碱类等治肿瘤的化疗药物，亦有一定耳毒作用。因此，临床使用上述药物应严格控制，避免引起听觉损伤而造成耳聋。

4. 药食健耳

（1）常吃下列一些食物，有助于恢复和保持良好的听力：

1）含 β 胡萝卜素和维生素 A 的食物，如胡萝卜、南瓜、番茄、鸡蛋、莴苣、西葫芦等。胡萝卜素和维生素 A 能给内耳的感觉细胞和中耳上皮细胞提供营养，增强耳细胞活力。

2）富含锌元素的食物，如鱼、瘦肉、牛羊肉、奶制品、啤酒、酵母、芝麻、核桃、花生、大豆、糙米、全麦面等。锌能促进脂肪代谢，保护耳动脉血管。

3）富含镁元素的食物，如红枣、核桃、芝麻、香蕉、菠萝、芥菜、黄花菜、菠菜、海带、紫菜和杂粮等。如果镁元素缺乏会影响耳动脉功能，导致听力损害。

4）富含维生素 D 和钙的食物，如骨头汤、脱脂奶、钙片等。维生素 D 和钙，有助于强壮听小骨，提高耳功能。

（2）中国古代养生家也创制了不少健耳美耳的方剂、药膳。

1）千金润耳汤——《千金方》：葱白 15g，牡蛎、白术、磁石、麦冬、白芍、生地、大枣各 30g，甘草 5g。水煎服，每日 1 剂，分 3 次服。能滋肾阴，泻肾热，润耳窍，防耳疾。本方中生地、磁石、麦冬、牡蛎滋阴泻热，大枣、甘草、葱白和中，荣养耳窍，故能润耳、美耳。

2）益气聪明汤——《医方集解》：黄芪、人参各 15g，葛根、蔓荆子各 9g，白芍、黄柏各 6g（如有热烦乱，春月渐加，夏倍之，如脾虚去之，热减少用），升麻 4.5g，炙甘草 3g。诸药为末，每服 12g，临卧服，五更再服。能聪耳明目，用于防治内障目昏、耳鸣耳聋。

3）罗布麻膏（经验方）：罗布麻叶 10g，李子 1000g，蜂蜜适量。将罗布麻叶放入砂锅中加水适量，煎煮 20 分钟，用纱布过滤，收取滤液备用；将李子用沸水烫软，去皮除核后放入砂锅中，加入罗布麻叶的滤液，煮至汤汁将尽时，加入蜂蜜，继续煎煮，随时搅拌翻动，收汁服。能温肌肉，通血脉，常食防耳冻。

（3）古人还擅用药枕作为聪耳保健手段。

1）菊花枕：选用菊花干品 1000g，川芎 400g，丹皮、白芷各 200g，装入枕套内，使药香缓慢挥发，一般每个药枕可连续使用半年左右。现代医学研究证实，本药枕内成分含有多种挥发油，具有清肝明目、降压，清热凉血，活血化瘀等功效。常用菊花枕的人，会感到神清气爽，精神饱满。

2）磁石枕：古代道家养生倡导用磁石枕和柏木枕。磁石枕是将磁石镶嵌在木枕上制成的，常

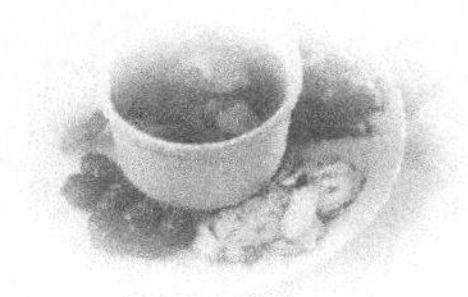

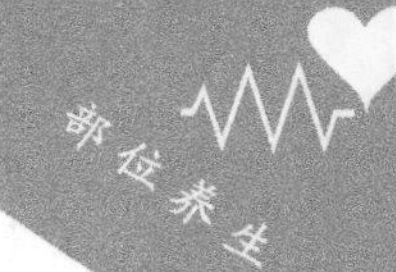

枕有聪耳明目之效。柏木枕用柏木板制成，四壁留有120个小孔，内装当归、川芎，防风、白芷、丹皮、菊花等多种药物，外套布套，药味缓慢散出。药枕的养生原理是依靠草本植物特有的芳香气味和磁石的磁场作用，达到闻香疗病的效果。

5. 谨慎掏耳

俗话说“耳不掏不聋”，挖耳是不良习惯。有人，耳痒时喜欢用火柴棒、头发夹、牙签、大头针和毛线针等硬物挖耳道，所用的工具不但未经消毒，而且十分尖锐锋利，稍不留神就会刺破皮肤和耳膜，从而导致耳道损伤，发炎，化脓，应当禁止。耳痒可用酒精棉签洗擦，必要时可就医耳科检查处理。

另外，游泳或洗澡时若耳内有污水侵入，应及时用棉签或棉球吸出，否则也容易导致耳疾发生。戒烟忌酒，烟中的尼古丁及慢性酒精中毒，可直接损害听骨、听细胞及神经中枢。烟酒均可诱发脑血管的舒缩紊乱，造成耳内供血不足，诱发听力下降。

6. 生活习惯

保护耳朵的正常生理功能也需要起居有常，建立科学的生活方式，纠正不良生活习惯。一项调查数据表明，27%的白领人群的耳部存在不同程度的健康问题。如果不及时治疗，则会引发“听神经病”或炎症。“听神经病”患者可以听到声音，但是神经“反应迟钝”。许多男性白领生活无规律，喜饮酒、吸烟，患有高血脂、糖尿病等，也可能导致耳疾。另外，许多白领喜欢听MP3，在用手机的时候戴耳机，这都会对耳朵造成物理损害，也可产生炎症。

六、口腔养生

口腔是食物加工的场所和重要器官，通过牙齿的咀嚼和口腔分泌适量的唾液，帮助食物进行消化吸收，是人体的“开放门户”之一，其不但可以帮助机体摄取营养物质，也会使各种病原微生物有机会进入人体，正所谓“病从口入”。

做好口腔卫生保健，积极预防口腔疾病，不仅可以预防口腔和牙齿的疾病，而且可以有效地防止多种全身性疾病。口腔健康也是社会经济、文化发展以及社会文明的一种标志。因此，口腔健康将会在促进全身健康，提高生命质量，延长健康寿命，促进人类发展方面起到重要作用。

1. 正确洁齿

牙齿保健应自幼开始，从小养成良好的口腔卫生习惯，对健康长寿十分有益。中国古代养生家对此十分重视，并且提出“百物养生，莫先口齿”的观点。据考证，在一千多年前的辽代，人们就开始使用牙刷刷牙了。现代调查研究发现，镶配的义齿不能完全取代自然牙齿的作用，绝大多数长寿老人，口腔中都有一定数量的自然牙齿。所以在日常生活中应该摒弃一些不良的卫生习惯，建立起“牙龄与寿龄一致”的新口腔保健观。养成早晚刷牙的卫生习惯，刷牙的作用是清洁口腔、按摩齿龈、促进血液循环、增强抗病能力。刷牙的次数，要根据需要和实际可能。我们提倡“早晚刷牙、饭后漱口”。如果有条件，每天3次。特别是睡前刷牙，对保持口腔清洁、预防牙病有着十分重要的意义。

正确的刷牙方法是：上牙由上向下旋转刷，下牙由下向上旋转刷，上、下前牙里面要顺牙缝刷，嚼东西的牙面应前后来回刷。为了把牙面刷得较干净，必须选用刷头小、毛软而有弹性的保健牙刷。每天至少早晚各刷1次。

剔牙：有些食物嵌塞形成菌斑，刷牙是难以去除的，最好用牙科探针或牙线轻轻剔出嵌塞食物，清洁菌斑。有人习惯用牙签，但一定不要用力太大、太猛，以免刺伤牙龈。

2. 口宜勤漱

《诸病源候论》说：“食毕常漱口数过，不尔，使人病龋齿。”《备急千金要方》亦说：“食

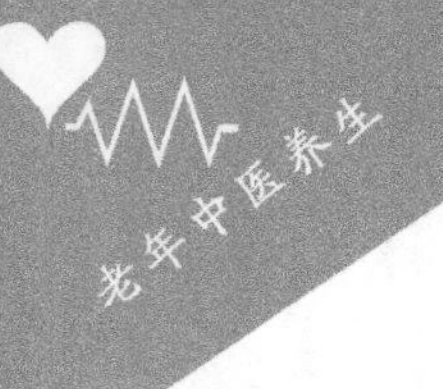

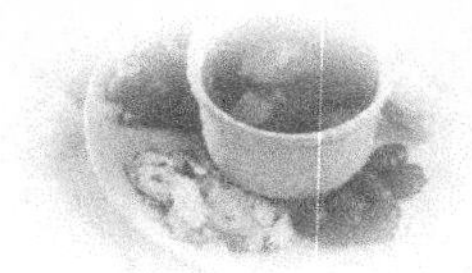

毕当漱口数过，令人牙齿不败，口香。”一日三餐之后，或平时甜食皆需漱口，应及时漱口以去除口腔中的浊气和食物残渣，清洁口齿。漱口用水种类很多，如水漱、茶漱、津漱、盐水漱、食醋漱、中药如金银花、菊花、佩兰等泡水漱等，可根据自己的情况，选择使用。古人喜欢用茶水漱口，因为苦涩的茶水中含有分解某些有害物质的成分，此外茶水中还有少量的氟，可以起到促进牙体健康的作用，同时茶水又有清热解毒、化腐的功效。

在历代医书中多推崇以清热解毒、芳香化湿类中药煎水漱口，所用药物有金银花、野菊花、藿香、佩兰、香薷、薄荷等，不仅能保持口腔清洁，还有香口却秽作用。

3．齿宜常叩

晋代葛洪《抱朴子》指出：“清晨叩齿三百过者，永不动摇。”《诸病源候论》记载：“鸡鸣时，常叩齿，三十六下，长行之，齿不蠹虫，令人齿牢。”自古至今众多长寿者，都重视和受益于叩齿，尤其清晨叩齿最佳。经常叩齿，有固齿坚基、促进消化的功能。

叩齿做法：排除杂念，思想放松，放松精神，排除杂念，口唇轻闭，先叩臼齿 50 下，次叩门牙 50 下，再错牙叩大齿部位 50 下，所有的牙都要接触，用力不可过大，防止咬舌，每日早晚各做 1 次，亦可适当增加印齿次数。坚持叩齿可以坚固牙齿，使其不易松动和脱落；加强咀嚼力，还可刺激唾液的分泌，促进消化功能。

4．牙龈按摩

牙龈按摩可以促进牙周组织的血液循环，使牙齿支持组织的代谢增强，也就相应地增强了牙齿的抗病能力。牙龈按摩可以在口腔内进行，也可以在口腔外进行。

牙龈按摩：在刷牙时，将刷毛压于牙龈上，牙龈受压暂时缺血，当刷毛放松时局部血管扩张充血，反复数次，使血液循环改善，增强抵抗力。也可在刷牙后，将手洗净，伸食指进入口腔内，压在牙齿的唇颊面和舌面的牙龈上，然后自前向后做旋转揉动。以后又由后向前旋转，如此来回 20 次，再做另一侧，然后做舌侧。

搓唇按摩：将嘴唇闭合，在口外进行按摩，用四指压在上、下唇及腮部上、下和前、中、后六个部位沿顺时针方向和逆时针方向做揉捏动作，注意力量要达到上、下牙龈，每个部位各做 20 余次。直至局部微热发红为止。其作用是促进口腔和牙龈的血液循环，健齿固齿，防治牙齿疾病，且有美容保健作用。

5．正确咀嚼

咀嚼食物应双侧，或两侧交替使用牙齿，不宜只习惯于单侧牙齿咀嚼。使用单侧牙齿的弊端有三：一是使用的一侧，因负担过重而易造成牙本质过敏或牙髓炎；二是不使用的一侧易发生牙龈失用性萎缩而致牙病；三是往往引起面容不端正。

咀嚼肌锻炼也是非常必要的。要多吃硬而粗糙、含纤维成分多的食物（如豆类、芹菜等），进食时要充分咀嚼，不要囫囵吞枣。这样就可锻炼咀嚼肌、锻炼腭骨和牙槽骨，增强牙齿支持组织的健康。充分咀嚼还可以刺激唾液的分泌，有很好的口腔自洁作用。

6．饮食保健

口腔、牙齿患病与营养不平衡有一定关系。牙齿的生长发育受钙与磷代谢的影响。食谱中若钙含量高、磷含量低，对龋病易感性增加，可造成龋损；若食谱中增加适量的磷可降低患龋率。如食谱中缺乏铁，不仅造成贫血，还会容易产生牙病，如果食物中增加铁的含量，其患龋率可降低。长期缺乏维生素 C 会影响胶原组织的形成和修复，从而使牙龈组织出现萎缩或炎症。严重缺乏维生素 C，可出现牙龈出血。维生素 D 可促进牙齿中钙、磷的沉积，可提高抗龋能力。蛋

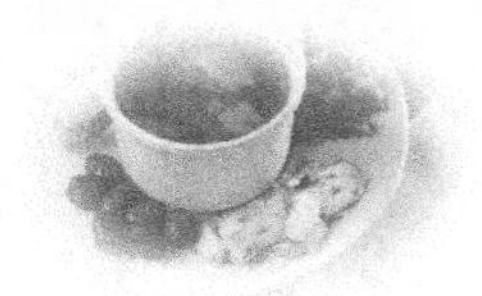

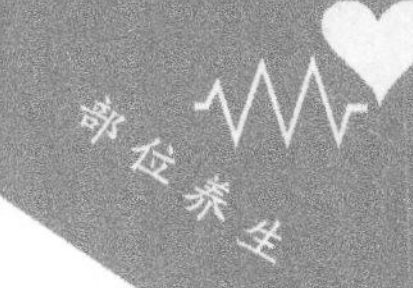

白质在抗龋方面也有显著的作用，若蛋白质缺乏，可造成牙体形成缺陷，从而诱发龋齿。

因此营养要合理，应适当多吃些含维生素 C、维生素 A、维生素 D 较多的新鲜蔬菜、水果、动物肝肾、蛋黄及牛奶等。多摄入含牙齿发育所需营养素的食物，如核桃、梨、芹菜、乳酪、绿茶、洋葱、香菇、薄荷、枸杞子、大枣、蜂蜜等来保护牙齿，防治牙周病。妊娠期、哺乳期的妇女及婴幼儿童尤应注意适当补充这类食品，保证牙釉质的发育。

7. 药物保健

牙病应注意早期预防，积极治疗。龋齿最为常见，造成龋病的原因有三：一是食品中含有成分很高的蔗糖，蔗糖对牙齿危害很大。二是细菌和食物残渣粘在牙齿表面，使蔗糖类发酵产酸，破坏了牙齿组织内的钙和磷。三是牙体本身结构与龋齿的发生是相关的，如有深的窝沟、牙齿排列不齐、相互重叠，这样，食物残渣就容易滞留、堵塞甚至患龋齿。另外对于各种原因导致的牙痛，中医也有许多对应方剂：

（1）固齿秘方：生大黄、熟大黄、生石膏、熟石膏、骨碎补、杜仲、青盐、食盐各 30g，明矾、枯矾、当归各 15g，研成细末，做牙粉使用，可健齿、固齿。对胃热牙痛尤为适用。

（2）固齿补肾散：当归（酒浸）、川芎、荆芥穗、香附末、白芍、枸杞子、熟地黄各 75g，川牛膝（去芦、酒浸）60g，细辛 9g，补骨脂 45g，升麻 15g，青盐 9g。上药研为末，用老米 500g，煮饭和成丸，阴干，入瓦砂罐封固，以炭火或柴火烧灰存性，研为末，用铝盒盛之，晨以药粉擦牙，然后温水漱咽，服下。可补益精血，祛风清热，固齿乌发。

（3）杜仲杞鹑汤：鹌鹑 1 只，枸杞子 30g，杜仲 15g。三味水煎取汁，饮汤食鹌鹑。可补肝肾、强筋骨、壮腰膝，适用于肝肾亏虚之牙齿不坚、腰膝酸软者。

8. 谨防药毒

牙齿有病应及时治疗，但应避免服用一些不利于牙齿的药物，尤其在妊娠期、哺乳期的妇女和婴幼儿童不宜服用四环素类药物，如四环素、土霉素、金霉素、多西环素等。否则，易使乳牙发黄，且造成永久性黄牙，或引起牙釉质发育不全，易发生龋齿。卫生部通知规定，儿童换牙期之前禁用四环素、土霉素制剂。另外，长期服用抗癫痫药（如苯妥英钠）、免疫抑制剂（如环孢素）及硝苯地平（心痛定）可使患者出现“药物性牙龈增生”，牙龈会逐渐增生并覆盖牙齿的表面，严重时，牙齿表面的 1/3 均可被牙龈遮住。

9. 纠正恶习

不良习惯也是导致牙病的一个原因。饭后不宜用牙签或火柴棒等物剔牙，这种方法极易损伤齿龈组织，继而造成感染、溃烂等。幼儿在前牙将要萌出时，牙床上有轻度的不适或发痒，有的儿童就爱吐舌，舔牙齿、牙床或咬舌头。时间久了，使正在萌出的牙齿受到阻挡，上下门牙不能互相接触，形成了门牙开口畸形。有人习惯用口呼吸，睡觉时就要张着嘴，萌出的前牙不仅向前倾斜，而且排列错乱。有的儿童喜欢咬手指，或将铅笔伸入上下牙之间，结果使上下门牙前突，下门牙后移，牙齿变短。

这些不卫生的习惯均可能导致牙齿排列不齐，既不利于食物的充分咀嚼，影响消化吸收，又导致牙齿间食物残渣不易清除，引起口腔疾病，同时还影响颜面美观。长期吸烟者，牙面易有黑褐色烟斑沉着，有利于结石沉积，局部菌斑刺激也可使牙周病加重。烟草中含有多种有害物质，烟雾中的化学成分可直接刺激牙周组织或进入血液循环，造成牙周组织的慢性损害。

10. 唾液保健法

（1）常食法：每日清晨睡醒时，坐、卧姿势均可，平心静气，以舌舔上，或将舌伸到上颌牙

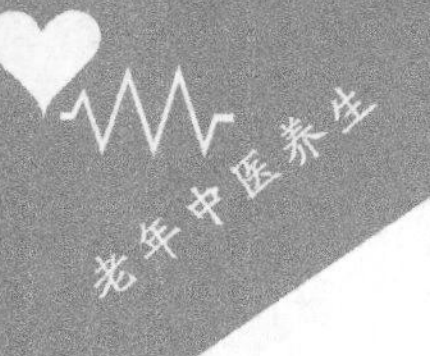

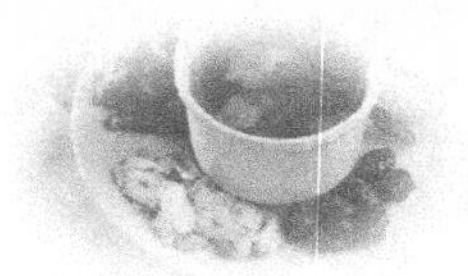

齿外侧，上下搅动，然后伸向里侧，再上下左右搅动，古人称其为“赤龙搅天池”，待到唾液满口时，再分3次把津液咽下；或者与叩齿配合进行，先叩齿36次，后漱津咽下。每次三度九咽，时间以早晚为好。若有时间，亦可多做几次。初时可能津液不多，久则自然增加。此法可使口腔内多生津液，帮助消化并可清洁口腔，并能防止口苦、口臭。

（2）配合气功服食法：排除杂念，意守丹田，舌抵上颚，双目微闭，松静自然，调息入静，吸气时，舌抵上齿外缘，不断舔动以促唾液分泌；呼气时，舌尖放下，气从丹田上引，口微开，徐徐吐气，待到唾液满口时，分三次缓缓咽下。每日早晚可各练半小时。

上述二法，简而易行，只要长期坚持练功，就可收到气足神旺，容颜不枯，耳目聪明，新陈代谢旺盛，保健延寿的效果。

模块二　躯干部养生

一、颈部养生

人的颈椎上连头颅，下接躯体，支配着颈部、躯干及四肢的诸多活动，在人体生命活动中起着非常重要的作用。颈项中不仅有气管、食管、脊髓及血脉通过，颈前还有手足阳明经与任脉，项后有太阳经与督脉，脖颈两侧有少阳经，所以也是气血、津液、饮食、清气通行之要道。正常、健康的人的颈肩部在直立时两侧对称适中。颈部的长短粗细与身材比例相称。男性的颈部应该粗壮肥短，有力量之感；女性的颈部应纤细修长，有秀美之态。此外，颈部皮肤要紧张而有弹性，颈部运动要灵活。

人们对颈部保养方法不当，使颈部长期处于不良姿势，极易导致颈椎周围组织形成慢性劳损而发生纤维组织炎或逐步退变。有研究表明，近年来颈椎病的发病率呈上升趋势，且表现出低龄化趋势。年龄的增长已不再是颈椎病发病的首要因素，职业因素越来越被人们所重视。而颈部的气血阻滞，不但影响局部，还可能引起一些其他系统疾病，如动脉硬化、高血压、冠心病等，严重影响人们的正常工作与身心健康。

1. 端正坐姿

经常伏案工作的人颈椎病发病率较高，这提示姿势不良是颈椎病的重要诱因之一。因此端正坐姿是非常重要的预防措施。

正确的坐姿为：保持自然舒服的端坐位，上身挺直，收腹，下颌微收，两下肢并拢，头部略微前倾，头、颈、肩、胸保持正常生理曲线为准。同时，还要注意桌与椅的距离适中，如图12-2所示。

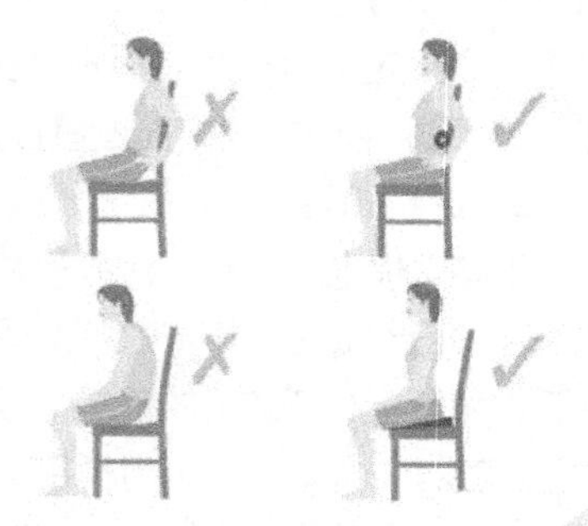
图12-2　端正坐姿

颈部不可长期保持固定姿势，如此即会造成局部肌肉紧张，因此，颈部要经常变换姿势，长期伏案工作人员应注意经常起身摇动颈部，以促进局部血液循环，缓解肌肉的紧张。还要注意纠正一些生活中的不良习惯，如：看电视时最好不要倚着沙发，或半躺半卧靠在床头；打牌时间不可过长，还要经常变换身体姿势等。

2. 功能锻炼

对长时间伏案工作者，每工作0.5～1小时，就要进行适当活动。颈部脊柱解剖结构决定了颈部脊柱的运动功能，前屈和后伸、左侧屈和右侧屈、左侧旋转和右侧旋转、左侧环转和右

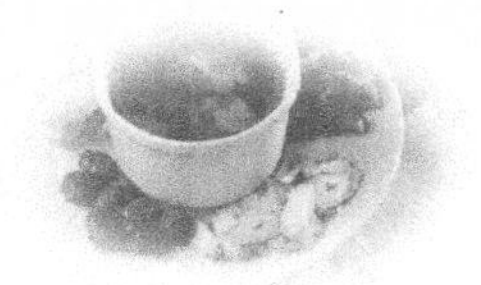

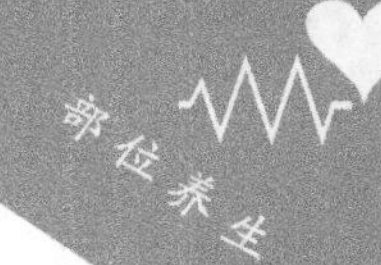

侧环转（见图12-3）。我们可根据颈椎运动功能特点进行颈部锻炼，也可进行耸肩、双臂划圈等局部运动。在此过程中，一定还要注意轻柔、缓慢及重复的连贯性，以达到最大运动范围为佳。随着对运动的适应可逐渐增加运动幅度和次数。这样既有利于消除疲劳感，又能起到预防颈椎疾病的作用。

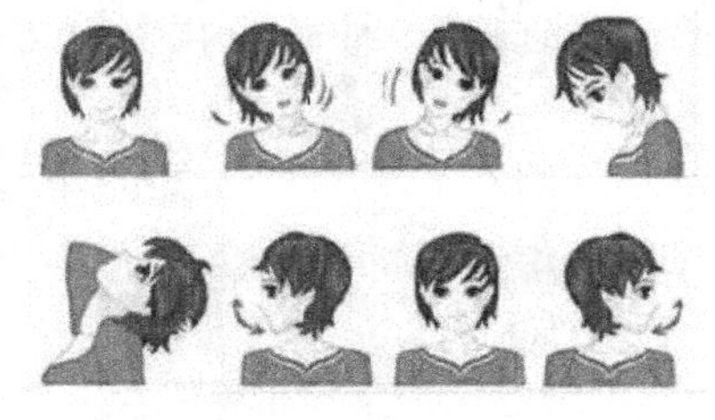
图 12-3　颈部运动

颈部锻炼活动的准备姿势为：双脚分开与肩同宽，两手臂放在身体两侧，指尖垂直向下（坐时两手掌放在两大腿上，掌心向下），眼平视前方，全身放松。可进行以下运动：

（1）伸颈训练：缓慢向上抬头，要尽可能把头颈伸长到最大限度，并将胸腹一起向上伸（不能单纯做成抬头运动），将伸长的颈慢慢向前、向下进行运动。再缓慢向后向上缩颈，恢复到准备姿势。

（2）曲颈训练：取坐位，双手置于头后部。双手向前用力，缓慢、持续并尽力地牵拉颈后部肌肉，使项部肌肉有紧绷感。取坐位，左手越过头顶，抓住右侧耳上方，向左用力，头部用力向右侧偏，这样相向用力，使右侧项部肌肉有紧绷感。反之亦然。取坐位，双肘支撑桌面，合掌置于前额部，用力曲颈，保持躯干不动，使颈前部肌肉有紧绷感。

（3）旋颈训练：取坐位，左手绕过头后，置于头右侧耳部，用力向左拉，头用力向左旋，眼看左侧大腿部，使右侧项部肌肉有紧绷感。反之亦然。

（4）悬颈训练：取坐位或站位均可，双手伸直用力做类似于撑地动作（立地），颈项向上方伸展（顶天），相当于一个“顶天立地”的姿势，使项肩部肌肉有拉伸的感觉。

（5）缩颈训练：取坐位或站位均可，双手自然下垂，双侧同时用力耸肩，颈项用力向下，似有头向胸腔内缩入的感觉，使两侧项肩交界处肌肉有牵拉感。

3. 合理用枕

颈椎病的早期表现为颈部脊柱生理弯曲的异常改变，如变小、变直或后凸。因此，预防颈部脊柱生理弯曲的异常改变是预防该病的关键。为了保护颈部的正常生理弯曲，维持人们睡眠时正常的生理活动，人们睡眠时必须采用枕头。枕头以符合颈椎生理曲度要求的，质地柔软，透气性好者为佳。形状最好为圆柱形，直径大约20cm。卧床休息时，枕头应放在头颈下，这样可使颈后部的肌肉松弛，颈椎保持正常生理曲度。枕头形成中间低、两端高的形状，还可以对头部起到相对固定作用，可减少在睡眠中头颈部的异常活动，还可以对颈部起到保暖作用。为了加强对颈椎的保护和治疗作用，可选用具有特殊疗养作用的枕头：

保健药枕：川芎、吴茱萸、川乌、草乌、当归、没药、细辛、威灵仙、甘草、冰片、樟脑、薄荷。将方中前9味共研细末，用醋在微火上炒至有焦味时加入冰片、樟脑及薄荷粉拌匀。然后用晾干的绸布包药末做成枕芯，夜间枕，白天用塑料袋封装。该枕对于顽固性失眠、颈椎病、高血压、神经性头痛、紧张性头痛、偏头痛、头晕、焦虑症、抑郁症等，有一定的防治效果。

颈椎枕：颈椎枕是一种有利于颈椎病的枕头，其与普通枕头不同的是，使用的时候是枕在脖颈底下。其对颈椎病的防治原理在于：人的正常颈椎是自然弯曲的，而颈椎病患者的颈曲变直。要治疗颈椎病，就要对变直的颈椎进行矫正。当患者仰卧在颈椎枕头上的时候，依靠头部自身的重力作用，自动就对变直的颈椎进行了矫正。颈椎枕在我国已有很长的使用历史，近代流传到韩国、日本等地，是一种非常有效的颈椎保健方法。

4. 推拿按摩

推拿按摩无论是对颈椎病的治疗，还是对颈肩部位的保养，都有非常确切的效果。适用于日常

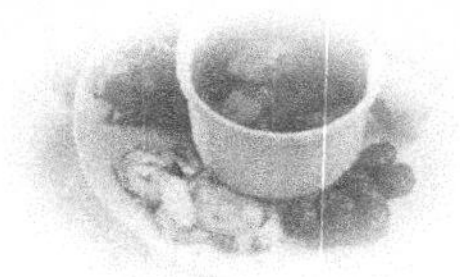

颈肩保健的自我推拿按摩常用的有以下两种：

（1）选腕骨、外关、肩中、风池等穴位进行按摩，同时缓缓转动颈部，每次 10 ～ 15 分钟，每日 2 次。

（2）将左（右）手上举置于颈后，拇指放置于同侧颈外侧，其余四指放在颈肌对侧，双手用力对合，将颈肌向上提起后放松，沿风池穴向下拿捏至大椎穴 20 ～ 30 次。

5. 预防保健

（1）注意保暖：颈部是经常暴露的部位，容易遭受寒冷的袭击。颈肩部受寒，人会本能地缩颈、耸肩、弯腰，以便肌肉收缩，减少热量的散发，但这种不良姿势易致颈椎病的发生，而且颈部受寒会引起局部血液循环障碍，是颈椎病产生的重要原因。注意颈部保暖，夏日避免空调冷风直吹颈部，冬日外出系好围巾，睡觉时盖好被子，对预防颈椎病是很重要的。

（2）防治咽部炎症：注意防治咽喉部急、慢性感染，以免引起局部肌张力降低，韧带松弛，从而影响颈椎动力平衡，诱发颈椎病。

（3）防止外伤：头颈部的跌打伤，碰击伤，急刹车时颈部损伤，均易发生颈椎及其周围组织损伤，直接或间接引起颈椎病，故应积极预防。头部摆动幅度过大或负重，手提重物上下楼等过度用力行为也是造成颈椎错位、椎间盘突出、韧带肌肉损伤等颈椎病的发病原因。因此平时生活、工作中应注意避免。

二、胸部养生

胸部为宗气所聚之处，心、肺居于其中，乳房居于其外，胸部保养主要涉及以下几个方面：

1. 衣服护胸

明·冷谦《修龄要旨·起居调摄》说：“胸宜常护。”清·曹庭栋《老老恒言·衣》说：“夏虽极热时，必着葛布短半臂，以护其胸。”以上强调了胸部应以保暖避寒为主，目的在于保护胸阳，年老体弱者尤应注意。因此，日常生活中，人们均应穿着背心、上衣，以保护胸背的阳气。

2. 胸部按摩

胸部按摩可以振奋阳气，促进气血运行，增强心肺功能，防治胸闷、气喘、咳嗽、心悸等病。做法：取坐位或仰卧位，用左手掌在胸部自左上向右下推摩，右手自右上向左下推摩，双手交叉进行，推摩 30 次。然后，双手同时按揉乳房正反方向各 30 圈，再左右、上下各揉按 30 次。女性还可做抓拿乳房保健：两小臂交叉，右手扶左侧乳房，左手扶右侧乳房，然后用手指抓拿乳房，一抓一放为 1 次，可连续做 30 次。

3. 锻炼健胸

日常生活中，行、坐、站立时尽量挺胸拔背以利于宽胸理气、护养心肺。另外，胸部的各种锻炼，可以宽胸理气、活血提神、养护心肺、延缓衰老。胸为气海，任脉行于胸部正中，五脏六腑之经脉或支脉均循行过胸。通过擦胸、拍胸、扩胸的保健动作，可以行气血，养五脏，通六腑，使五脏六腑、四肢百骸的功能得到加强。

（1）摩胸：取坐位或仰卧位，用左手掌在胸部从左上向右下推摩至右下腹，右手从右上向左下推摩至左下腹，双手交叉进行，一左一右为 1 次，共推 36 次。然后，两只手同时揉乳房正反方向各 30 圈，再左右与上下各揉按 30 次。每天 2 ～ 3 次。

（2）拍胸：取坐位或立位，五指并拢，手掌微屈，用空心掌拍击胸部。既可单手（右手拍左胸，

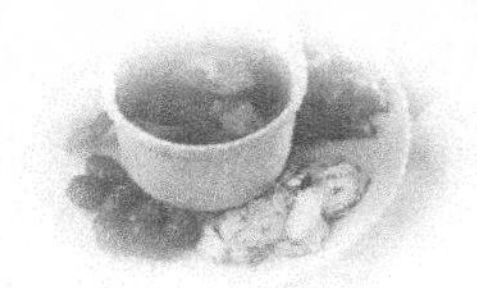

左手拍右胸），亦可双手同时拍击两侧胸部。自上而下，反复数遍。根据相同方法，也可以空心拳捶击胸部，作用类似。要特别注意的是：拍击时口唇应微微张开，使气从口出；老年人拍胸或捶击动作均宜轻巧，以免骨质疏松的人发生创伤及骨折。

（3）扩胸：直立，双手在背后相握，挺胸。呼气时收缩小腹，身体向前屈，双手尽量向上举高，吸气时身体还原。反复做 6 次。初练者或中老年人可双脚分开与肩同宽，或左右腿置于一前一后姿势，同步增加平衡锻炼。

4. 乳房

乳房保养是胸部保养的重要内容，特别是对于女性而言。中医学认为在脏腑气血津液中，以肾的先天精气、脾胃的后天水谷之气、肝的藏血与疏调气机对乳房的生理、病理影响最大。足阳明胃经、足厥阴肝经及冲任二脉与乳房关系密切。隆起的乳房是女性的第二性征，在女性的一生中，乳房起了相当重要的作用。一对丰满坚挺的乳房是形成女性良好身体曲线美的重要因素，乳房功能的健全是哺育下一代的基础。因此，许多诗人赋予它“生命之泉”“美和爱的精灵”等美称。

（1）膳食丰乳：一般来说，乳房的大小和体态胖瘦基本相称。胖人乳房中脂肪积聚较多，所以乳房大些；瘦人乳房中脂肪积聚相应减少，故乳房小些。乳房发育不够丰满的青年女性，应多吃一些热量高的膳食，促进营养在体内的蓄积，使瘦弱的身体丰满，同时乳房也由于脂肪的积蓄而变得挺耸与富有弹性。

（2）运动健乳：

1）女性丰乳功法：此功来源于“舒筋活络八段功”，通过左右开弓扩胸肩，增大肺活量，扩充肺腔，增强胸肌、背阔肌、三角肌，锻炼肩、肘、胸、锁各部关节，能补心益脾，使气血充盈流畅，新陈代谢逐渐旺盛，同时，有一定丰乳作用。其动作如下：①屈膝半蹲，成骑马步，两臂胸前平屈，肘低于腕，腕比肩稍低，两手松握拳，拳心向下，掌面相对，相距 5 ～ 10cm，眼向前平视。②两臂用肘尖弧形地向身后扩张与冲击，随即利用肩筋的弹性，任其弹回，还原成第一节动作。③两脚跟碾地，向左转体 90° 成左弓步，两拳变掌，两臂向前平举，掌心转向上，向两侧摆振，随后还原成第一节动作。④本动作与第二、三节相同，但左右方向相反。以上动作，左右交替各做 8 次。

2）女性乳房健美操：经常进行乳房健美操，可以保持乳房丰满，富有弹性。具体做法：①用干净、细软的毛刷刷手、脚，以及凡是手能伸到的各个部位。刷 5 ～ 7 分钟，至皮肤微红。特别注意刷大腿内侧、腹部、肩部和臀部，这些部位的肌肉最敏感。此外，还可用刷子轻轻拍打这些部位 3 ～ 4 分钟。②在淋浴时做按摩，先洗净身体和手，然后将右手大拇指紧贴左侧锁骨中央，其余四指向下张开。上下左右按摩肌肉 6 ～ 8 次，然后换左手。③两手从两侧捏住乳房，让乳房左右缓慢运动。④手掌于胸前相合，相互用力推挤，数到 8 后放松。重复 5 次。⑤臂前伸，齐肩宽，双手撑墙壁，做类似俯卧撑的动作 8 ～ 15 次。

3）木梳健乳：每天用木梳梳乳房，既能保持乳房的健美，又可防病治病。临床实践表明，木梳梳乳能促使乳房部血液循环加速，具有增强乳腺分泌和排泄淤积乳汁作用，对产后缺乳、积乳、乳痛以及乳腺小叶增生等疾病，均有积极的治疗作用。

梳乳时若能先热敷或用药物煎汁外洗，效果更好。如治疗乳汁不通、局部肿痛，即乳腺炎初发症状，可用赤芍 20g，蒲公英、夏枯草各 30g，水煎外洗并做湿热敷。先轻揪乳头数次，扩张乳头部乳腺管；然后一手托起乳房，一手持木梳由乳房四周向乳头方向轻轻梳去，每次 10 分钟左右。

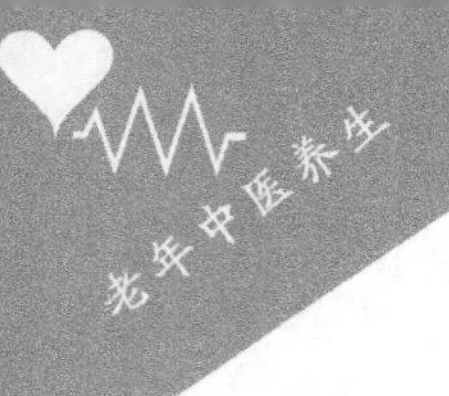

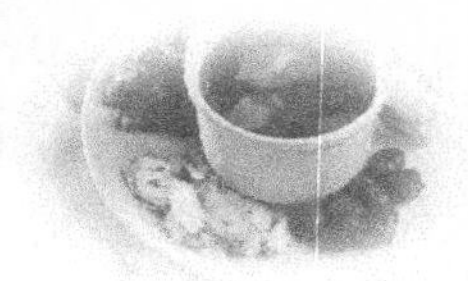

治疗产后缺乳，则可用大葱 30g 加水煎煮，取药液洗乳房，然后轻梳乳房约 10 分钟，再用梳背按摩乳房 10 余次。每天如此 3 次，便可使乳汁分泌畅通。

（3）定期检查：乳房定期做乳房检查，对一些乳房疾病可以起到早发现、早治疗的作用。检测的时间一般在月经来潮后的 9 ～ 11 天进行为宜。

1）医学检查：定期到医院接受检查，确定及排除相关的疾病。检查的频度，依据年龄的不同，有所差别。在 20 ～ 40 岁的时候，可以每 2 年进行一次检查；年龄大于 40 岁，要每年进行一次检查，并根据个体的情况，由医生决定是否需要进行乳房影像学检查。

2）自我检查：简单易学，方便操作。常用三种方法：①视诊法：面对镜子，观察双侧乳房大小、颜色有无变化，是否对称，乳头有无异常凹陷；将双臂自下向上举起，观察乳房能否自然随之运动，有无局部皱缩。②触诊法：触摸乳房，检查有无肿块，检查腋下、锁骨区淋巴结有无肿大；四指并拢，用掌面指端检查，自乳房上方开始，按顺时针或逆时针方向移动，完成一圈后，依次向乳房中心做同样检查，最后到达乳头处。③挤压法：用拇指与四指分别置于乳晕两旁，挤压乳房，观察是否有乳汁、血性分泌物或是草黄色液体从乳头流出。

三、腹部养生

中医学认为，腹部为“五脏六腑之宫城，阴阳气血之发源”，做好腹部的保健可加强消化系统、泌尿生殖系统的功能，防治肥胖、高血压和妇科疾病，对于全身各个脏腑功能都有很好的促进作用，腹部保养重在注意保暖、重视按摩。

1. 腹宜常暖

古代养生家很注意腹部的保暖。《老老恒言》说：“腹为五脏之总，故腹本喜暖，老人下元虚弱，更宜加意暖之。”除日常注意腹部保暖外，尤其主张对年老体弱者用“兜肚”或“肚束”保健，其中亦可装入有温热作用的药末，以加强其温暖腹部的作用。

（1）兜肚：将艾叶捶软铺匀，盖上丝棉（或棉花），装入双层肚兜内，将兜系于腹部即可。

（2）肚束：又称为“腰彩”，即为宽七八寸的布系于腰腹部。养生家曹慈山谓此法“前护腹，旁护腰，后护命门，取益良多”。

此二法均可配以有温暖作用的药末装入其中，以加强温暖腹部的作用。

2. 腹宜按摩

《修龄要旨·起居调摄》指出：“腹宜常摩。”《养性延命录·食诫篇》亦说：“食毕……使人以粉摩腹数百过，大益人。”摩腹是历代养生家一致提倡的养生方法之一，尤宜于食后进行，有理气消滞、强健胃肠、强身健体的功用。平时在腹部进行按摩不仅能起到局部治疗作用，而且可对全身组织、器官功能起到调节作用。临床实践证明，腹部按摩对冠心病、高血压、糖尿病、胃肠功能紊乱、小儿消化不良、月经不调、更年期综合征、痛经等有很好的治疗作用和辅助治疗作用，并能提高人体对疾病的免疫力，防治风、寒、暑、湿、燥、火等外邪的侵袭。

（1）自我按摩（亦称“摩生门”）：先搓热双手，然后双手重叠，置于腹上，掌心绕脐顺时针由小到大转摩 36 周，再逆时针由大到小绕脐摩 36 周。饭后、临睡前均可进行。可健脾胃、助消化，并有安眠和防治胃肠疾病的作用。

（2）他人按摩：取仰卧位，具体操作如下：

1）推法：施术者两手掌着力，自剑突下沿腹中线按抚至脐下，反复施术约 1 分钟。

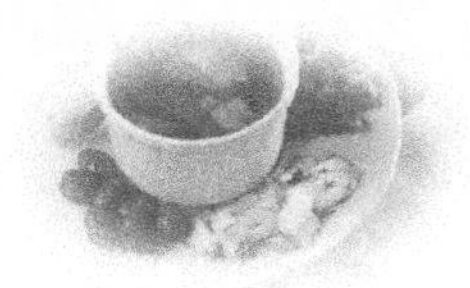

2）团摩法：施术者两手全掌交替着力，以顺时针方向，沿升、横、降结肠方向自右向左旋转运摩，反复施术约 3 分钟。

3）捏拿法：左手指捏住建里区，右手指拿住气海区，两手同时着力向上拿握 3 ～ 5 次，轻轻放开。此法能使清气上升，浊气下降，导气达于丹田。

4）点穴法：点按中脘、建里、天枢、气海、关元、章门，每穴约 1 分钟。

5）掌振法：用掌面着力于所需部位，用力振颤。重点在中脘、神阙、关元穴区，每穴约 1 分钟。

按摩手法要轻柔缓和适中，切忌马虎粗暴。整个操作需 10 ～ 15 分钟。患者饭前饭后 1 小时内和酒醉后不宜按摩治疗。

3. 腹部减肥

食物热量过剩时，身上便开始有脂肪堆积，害处最大者是腰围（腹围）的增大。腹部积脂越多，越容易得糖尿病、高血压、高脂血症等慢性病。美国的一项研究显示，脂肪堆积在上半身（腹部以上）时，提早病亡的机会最大（见图 12-4）。故腹部减肥也是腹部保养的一项重要内容。腹部减肥方法很多，现简介以下便于操作的方法：

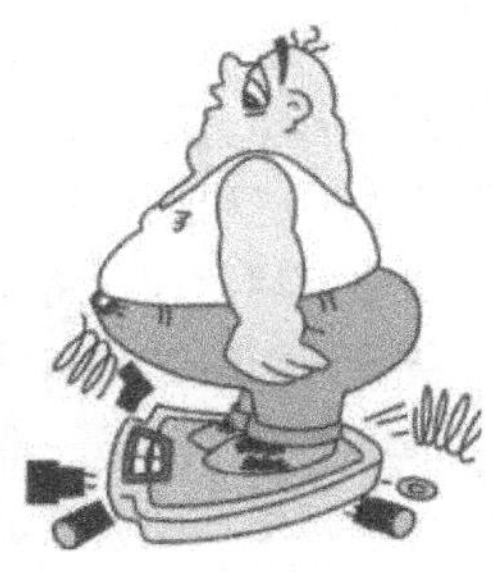

图 12-4　腹型肥胖

（1）躺卧屈膝平躺，屈膝至胸前，两膝与水平面垂直，双手放两侧；吐气并将膝拉往右肩，两臂水平放置，再将膝拉往左肩，如此重复 10 次，以锻炼后腰肌肉。

（2）仰卧支腰仰卧，双手托盆骨，支起下身及腰部，足尖挺直，背、头、两臂着地；左右下肢交替向头部靠拢，膝关节不弯曲，重复进行以锻炼腰、腹部。

（3）直立弯腰站立位，两下肢分开等肩宽，双手叉腰，使腰部向前、后、左、右侧弯约 45°，四个方向轮流进行弯腰 5 次。

（4）直立扭腰站立位，两下肢分开等肩宽，两手叉腰，上身正直，向左右两侧纵轴向扭转，尽量转至不能转动为度，双侧轮流进行 5 次。

（5）弯腰触足站立位，两下肢分开与肩宽等，腰部向前弯，先用右手摸左脚，后用左手摸右脚，各摸 10 次。

以上动作，长期坚持，可以避免腹部脂肪过多堆积，保持身材，减少疾病发生。

四、腰部养生

中医学认为，腰为“肾之府”，是躯体的中点，此处活动大，负重多，为人体运动的枢纽。中国传统功夫十分强调“以腰为轴”“主宰于腰”，把腰部活动看作生命活动之本。日常生活和工作特别容易导致其劳损，故腰部保养尤为重要。

1. 正确用腰

直立挺直的姿势有利于对腰椎关节的保护，而弯腰时，对腰部组织的负担均有不同程度的加重，若长时间弯腰可致腰肌劳损，继而发展为脊柱的劳损退变。因此在日常生活中尽量保持背部挺直，避免长时间弯腰工作，以减轻腰部的负担。

即使在搬、抬重物时，也尽量不要弯腰，应将两足分开与肩等宽，屈膝，保持腰部正常直立位置时的曲度，避免力量集中在腰部，使用腹肌用力，再搬运物体。因为屈膝时大腿和小腿的肌肉同

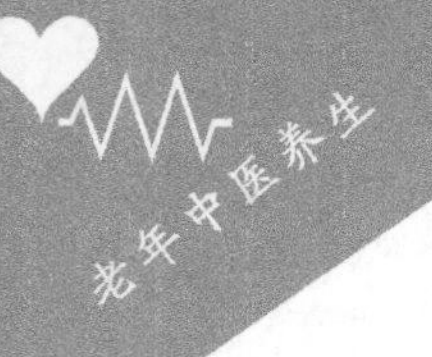

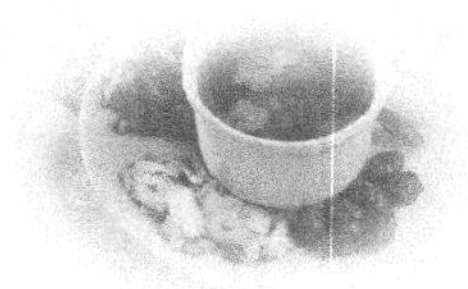

时用力，分散了腰部的力量（见图 12-5）。研究发现，在膝关节伸直状态下，从地上搬取重物，腰部承受的压力可增加 40%，极易损伤腰部的韧带、肌肉和椎间盘。所以搬物时不要弯腰，而应屈膝，要保持腰部正常直立位置时的曲度，避免力量集中在腰部。如物体太重，不可强行用力。另外，腰部保暖在腰部保养中的作用也非常重要。

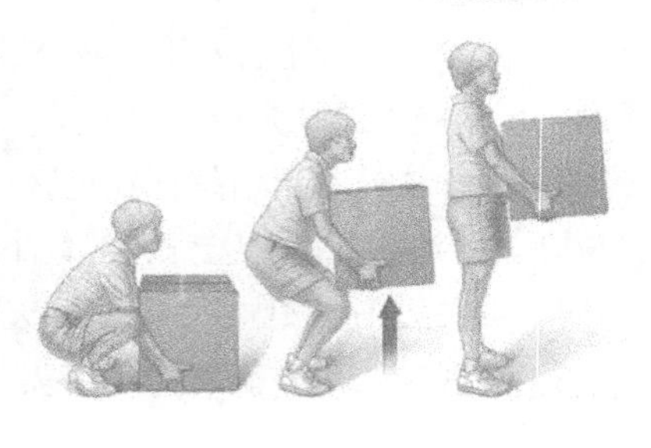
图 12-5　搬重物正确姿势

2. 运动健腰

中国传统锻炼腰部的方法很多，很多传统健身术都非常强调腰部活动，如五禽戏、易筋经、八段锦、太极拳等，皆以活动腰部为主。通过松胯、转腰、俯仰等活动，达到强腰健体作用。下面仅举几个练腰动作。

（1）前屈后伸：两腿开立，与肩同宽，双手叉腰，而后稳健地做腰部充分的前屈和后伸动作，反复各 5 ～ 10 次。注意运动时要尽量使腰部的肌肉放松。

（2）转胯运腰法：取站立姿势，双手叉腰，拇指在前，其余四指在后，中指按在肾俞穴上，吸气时，胳膊由左向右摇动，呼气时，由右向左摆动，一呼一吸为 1 次，可连续做 8 ～ 32 次。注意上身要基本上保持直立状态，腰随胯部旋转而动，身体不要过分前仰后合。

（3）俯仰健腰法：取站立姿势，吸气时，两手从体前上举，手心向下，一直举到头上方，手指尖朝上；呼气时，弯腰两手触地或触脚。如此连续做 8 ～ 32 次。

（4）旋腰转脊法：取站立姿势，两手上举至头两侧，与肩同宽，拇指与眉同高，手心相对，吸气时，上体由左向右扭转，头也随着向右后方扭动；呼气时，由右向左扭动，一呼一吸为 1 次，可连续做 8 ～ 32 次。

（5）双手攀足法：全身放松直立，两腿微开，先两臂上举，身体随之后仰，尽量做到最大程度后仰，稍停顿，随即身体前屈，双手下移，让手尽可能触及双脚，再稍停顿，然后恢复开始体位。可连续做 10 ～ 15 次。注意身体前屈时，两腿不可弯曲。老年人或高血压患者忌用。

（6）飞燕点水法：亦称小燕飞（见图 12-6）。早晨或晚上俯卧床上，双下肢伸直，双上肢置于体侧，掌心向上，此时腰肌、上肢肌及下肢肌同时用力收缩，尽量使上胸及下腹部离开床面，保持 10 ～ 15 秒，然后放下休息片刻，连续做 5 ～ 10 次。

（7）仰卧抬臀法：亦称拱桥式（见图 12-6），一种是五点拱桥：仰卧床上，双腿屈曲，以双足、双肘和后头部为支点（五点支撑），此时背部肌肉以及臀部肌肉和大腿后侧肌肉用力收缩，挺胸，用力抬高臀部，状如拱桥，保持半分钟左右，然后复原，如此连续做 5 ～ 10 次；另一种是三点拱桥：随着锻炼的进展，可将双臂置于胸前，仅以双足和后头部为支点（三点支撑）进行锻炼，抬高臀部，状如拱桥。每种拱桥式选择一种，每次锻炼 10 ～ 20 次。即每天早晨或晚上仰卧在床上，双肘撑于床面，双膝微屈，头置于枕上，呈拱桥形，

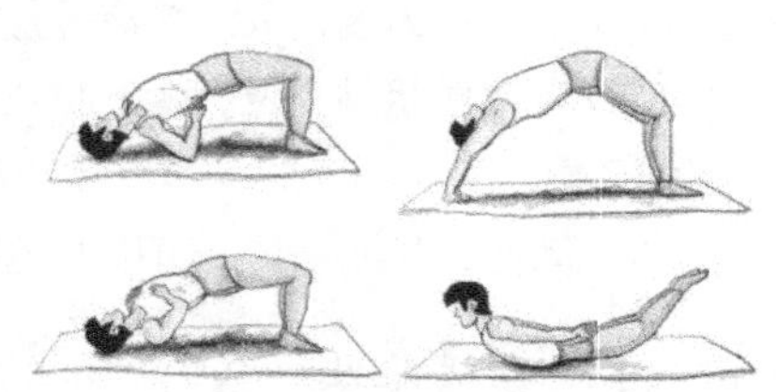
图 12-6　拱桥式与小燕飞

（8）交替叩腰法：两腿开立，与肩同宽，两腿微曲，双臂自然下垂，双手半握拳，先向左转腰，再向有转腰，与此同时，双臂随腰部的左右转动而前后自然摆动，并借摆动之力，双手一前一后交替叩击腰背部及小腹，力量大小可酌情而定，如此连续做 30 次左右。

3. 腰部按摩

腰部保健按摩具有温补肾阳，强腰壮肾，润肠通便等作用，还可以舒筋通络，促进腰部气血

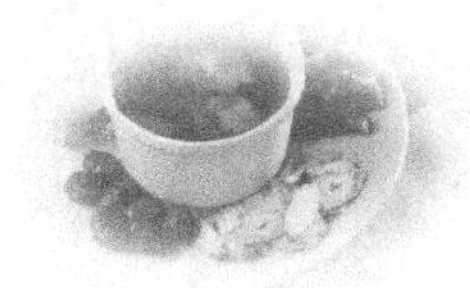

循环，消除腰肌疲劳，缓解腰肌痉挛与腰部疼痛，使腰部活动灵活、健壮有力。《内功图说·分行外功诀》曰："两手擦热，以鼻吸清气，徐徐从鼻放出，用两热手擦精门（即背下腰软处）""两手摩擦两肾俞穴，各一百二十次。能生精固阳，除腰痛，稀小便。"除此之外，常用腰部按摩法还包括以下几项：

（1）叩击腰骶：两手四指握大拇指成拳，以拳背部有节奏地叩击腰部脊柱两侧到骶部，左右皆叩击36次。意守腰骶部，并意想腰骶部放松。每天叩击腰骶，具有活血通络、强筋健骨等作用。

（2）揉摩腰背：俯卧位，搓手令热，以两手掌面紧贴腰部脊柱两旁，直线往返摩擦腰部两侧，一上一下为1遍，上下揉摩50～100次，使腰部有热感，同时意想腰部的热感越来越强而达整个腰部。每天摩擦腰部，具有行气活血、温经散寒、壮腰益肾等作用。

（3）穴位按摩：右手或左手握拳，以食指掌指关节突起部（拳尖）依次置于命门、腰眼穴上，先顺时针方向压揉9次，再逆时针方向压揉9次，如此重复操作36次，并意守穴位。每天按揉穴位，具有温肾阳、强腰脊等作用。

（4）揉筋结：用拇指指腹仔细在腰、骶部触摸，如发现有压痛的硬结时，则以指腹压其上，每结揉1分钟。

（5）推下肢：旁人帮助，俯卧位，固定胯部，以掌根从骶部开始，经臀部沿大腿外侧、小腿外侧略用力推行，然后再推另一侧肢体。

4. 药物保养

"腰为肾之府"是说腰的功能，如俯仰屈伸皆由肾所主。当肾精不足时，便会出现腰膝酸软，所以腰部的保养应注意养肾。干贝、鲈鱼、栗子、山药、枸杞子、黑芝麻、核桃、何首乌、黑豆、黑米均具有补肾强腰的作用，也可食用以下药膳：

（1）补肾强腰汤：山药、莲子、芡实、核桃、牛蒡子各50g，牛膝12g，桑螵蛸5～6枚，猪尾骨600g，红枣6枚，鲜栗子100g。猪尾骨出水，其余材料浸洗，然后将所有材料放入煲内，8碗水慢火熬2小时，剩下4碗，加盐调味，饮汤食汤料。山药、莲子、芡实、核桃都是补益肝肾的常用材料，牛蒡子更有强腰祛湿的作用，搭配益气补虚补腰的猪尾骨，养血的红枣，再加上有引药下行作用的牛膝，补肝肾养气血通脉络的作用更加增强。此汤除具有补肝肾强筋骨作用，还有健脾补脑功效，适合日常饮用，对夜尿多者也十分适合。

（2）补肾强腰狗脊汤：猪尾1条，枸杞子6g，狗脊30g。将枸杞子、狗脊洗净；猪尾刮净毛，洗净斩小段；把用料一起放入锅内，加清水适量，武火煮沸后，文火煮1小时，调味即可。随量饮用。猪尾促进血液循环，改善体力、消除疲劳；狗脊味苦、甘，性温，归肝、肾经，能祛风湿，补肝肾，强腰膝；枸杞子味甘，性平，归肝、肾、肺经，能养肝，滋肾，润肺。服之可补肾强腰。

5. 起居坐卧

（1）选择适当的床具：床太软、太硬者不能使腰肌充分放松，久而久之，易出现腰肌劳损。因此应避免睡太软、太硬的床。

（2）注意睡眠姿势：理想的睡眠体位应该使腰部保持自然的生理曲度。仰卧时，通常应在双下肢下方垫一软枕，以便双髋及双膝呈屈曲状。侧卧位时，将双髋及双膝关节屈曲，消除腰部的后伸。

（3）鞋跟不可过高：过高的鞋跟会导致身体前倾，腰部不能保持平衡。长此以往，背部肌肉负担加承，造成劳损，出现腰痛。

（4）避免久坐和久站：长期从事坐位工作的人，容易引起腰部疲劳。故久坐、久站后要注意活

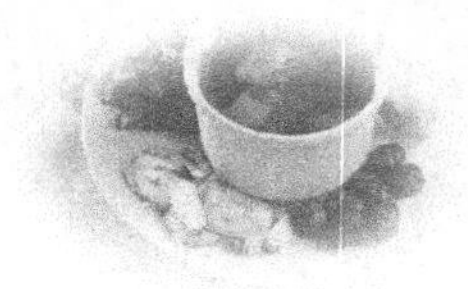

动腰部，工作间操、课间操就是很好的预防方法。

（5）开车坐姿要正确：开车时应不断调整自己的坐姿，让自己处于舒适状态，特别是椅背要抵住自己的腰部，使腰部肌肉得到支撑，使周身血液得到更好的循环。

五、背部养生

中医学认为，背属阳，为督脉和足太阳膀胱经循行之处。督脉贯脊而行，总督一身之阳经；太阳经主一身之表，分布于其上的背俞穴与五脏六腑关系极为密切。若不注意背部保暖，风寒之邪侵袭人体，极易通过背部侵入内脏而致病，或使旧病复发、病情加重和恶化。从现代医学来看，背部分布着丰富的脊神经，支配着背部皮肤及内脏的生理活动。魏晋著名医学家葛洪在《抱朴子》中就提出了“背宜常暖”的主张，明代万全在《养生四要》中强调：“背者五脏之附也，背欲常暖，暖则肺脏不伤。”现代研究证明，合理的背部运动、按摩保健可提高人体的免疫力，调节血压，增强心脏功能，促进消化功能，有益于健身防病。

1. 背部保暖

背部保暖方法有三：

（1）衣服护背：平时穿衣注意背部保暖，随时加减衣服，以护养背部，避免肺卫受邪。

（2）晒背取暖：避风晒背，能暖背通阳，增进健康。如《老老恒言·安寝》说：“如值日晴风定，就南窗下背日而坐，列子所谓负日之暄也。脊梁得有微暖，能使遍体和畅。日为太阳之精，其光壮人阳气，极为补益。”

（3）慎避风寒：背为五脏腧穴所聚，尤其是天热汗出腠开时，若被风吹，则风寒之邪易于内侵，引起疾病。如《老老恒言·防疾》强调说：“五脏俞（腧）穴，皆会于背，夏热时有命童仆扇风者，风必及之，则风且入脏，贻患非细，有汗时尤甚。”

2. 背宜捶摩

历代医家与养生家都十分强调保护背部的重要性，而且提出了捶背、搓背、捏脊等多种护养背部的养生保健方法。

（1）捶背：本法可以和调五脏六腑，促进气血运行，舒筋通络，振奋阳气，强心益肾，增强人体生命活力。捶背方法简单，通常有拍法和击法两种，前者用虚掌拍打，后者用虚拳叩击，均沿脊柱两侧自上而下或由下向上轻拍轻叩，力量宜轻不宜重、节奏要均匀，既可自己操作，也可请别人帮忙，每分钟 60 ～ 100 下，每日 1 ～ 2 次，每次捶背时间以 15 ～ 30 分钟为限。

自己捶打：两腿开立，全身放松，双手半握拳，自然下垂，捶打时，先转腰，两拳随腰部的转动，前后交替叩击背部及小腹。左右转腰 1 次，可连续做 30 ～ 50 次。叩击部位，先下后上，再自上而下。

他人捶打：坐、卧均可。坐时，身体稍前倾；卧时，取俯卧位，两臂相抱，枕于头下。捶打者手呈半握拳状，用掌根、掌侧拍打或叩击背部。动作尽可能地轻柔，力量要均匀、缓和，以捶击身体，震而不痛为度。从上而下为 1 次，可连续打 5 ～ 10 次。

（2）擦背：本法有防治感冒、腰背酸痛、胸闷腹胀之功效。可分为自擦和他人擦。

1）自擦：可在洗浴时进行，以湿毛巾搭于背后，双手紧拉毛巾两端，用力摩擦，直至背部发热为止。

2）他人擦：取俯卧位，裸背，他人以手掌沿脊柱上下摩擦，至发红发热为止。注意动作要有节奏，用力不宜过猛，必要时加润滑剂，以免搓伤皮肤。

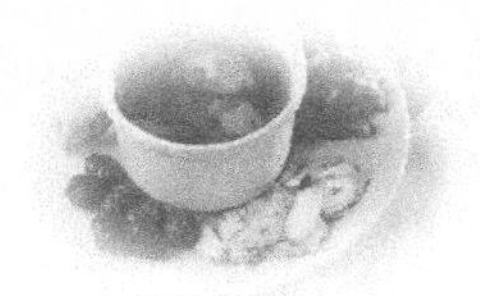

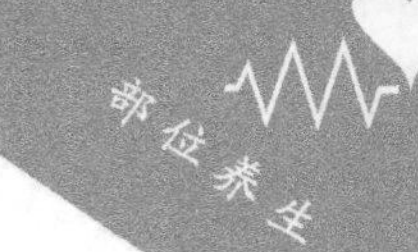

（3）捏脊：有和脏腑、通气血、健脾胃的功效，对高血压有一定的调治作用。操作时取俯卧位，裸背，请他人用双手拇指与食指合作将脊柱中间的皮肤捏拿起，自大椎开始，自上而下，连续捻动或做提捏动作，直至骶部，可连续捏拿3次。本法不管对成人还是对小儿皆有效，操作时应注意用力不宜过大、过猛，速度不宜太快，动作要和缓协调。

3. 锻炼健背

健美的背部形态，从正面看，应该是左右对称，线条挺拔，上宽下窄，三围比例适当，有一种刚健之美；从侧面看，则应体现出人体正常的四个生理弯曲，即颈曲、胸曲、腰曲和骶曲，是一种自然的曲线，有一种柔和之美。日常生活中要随时注意坐、站、行的姿态，让整个身体感觉随时都在向上无限延伸。背部的健美锻炼的方法很多，器械锻炼、健美操锻炼、瑜伽锻炼等，现仅举几例如下：

（1）前或上举夹背，站或坐姿，上体直立，两臂伸直前（上）举。两臂屈肘握拳收回，同时挺胸，两肘在体后内夹，背部肌肉用力收缩保持一会儿，再放松，还原至开始姿势，重复15～20次，做2～3组。

（2）提哑铃，抬上体，分腿站立，两膝稍屈，挺胸立腰，上体前屈90°，双手各持一哑铃，垂直于地面。吸气，上体直立至垂直，哑铃收至体侧，夹肘，挺胸夹背，然后呼气还原。重复15～20次，做2～3组。

（3）俯卧负重，抬上体，俯卧在长凳上，上体伸出凳端，两腿向后伸直，固定双腿，两手持一哑铃置于脑后，上体前屈，腰背部充分伸展。吸气，背部收缩，向上抬，超过凳子平面，稍停。呼气，以背部肌肉控制上体慢慢降下，还原。

（4）俯卧，抬上体，两腿伸直，两手在背后互握。尽最大幅度抬起上体，使背部肌肉尽量紧张，控制30～60秒钟，做2～3组。

锻炼健背过程中，要注意力度、幅度不宜过大，以免造成运动性损伤。

模块三　四肢部养生

四肢、手足是人体运动的重要器官，又是上肢和下肢阴经和阳经交接的部位，机体的气血阴阳的盛衰，与手足的功能状态有密切关系。一般而言，四肢发达，手脚灵活，则人体的生命力旺盛；若四肢羸弱，手足行动迟缓，说明生命力低下。故强身保健也应重视四肢手足的摄养。

一、手部养生

1. 日常保健

（1）洗手：在日常生活中，手被污染的机会最多，不注意手的卫生保健，可以导致很多疾病，因此要养成经常洗手和勤剪指甲的卫生习惯，一可以促进局部血液循环，有健美之用；二可以预防疾病，是防止“病从口入”的主要环节。保持清洁卫生。洗手时应使用肥皂、香皂或洗手液，不但去油腻、污垢，还可杀菌。洗手不能仅清洁手指、手心及手背，应洗至腕以上2cm处。

（2）护手：洗手后可擦些甘油、护手霜之类的润肤化妆品，这样能及时补充洗手时所失去的皮肤油脂。若洗手后发现皮肤较黑，可用醋搓洗双手，使双手白皙、红嫩；若洗手后发现皮肤粗糙，可用黄瓜、西红柿等水果蔬菜敷手，改善皮肤粗糙现象。日常劳作时的频繁摩擦，易致结缔组织中胶原纤维老化，形成胼胝，影响手部肌肤的营养代谢，所以要注意科学用手，减少胼胝。

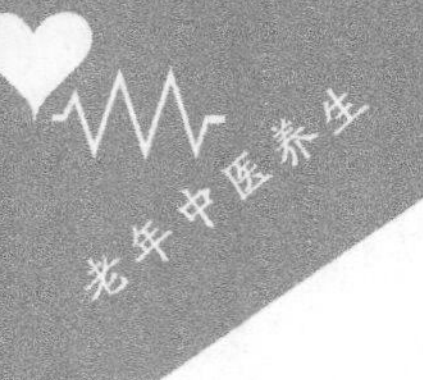

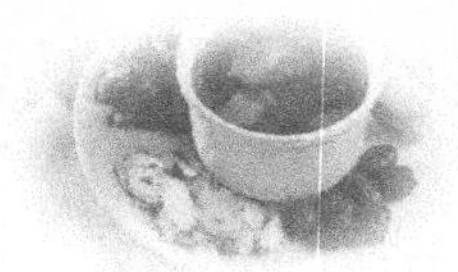

（3）手部保暖：冬季外出宜戴手套，手部取暖，古人主张用暖水器皿或用热水泡手，切不可以炉火烘手。《老老恒言·杂器》说：“冬寒频以炉火拱手，必致十指燥裂。”值得我们生活中加以注意。

（4）防晒：由于上肢暴露的部分，每天都得承受紫外线的照射，过度暴晒使手部肌肤失去水分的濡养，以致肤色加深、皱纹产生，严重影响手部的健康和外观。因此，应避免日晒过度，或可涂抹适合的防晒用品。

2. 药物美手

使用药物，保护手部皮肤，使其滋润滑嫩、洁白红润。

（1）千金手膏方（《千金翼方》）：桃仁、杏仁各20枚（去皮尖），橘核1合，赤芍10枚，辛夷仁、川芎、当归各一两，大枣30枚，牛脑、羊脑、狗脑各二两。诸药加工制成膏，洗手后，涂在手上擦匀，忌火炙手。本品有光润皮肤、护手防皱之效。

（2）太平手膏方（《太平圣惠方》）：瓜蒌瓤二两，杏仁一两，蜂蜜适量。制作成膏，每夜睡前涂手。本品防止手部皲裂，使皮肤白净柔嫩，富有弹性。

3. 护腕

在电脑、手机普及的今天，以手腕酸痛为主要表现的“鼠标手”盛行，所以，手腕的养护也非常关键。随时活动手腕可畅通经脉气血，是预防腕痛的法宝。建议使用多种不同的输入方法，避免连续在电脑前工作过长的时间，连续使用鼠标1个小时之后就需要做一做放松手部的活动。

同时，要注意鼠标放置的高度，位置越高，对手腕的损伤越大；鼠标距离身体越远，对肩的损伤越大。因此，鼠标应该放在一个稍低位置，这个位置相当于坐姿情况下，上臂与地面垂直时肘部的高度。键盘的位置也应该与此相类。

4. 护甲

经常修剪指甲，可消除细菌，又可加强新陈代谢，促使筋气更新，有利于指甲的荣泽，筋膜的强健。修指甲要根据手型和指甲的不同，确定修剪方法和造型，使手指和手型和谐，例如：尖的手指，两角要少剪；圆的手指两角要多剪；扁的手指应剪成圆式等。

另外，筋为肝所主，日常食用具有养肝作用的食物，可以起到美甲的作用，如杏仁、核桃、奶制品、花生、鸡蛋、胡萝卜、瓜子仁或者南瓜仁等。

5. 按摩

双手合掌互相摩擦至热，一手五指掌面放在另一手五指背面，从指端至手腕来往摩擦，状如洗手，以局部有热感为度，双手交替。然后用手掌沿上肢内侧，从腕部向腋窝摩擦，再从肩部沿上肢外侧向下摩擦至腕部，一上一下为1次，可做24次；另一上肢同法。本法可以促进肌肤的血液循环，增进新陈代谢及营养的吸收，使肌肉强劲、手部柔润，并可防治冻疮。可安排在晚上睡前和早晨醒后进行。

或可取梅花针轻叩手背部皮肤，由指尖沿着手指直线方向向手腕处叩击，每日1次。手法不宜太重，每次叩击以手背皮肤达到温热即可。叩完后最好涂擦润手膏。此法可以润滑防皱，活络行血，保持手部健美。

二、足部养生

俗话说：“种树护根，养人护脚。”“树枯根先竭，人老脚先衰。”人类的直立行走，把全身的重量都交给了双足，所以足部的骨质与软组织更容易磨损、退化。另外，足部分布着大量的血管、神经，足部有很多穴位，通过经脉与脏腑相通。足部反射区保健疗法早已被列为补充医学疗法并应

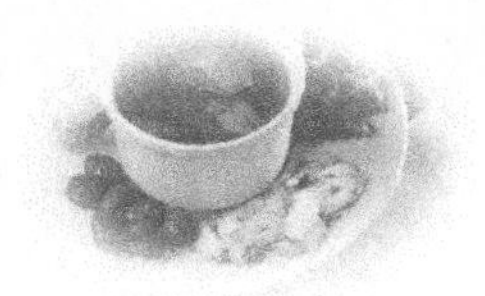

用于临床，故足部按摩常作为防病、治疗、保健的一种方法。

1. 日常保健

（1）防寒保暖：保持双足的适当温度是预防疾病的一种重要方法。足部离心脏较远，且血液回流阻力较大，气血运行较差，特别是气候寒冷时要保持足部良好的血液循环和温度。中医学认为：诸病从寒起，寒从足下生。人的双脚温度为 28 ～ 33℃时，感觉最舒服。若降至 22℃以下时，则易患感冒等疾病，足部温度过低，则可能引起反射性的心脏不适。故鞋袜宜保暖、宽大、柔软、舒服，鞋子要防水，透气性能好，并要及时更换鞋及鞋垫。脚部保暖对于预防感冒、鼻炎、哮喘、心绞痛等有一定的益处。

（2）泡洗药浴：用温水泡脚，促进血液循环，对心、肾及睡眠都有益处。民间谚云：“春天洗脚，升阳固脱；夏天洗脚，暑湿可祛；秋天洗脚，肺润肠濡；冬天洗脚，丹田温灼；睡前洗脚，睡眠香甜；远行洗脚，解除疲劳。”如果经常用温水洗脚，一方面可以清除附在足部皮肤上的微生物和细菌，减少足部皮肤病的发生；另一方面能刺激足部穴位，促进血液循环，疏通经络，调整脏腑，安神定志，从而达到强身健体的目的。

除温水泡脚外，还可以用药浴的方法：①取夏枯草 30g，钩藤、菊花各 20g，桑叶 15g，煎水浴足，每日 1 ～ 2 次，每次 10 ～ 15 分钟，适于高血压患者。②取透骨草、寻骨风、老鹳草各 30g，黄蒿 20g，乳香、没药、桃仁、独活各 10g，水煎趁热洗足，每日 2 次，适用于下肢关节炎。③取苏木 30g，桃仁、红花、土鳖虫、血竭、乳香各 10g，自然铜 20g，趁热浸浴患足，适用于足部损伤。④丁香 15g，苦参、大黄、明矾、地肤子各 30g，黄柏、地榆各 20g 水煎取汁，待药液温后洗足，每次 10 ～ 15 分钟，每日 5 ～ 6 次，每日 1 剂，可用于脚癣。

2. 足部按摩

足相当于人体的第二心脏，人的主要经络都起止于足部，人体内部的器官在足上都有反射区，当人体内部的器官系统功能不正常时，会使相应的足部反射区出现局部异常现象。足部按摩主要是通过按摩穴位和刺激脚部反射区，起到舒筋活络，改善血液循环，协调脏腑功能，平衡阴阳，解除疲劳的作用，还可防治很多局部和全身性疾病。

足部按摩简便易行，是自我保健和治病的简单易行的方法。可用手指头、指关节，也可使用按摩棒、按摩球等按摩工具，根据身体情况用揉搓或按压等方法按摩。作为日常保健，可在每个反射区按摩 2 ～ 3 分钟，先左脚后右脚，每次按摩半小时左右。按摩力度顺序为轻 - 重 - 轻，以能忍受为度。按摩中如发现有异常的酸、胀、刺、麻、痛的感觉，或皮肤有结节状、条索状、沙粒状等印迹出现时，说明其对应部位可能有功能性疾病，需要重点按摩。也可每晚洗脚后临睡前，一手握脚趾，另一手摩擦足心 30 ～ 60 次，以热为度，两脚轮流摩擦，具有交通心肾、固元暖肾、强足健步、防治足疾等作用。

此外，还可以针对腿部进行干擦浴，平坐，两手夹按住一侧大腿根部，自上而下摩擦至足踝部，后再往回摩擦至大腿根，一上一下为 1 次，做 20 次，依同法再摩擦另一腿。可使腿力增强、关节灵活，能预防肌肉萎缩、下肢静脉曲张等疾患。

3. 足部运动

下肢足部运动的方法比较多，如跑步跳跃、长途跋涉、爬山、散步等均可采用。

（1）站立甩腿法：一手扶墙或扶树，一脚站立，一脚甩动，先向前甩动右腿，脚尖向上翘起，然后向后甩，脚面绷直，腿亦伸直，如此前后甩动，左右腿各甩动 20 次。

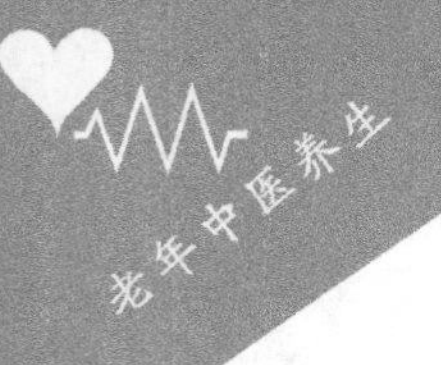

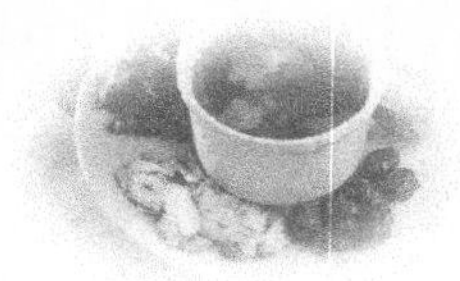

（2）平坐蹬腿法：平坐，上身保持正直，先提起左脚向前上方缓伸，脚尖向上，当要伸直时，脚跟稍用力向前下方蹬出，再换右脚做，双腿各做20次。

（3）扭膝运动法：两脚平行靠拢，屈膝做向下蹲，双手掌置于膝上，膝部向前、后、左、右做圆周运动，先左转，后右转，各20次。

（4）踮足运动法：双脚并拢，用力踮起脚尖，收缩小腿三头肌，使足背跖屈，然后放松，放松小腿三头肌，使足背背屈，再重复，每天连续做数十次，每次5～10分钟。

4. 药物护足

秋冬季节，足部常因经脉阻滞，肌肤失养，皮肤枯燥，而出现皲裂。用散寒活血，润燥养肤的中药，外涂足部，可收到良好的防治效果。常用方药如下。

（1）初虞世方（《古今图书集成医部全录》）：生姜汁、酒精、白盐、腊月猪膏。研烂炒热，擦于脚部，有散寒温经、润肤治裂之功效。

（2）冬月润手（足）防裂方（《外科大成》）：猪脂油12g，黄蜡60g，白芷、升麻、猪牙皂荚各3g，丁香1.5g，麝香0.6g。制备成膏，洗脚后涂上。本方法可祛邪通络，祛风消肿，防裂防冻。

小链接 12-1

养生保健十二法

1. 梳发

方法：梳发10次，点按太阳、印堂、百会、风池、神庭、头维等穴。

作用：健脑明目，降压提神，止痒健发。

2. 揉面

方法：揉面10次，点按印堂、迎香、四白穴。

作用：改善血液循环，增强面部弹性，减少皱纹，防衰老，防感冒。

3. 运目

方法：运目左、右、上、下转10次（睁大眼睛左、右、上、下转10次），点按睛明、攒竹、丝竹空、瞳子髎、承泣等穴。

作用：明目醒脑、解眼疲劳、增视力，防头晕头痛。

4. 弹耳（鼓天鸣）

方法：弹耳36次。点按翳风、听会、听宫、耳门。

作用：消耳鸣，增强记忆，防头晕、防耳疾。

5. 舌抵腭（搅海）

方法：上下左右转10遍。点按人中、地仓、承浆。

作用：润燥生津，滋阴清热，助消化，增食欲，防咽炎、牙炎。

6. 叩齿

方法：叩齿百余次，唾液自生，慢慢吞下，意送至丹田。

作用：润燥生津，滋阴清热，助消化，增食欲，防咽炎、牙炎。

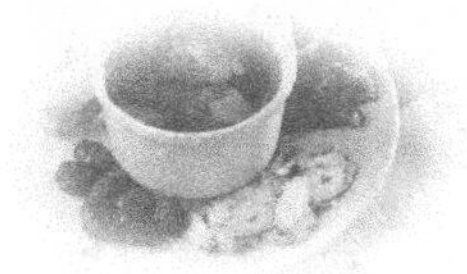

7．呵浊（吐故纳新）

方法：一吸一呼为一息，共12息。点按膻中、中脘、天枢、气海。

作用：通气，消积，加强心肺功能。预防胸闷气短，咳喘不适。

8．暖背腰

方法：以右手拍揉左肩背，左手拍揉右肩背，双手拍揉腰府各10次，点穴肩井、肩髃、肾俞、腰眼。

作用：壮腰补肾，防治腰痛、劳损、支气管炎，肺气肿，骨质增生。

9．护胸

方法：以右手拍揉左胸，左手拍揉右胸，双手自上而下拍揉胸部各数10次。点按气户、膻中、乳根、中府、中脘等穴。

作用：防治胸闷、气短，心肋痛症。

10．揉腹

方法：双手叠于肚脐上，顺、逆时针方向揉各10圈。点按中脘、神阙、天枢、气海、关元、水道、中极、归来等穴。

作用：助消化，增食欲，防治肠胃炎、腹胀、腹泻、便秘、遗精、脱肛、子宫下垂、闭经、痛经。

11．摇肢

方法：摇全身各关节数10次。点按曲池、内关、合谷、肾俞、命门、环跳、风市、足三里、膝眼、委中等穴。

作用：疏通经络，滑利关节。

12．搓足

方法：以掌心搓左右脚底及足背各数10次，以热为度，点按涌泉、太冲、解溪、公孙、昆仑、太溪等穴。

作用：清热降火、舒肝明目、固肾暖足、镇静安神，预防头昏、耳鸣、失眠、心悸、高血压、下肢痉挛。

案例思考

案例：眼保健操历史与来源

“为革命保护视力，预防近视，眼保健操现在开始，闭眼……”这套伴随着舒缓音乐的眼保健操，连同喊节拍的清脆童音，对21世纪很多已入中年的中国人来说依然亲切、熟悉。眼保健操作为中国校园文化的传统，早已融入了几代人的生活，承载着几代人的回忆。

在中国，眼保健操最初是从20世纪60年代开始的，北京市是全国第一个推行眼保健操的城市。第一套眼保健操由北京医学院体育教研组刘世铭主任自创，刘世铭对中医按摩有很深的造诣，他自身有眼疾，在平时的摸索中创建了一套眼保健操治疗自己的眼疾，取得了一定的疗效。这套眼保健操共8节，不但有文字说明，还配有穴位图。经过验证，1963年第一套8节的眼睛保健操在北京市部分中小学中逐渐扩大试点，并在全中国的中小学里迅速推行起来。到2008年，北京市疾控中心正式在全国中小学推行了新版眼保健操。新版眼保健操是据中医经络理论，对原来的两节进行修改后，又对其中一节进行替换，总时长仍为5分钟。新版眼保健操在保证效果的同时，也考虑到了学

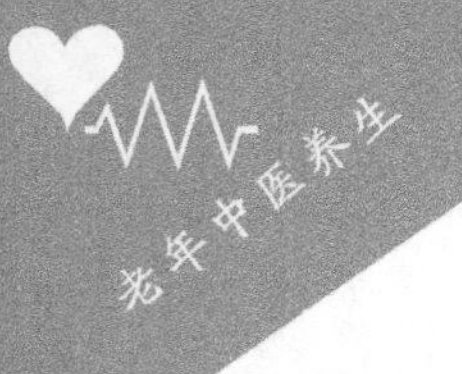

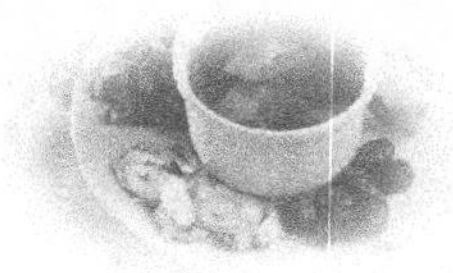

生的兴趣，如第一节中增加了“脚趾抓地”动作，不仅可以刺激足底反射区的“头部”和“眼部”，而且新颖的方式也使学生们感到“很有意思”。

案例分析

眼保健操的作用

眼保健操是根据中医推拿、按摩学理论，通过经络穴位，结合医学、医疗组合而成的。做操时，用手指末端在眼周围相关的穴位上进行自我按摩。从中医学的角度来说，这种眼保健操可以疏通眼部的经络，调和眼睛气血，所谓“目得血能视”；从现代医学的角度来认识，按摩能加速眼眶周围的血液循环，改善眼部营养，使眼部肌肉得到放松，消除眼疲劳，从而达到预防近视的目的。

思考题：除了眼保健操中的方法，我们还可以采用什么手法和穴位放松眼睛？

实践训练

情景模拟：两人一组，一人饰演患者，一人饰演施术者，双方充分交流后，操作者根据患者身体情况与具体需求选择耳穴，进行压籽。

操作过程：上课前根据患者病情及实际情况准备好压籽原料及所需用品，先根据病情选定耳穴，然后揣穴定位，消毒压籽，根据患者耐受度进行适量刺激，并保持压籽留于耳部，数天后摘下。

耳穴压籽

耳穴就是分布于耳郭上的腧穴，为耳郭部通过探查而发现的敏感点，也叫反应点，是耳郭上一些特定的反应机体生理功能和病理变化的部位，当人体内脏或躯体有病时，往往会在耳郭的一定部位出现局部反应，如压痛、变形、结节、水疱、丘疹、变色、脱屑、电阻降低等。

耳穴贴压法即在耳穴表面贴敷压籽的一种简易疗法。此法既能持续刺激穴位，又安全、无痛，无不良反应，目前广泛应用于临床。刺激强度以患者情况而定，一般儿童、孕妇、年老体弱、神经衰弱者用轻刺激法，急性疼痛性病证宜用强刺激法。

一、操作前准备

1. 压籽原料

凡是表面光滑、质地较硬、无毒性和不良反应、大小适合贴压耳部穴位的物质均可选用，常用物品为植物或药物的种子，如绿豆、小米、油菜籽、莱菔子、王不留行籽等。还可应用某些符合耳穴压籽原料要求的药丸，如六神丸、喉症丸等。临床应用中，也有根据病情需要，将王不留行籽或其他用于压耳的种子浸泡在一定的药液当中，这样进行耳穴压籽的时候既可以起到穴位按压的作用，又能起到药物治疗的作用，有助于提高疗效。另外，还可选用磁珠或者磁片。目前临床应用的压籽原料多以市售的、加工好的王不留行籽为主。

2. 压籽操作所需用品

（1）探棒：以铜质探棒为最佳，根据实际情况和操作熟练程度，也可用毫针针柄端、火柴棍、牙签大头一端代替。

（2）医用胶布：用时以剪刀剪成 0.5cm 见方。

（3）消毒物品：75% 酒精、脱脂棉球。

（4）其他：剪刀、镊子、盛压籽原料的容器（一般用小瓷碟即可）。

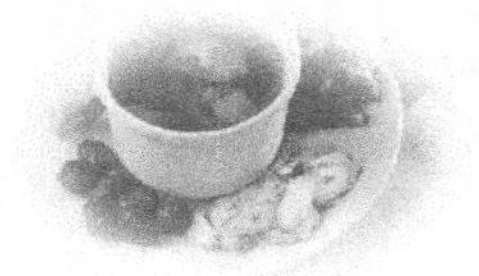

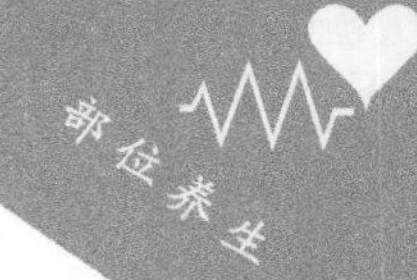

如压籽时应用市售的耳穴压籽成品，则只需准备探棒、镊子、75% 的酒精、脱脂棉球即可。

二、耳穴探查

施术者用肉眼在自然光线下，观察患者耳郭的皮肤表面是否有颜色改变、脱屑、变形等。但需要排除色素痣、冻疮，以及随生理变化而出现的反应等假阳性反应。

也可用探棒在与疾病或器官等相应的耳穴部位周围由外周向中心逐点探查，要求探测过程中要使用均匀的压力，寻找患者耳穴周围最强的反应点。一般来说，探查到最强反应点时，患者通常会出现皱眉、躲避、喊疼等反应，其反应程度与按压周围皮肤的感觉有明显的差异。

三、耳穴压籽操作

1. 确定处方

根据选穴原则确定耳穴压籽处方，一般每次选 5 ～ 7 个穴位即可，不宜过多。

2. 确定阳性反应点

先用望诊法观察，然后在耳穴相应部位按照耳穴探查的方法确定阳性反应点。

3. 消毒

用 75% 的酒精棉球消毒耳郭，可在望诊后进行，也可在探查到阳性反应点后。如果采用耳针治疗，则需要二次消毒。

4. 压籽

用剪刀将胶布剪成约 0.5cm 见方，用镊子夹住胶布，并将压籽粘在胶布中央，然后贴敷于耳穴上的阳性反应点，要求压籽正对阳性反应点，并给予适当按压，使耳郭有发热、胀痛感（即“得气”）。一般每次贴压一侧耳穴，两耳轮流进行，每 3 ～ 7 天轮换 1 次（夏天轮换时间短，冬天轮换时间长），也可两耳同时贴压。

5. 刺激量

耳穴贴压期间，嘱患者每日自行按压数次，要求得气。每次每穴 1 ～ 2 分钟。

知识拓展

足 底 按 摩

一、足疗的发展

20 世纪初，美国医生威廉以现代医学方法研究整理反射疗法的成果，于 1917 年发表了《区域疗法》一书。他将人体垂直划分为十个反射区域，从头部延伸到四肢末端。

西方国家越来越多的人意识到过分依赖化学药物的弊端，转而寻求各种自然疗法和替代疗法。中医学的针灸等日益受到重视，足部按摩也应运兴起，在许多国家和地区都有人在学习和传播。

1980 年，瑞士神父吴若石在中国台湾地区大力推广足部反射区健康法，被称为“若石健康法”。

改革开放以后，足部反射区健康法通过各种渠道传回我国大陆。1990 年 4 月，在北京举行了首次全国足部反射区健康法研讨大会。经过努力，1990 年 12 月 24 日，中华人民共和国卫生部批复同意成立“中国足部反射区健康法研究会”，并指出：“足部反射区健康法是一种简便易行、效果显著、无不良反应的防病治病自我保健方法，尤其对中老年人的自我保健更有其现实作用。”

二、足疗的原理

1. 循环学说

由于心脏有节律的搏动，血液不停地在全身循环流动，这成为机体内外物质运输和交换的重要通道。

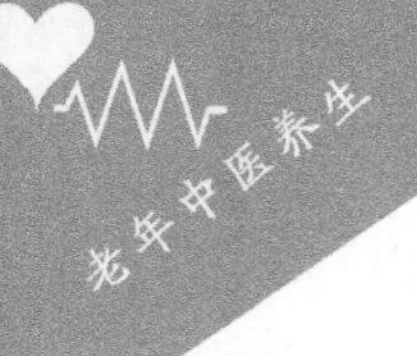

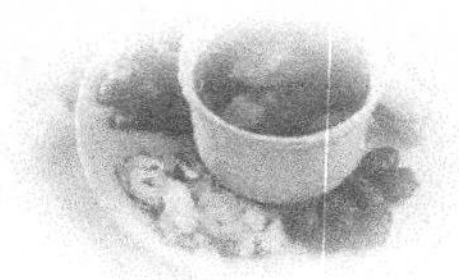

当人体某个器官机能异常或发生病变时，就会产生一些对人体有害的代谢产物，这些产物会沉积在循环通道上。由于足部是远离心脏的部位，加之地心引力的影响，这些有害物质很容易在足部沉积下来，造成局部皮肤组织变异的现象，如皮肤变色、皮下颗粒、索条硬结节等。通过采用足部按摩，可促进局部循环、血流通畅，最终通过肾脏等排泄器官将这些沉积物排出体外，恢复脏腑器官的正常功能。

2. 反射学说

人体各个系统能彼此保持密切的联系、合作与协调，是依靠复杂的神经体液调节系统来完成的。人体的体表和内脏到处都有丰富的感受器，感受器接收到外界或体内环境的变化就会引起神经冲动，沿传入神经到中枢神经，中枢神经进行分析、综合产生新的冲动，再沿传出神经传至器官、腺体或肌肉，使之做出相应的反应。这就是神经反射的过程。足部分布着由许多神经末梢构成的触觉、压觉和痛觉等感受器，它处于人体最远离中枢神经的部位，其信息传递的途径是足部脊髓大脑，而脊髓又与各个脏腑器官连接。因此，足部存在着人体各个部位和脏器的信息，同样，足部受到的刺激也可以传递到全身，足部是一个反应最敏感的反射地带，所以当人体各部位器官发生异常时，足部就会出某些相关的信息。

三、足部反射按摩法适应证

（1）本法对急性疾病，尤其是急性疼痛疾病见效快，轻者有时一次即可治愈，重者经数次按摩治疗后也可出现显效，而后痊愈。如对胃痉挛、肠痉挛、胆绞痛、心绞痛、偏头痛、急性咽喉痛、声音嘶哑、上感、三叉神经痛、急性扁桃体炎、痛经、落枕、急性腰伤、踝关节扭伤、急性乳腺炎、急性胃肠炎、肠痛、恶心、牙痛、急性软组织损伤、晕车、晕船、便血、肛裂等疾病。

（2）本法对单一慢性病的按摩治疗，只要坚持 1 个以上的疗程，完全可以取得明显的效果，以至疾病的痊愈。如慢性胃炎、胃溃疡、十二指肠溃疡、小儿消化不良、脑外伤综合征、失眠、神经衰弱、神经官能症、高血压、眩晕症、自主神经功能紊乱、坐骨神经痛、过敏症、风湿性腰腿痛、风湿性关节炎、骨性关节炎、膝关节软组织损伤、闭经、月经不调、经前紧张综合征、颈椎病、颈肩综合征、遗尿、慢性鼻炎、慢性咽喉炎、神经性头痛、前列腺肥大、肩周炎、网球肘、下肢浮肿、下肢静脉曲张、无名热等。

（3）对多种病混杂性的慢性病，即疑难病等，需要 2 个以上疗程的按摩，会收到可喜的疗效。关键是要有“三心”：恒心、耐心、信心。贵在坚持。如对脑血管疾病（脑出血、脑栓塞、脑血栓后遗症）、脑性麻痹、心血管疾病（严重的心律不齐、反复发作的心绞痛、冠心病）、慢性肾炎、牛皮癣、糖尿病、再生障碍性贫血、子宫肌瘤、胆囊炎并胆结石、肿瘤放疗和化疗的恢复期、泌尿系结石等。

课后练习

1. 书面作业：查阅资料，书写一篇有关各部位养生保健的小论文，重点选择颈、腰、下肢等部位。
2. 复习本单元各部位养生的内容。
3. 练习耳穴压籽疗法。

拓展阅读

学生自己查阅相关资料，进行学习。

1. 推荐书籍：《易筋经》。
2. 学者理论：彭静山：眼针疗法。
3. 历史故事：苏轼——千古第一文人的养生之道：随缘自适，放旷达观。

主要参考文献

[1] 刘占文. 中医养生学 [M]. 北京：中国中医药出版社，2012.
[2] 马烈光. 中医养生学 [M]. 北京：中国中医药出版社，2015.
[3] 林殷. 养生康复基本技能实训 [M]. 北京：中国中医药出版社，2012.
[4] 郭海英. 中医养生学 [M]. 北京：中国中医药出版社，2009.
[5] 刘占文. 中医养生学 [M]. 北京：人民卫生出版社，2007.
[6] 王德瑜. 中医养生康复技术 [M]. 北京：人民卫生出版社，2010.
[7] 郭海英. 中医养生康复学 [M]. 北京：人民卫生出版社，2014.
[8] 谭兴贵. 中医养生保健研究 [M]. 北京：人民卫生出版社，2009.
[9] 邓沂，徐传庚. 中医养生学 [M]. 西安：西安交通大学出版社，2014.
[10] 易蔚，邓沂. 中医药膳学 [M]. 西安：西安交通大学出版社，2012.
[11] 罗才贵. 推拿学 [M]. 上海：上海科学技术出版社，2013.
[12] 王玉川. 中医养生学 [M]. 上海：上海科学技术出版社，2008.
[13] 邬建卫，刘涛，杜小安. 中国传统运动养生学 [M]. 北京：北京体育大学出版社，2009.
[14] 陈岩. 中医养生与食疗 [M]. 北京：人民卫生出版社，2012.
[15] 李鸿江. 推拿按摩治疗常见病 [M]. 北京：人民卫生出版社，2011.
[16] 夏洪生. 北方医话 [M]. 北京：北京科学技术出版社，2015.
[17] 詹文涛. 长江医话 [M]. 北京：北京科学技术出版社，2015.